中老年饮食营养百问

主编
叶咏菊　陈惠中　谢英彪
副主编
何富乐　章尔雅　宿晨蕊　董南希
编著者
应艳新　丁韵怡　施美英
吴　臻　陈晗雯　姚　飞
朱　萍　陈佳琴

金盾出版社

内 容 提 要

本书由著名的主任医师和营养师共同撰写，以问答的形式叙述了中老年人的合理营养与膳食、饮食可以延缓衰老、中老年人的饮食宜忌、中老年疾病的饮食宜忌和中老年疾病的饮食调养。其内容丰富，通俗易懂，科学实用。适合广大读者，尤其中老年朋友阅读参考。

图书在版编目(CIP)数据

中老年饮食营养百问/叶咏菊，陈惠中，谢英彪主编．—北京：金盾出版社，2018.12（2020.4重印）

ISBN 978-7-5186-1521-6

Ⅰ.①中… Ⅱ.①叶…②陈…③谢… Ⅲ.①中年人—饮食营养学—问题解答②老年人—饮食营养学—问题解答 Ⅳ.①R153.3-44

中国版本图书馆 CIP 数据核字(2018)第 236681 号

金盾出版社出版、总发行

北京市太平路5号(地铁万寿路站往南)

邮政编码：100036 电话：68214039 83219215

传真：68276683 网址：www.jdcbs.cn

北京天宇星印刷厂印刷、装订

各地新华书店经销

开本：850×1168 1/32 印张：8.75 字数：174千字

2020年4月第1版第2次印刷

印数：5 001～6 500册 定价：26.00元

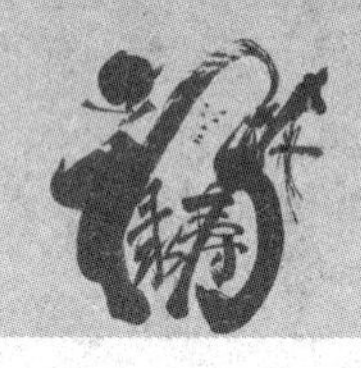

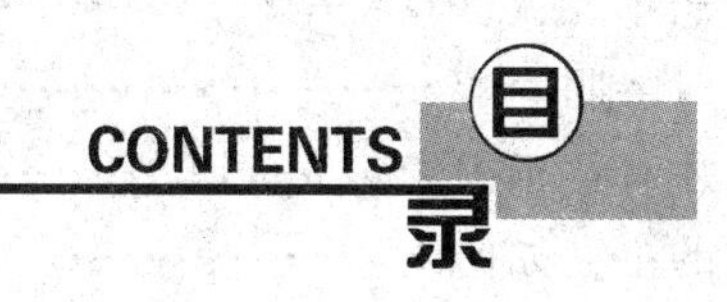

一、中老年人的合理营养与膳食

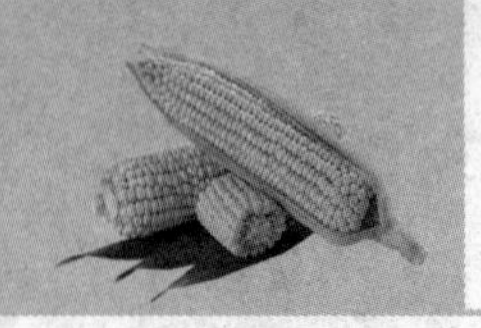

二、饮食可以延缓衰老

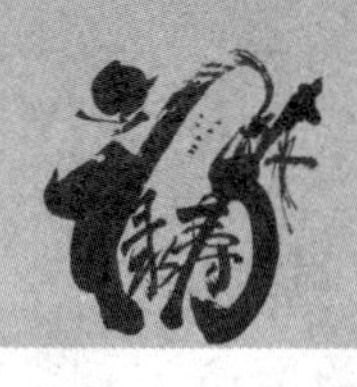

三、中老年人的饮食宜忌

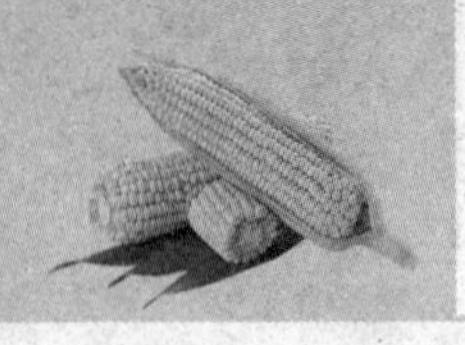

四、中老年疾病的饮食宜忌

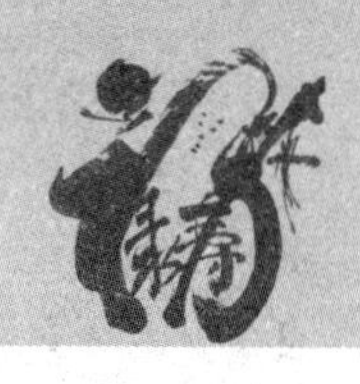

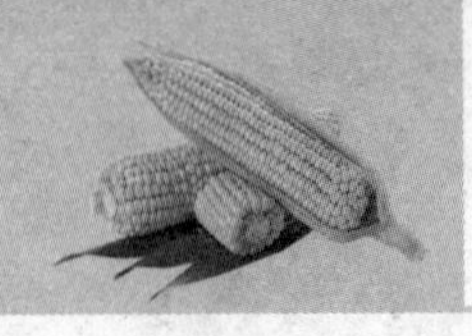

五、中老年疾病的饮食调养

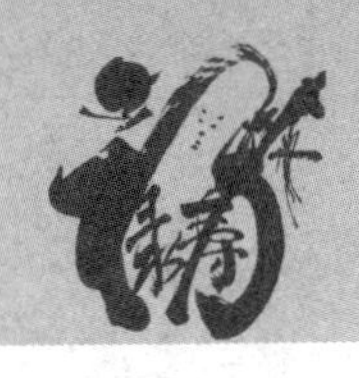

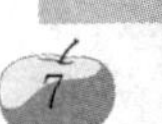

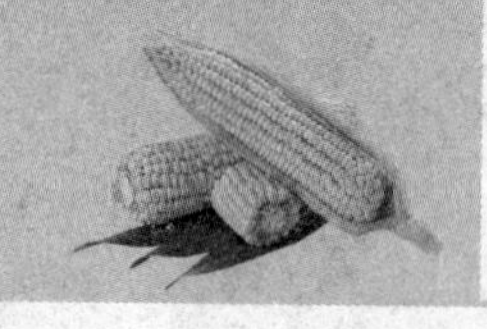

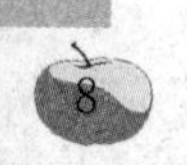

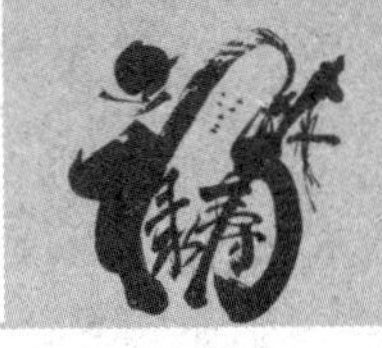

一、中老年人的合理营养与膳食

1. 营养与健康有什么关系

人体是由物质构成的，这些物质大多数都是营养物质，所以营养物质是生命之本。人体又是一个平衡的生命体，需要各种营养物质间的平衡，以维持机体的健康。而中老年人因进入衰老状态，机体功能易出现不平衡，从而影响中老年人的健康，故目前提倡中老年人要健康衰老，保障晚年的生活质量，其重要的保障条件之一就是合理营养。

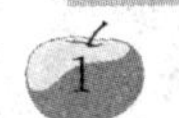

现代营养学认为，人体需要的营养物质有 42 种，按其性质与功能来分，可分为七大类，即蛋白质、脂类、碳水化合物、矿物质、维生素、水和纤维素。这些营养物质在体内可提供能量，通过参与多种活性物质的组成对机体生理功能进行调节，同时还参与机体的构成与修复。对中老年人来说，这些营养物质也有特别重要的意义。

2. 蛋白质与健康有什么关系

蛋白质是所有营养物质中唯一含氮的营养素，它由 20 种氨基酸组成，根据这些氨基酸在体内合成的情况，营养学上将组成人体蛋白质的氨基酸分为必需氨基酸和非必需氨基酸。

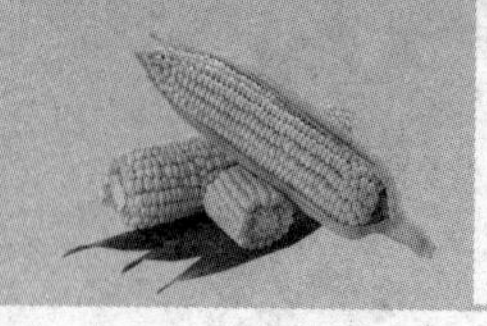

必需氨基酸指的是人体自身不能合成或合成速度不能满足人体需要，必须从食物中摄取的氨基酸。对成年人来说，这类氨基酸有8种，包括赖氨酸、蛋氨酸、亮氨酸、异亮氨酸、苏氨酸、缬氨酸、色氨酸、苯丙氨酸。对婴儿来说，组氨酸和精氨酸也是必需氨基酸。非必需氨基酸并不是说人体不需要这些氨基酸，而是说人体可以自身合成或由其他氨基酸转化而得到，不一定非从食物直接摄取不可。这类氨基酸包括谷氨酸、丙氨酸、甘氨酸、天冬氨酸、胱氨酸、脯氨酸、丝氨酸和酪氨酸等。有些非必需氨基酸如胱氨酸和酪氨酸如果供给充裕还可以节省必需氨基酸中蛋氨酸和苯丙氨酸的需要量。

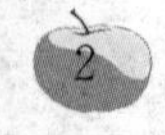

不同的食物氨基酸组成的模式不同，当食物蛋白质的氨基酸模式与人体蛋白质的组成模式相近时，必需氨基酸被机体利用的程度也越高，食物蛋白质的营养价值也相对越高。这种蛋白质被称为优质蛋白质，动物性食物中由蛋、奶、肉、鱼等提供的蛋白质及大豆提供的蛋白质均属于优质蛋白。

但是，有的食物蛋白质中一种或几种必需氨基酸相对含量较低，导致其他的必需氨基酸在体内不能被充分利用而浪费，造成食物蛋白质营养价值降低，这种蛋白质虽可维持生命，但不能促进生长发育，这些含量相对较低的必需氨基酸为限制性氨基酸。大部分植物性食物均存在此类问题，为了提高植物性蛋白质的营养价值，往往将两种或两种以上的食物混合食用，而达到以多补少的目的，相互补充其必需氨基酸的不足，提高膳食蛋白质的营

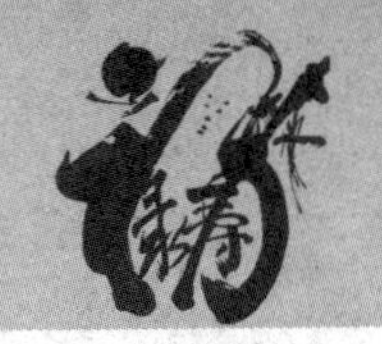

养价值,这种作用被称为蛋白质互补作用。营养学中典型的蛋白质互补作用体现在粮谷类与豆类食品的互补上,因为粮食第一限制氨基酸为赖氨酸,而含硫氨基酸含量较高,而大豆的第一限制氨基酸为含硫氨基酸,但赖氨酸含量较高,两者按一定比例混合食用时,可明显提高食物蛋白质的营养价值。

蛋白质是人体组织的构成成分,正常人体内16%～19%是蛋白质。其通过参与构成体内各种重要生理活性物质(如酶、抗体、血红蛋白等),对机体的生理功能进行调节。1克食物蛋白质在体内还可产生16.7千焦的能量。蛋白质也能维持体内的氮平衡,即保持摄入的氮和排出的氮相等。由于疾病或营养不当,机体摄取的蛋白质/能量不足,机体可出现水肿型(以蛋白质缺乏为主)、消瘦型(能量和蛋白质同时缺乏)的营养不良。但如果机体摄取的蛋白质过多,可引起脂肪、胆固醇摄入过多、肾负担加重,肾功能受到影响;如果含硫氨基酸摄入过多,还可加速骨骼中钙损失,导致骨质疏松;摄取的半胱氨酸过多时,还可导致动脉粥样硬化的发生;过多的蛋白质甚至可诱发肿瘤(如结肠、乳腺、肾、胰、前列腺等部位的肿瘤)。

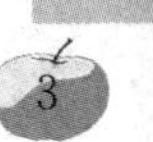

各种动物、植物性食物中均含有蛋白质。一般以动物性食物中含量较多。动物性及豆类中的蛋白质为优质蛋白质,合理的膳食中优质蛋白质应占总摄取蛋白质的1/3～1/2。

3. 脂类与健康有什么关系

脂类分为三酰甘油、磷脂及类脂。类脂中以磷脂、胆

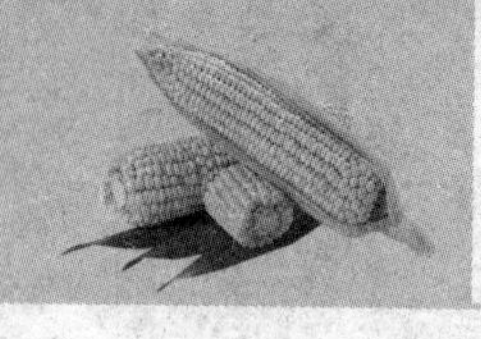

固醇及其酯和糖脂最为重要。三酰甘油(又称脂肪)能储存和提供能量,1克三酰甘油可提供37.6千焦的能量,通过产能,使用于产能的蛋白质减少,从而节约蛋白质;机体多余的能量则以三酰甘油的形式储存于脂肪细胞中。机体脂肪通过组成脂肪组织或脂肪垫来维持体温、保护脏器。三酰甘油通过参与磷脂的组成,构成机体的细胞膜。食物中的三酰甘油还能增加饱腹感、改善食品风味与感观,提供脂溶性维生素并促进它们在体内的吸收。机体中的饱和脂肪酸(尤其是中链脂肪酸)在体内产能较快,并参与体内脂质及胆固醇的合成,短链饱和脂肪酸则能提供能量,参与细胞膜脂质合成;单不饱和脂肪酸能降低血胆固醇、三酰甘油及低密度脂蛋白胆固醇的水平,而多不饱和脂肪酸(如花生四烯酸、二十碳五烯酸、二十二碳六烯酸等)具有维持视力、生殖及脑发育的作用,并具有降脂、降胆固醇等功能。机体如缺乏脂肪,可出现生殖障碍、皮疹,以及肝、肾、神经、视觉等功能的损害,但脂肪过多可引起高脂血症,如果多不饱和脂肪酸过多,还可导致体内发生脂质过氧化。

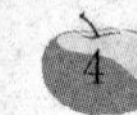

磷脂能向机体提供能量,并可与脂肪结合成微粒,从而促进其在肠道内的吸收,也可在肝脏中与之结合,将其排出体外;磷脂还能利用其双重极性,进行机体内外的物质运输,防止胆固醇在血管壁沉积,降低血黏度,预防心血管疾病。磷脂以双层磷脂分子的形式构成各种细胞器的生物膜,保护细胞器的形态与结构,维护细胞的内环境。磷脂还参与乙酰胆碱的合成,从而改善神经功能。

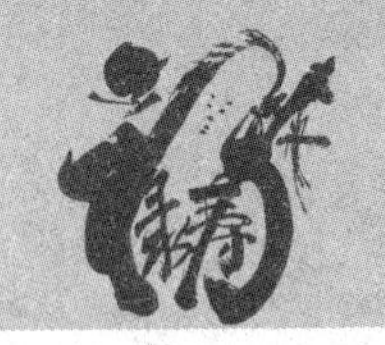

机体缺乏磷脂时，细胞膜结构受损，可诱发机体出现皮疹。

机体的固醇主要是胆固醇。机体中的胆固醇99%存在于细胞内，故其为细胞中不可缺少的成分。胆固醇可作为原料，参加体内多种重要活性物质的合成，如胆汁、肾上腺素、维生素D、性激素。机体胆固醇过多时，可导致高脂血症。

三酰甘油主要来源于动物性脂肪、肉类、植物种子，磷脂主要来源于蛋黄、肝、大豆、麦胚、花生，而胆固醇则主要来源于动物脑、肝、肾、蛋黄。

4. 碳水化合物与健康有什么关系

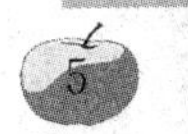

碳水化合物又称为糖类，是一大类物质的总称，根据组成碳水化合物糖分子的数量，可将其分为单糖（只有一个糖分子组成，如葡萄糖、果糖等）；双糖（只有两个糖分子组成，如蔗糖、麦芽糖、乳糖等）；寡糖（由3～9个糖分子组成，如棉子糖、水苏糖、异麦芽低聚糖等）和多糖（由10个以上糖分子组成，如可被人体消化吸收的糖原、淀粉及不能被人体消化吸收的膳食纤维等）。

碳水化合物能储存和提供能量，1克碳水化合物可向机体提供16.7千焦的能量，且葡萄糖是大脑唯一能利用的能源物质。碳水化合物以糖脂、糖蛋白、多糖形式参与细胞膜糖蛋白、核糖核酸等组成。利用碳水化合物产能，既可减少机体蛋白质的损耗，也可防止因脂肪不完全氧化而产生丙酮、己酮，故碳水化合物具有节约蛋白质和抗

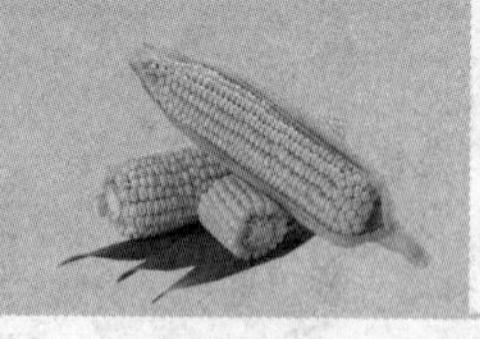

生酮作用。此外，碳水化合物还通过提供能量、参与葡萄糖醛酸的组成，参与机体的解毒作用。

碳水化合物在体内仅占干体重的2%，且每日消耗大于储备，故需要及时补充。碳水化合物主要来源于粮谷类、根茎类、糖类，而膳食纤维则主要来源于粗粮、水果、蔬菜等。乳品中含有一定量的乳糖，如果人体乳糖酶水平降低，会产生饮用乳制品出现腹泻的乳糖不耐症。

虽然食物中含有碳水化合物，但不同的食物使血糖发生变化的作用不同，营养学上用血糖生成指数来对其使血糖升高的水平进行描述。血糖生成指数是指在一定时间内人体食用含50克有价值的碳水化合物的食物和相当量的标准食物（葡萄糖或面包）后，体内血糖水平应答的比值（用百分数表示）。它是反映用餐引起机体血糖反应高低的指标。高血糖生成指数的食物进入胃肠道后消化快，吸收完全，葡萄糖迅速进入血液，血糖能迅速升高，如大米、糯米的血糖生成指数为95，属于高血糖生成指数食物。低血糖生成指数食物在胃内停留时间长，释放缓慢，葡萄糖进入血液后峰值低，下降速度慢，如鲜桃、苹果的血糖生成指数分别为28、36，属于低血糖生成指数食物。

5. 能量与健康有什么关系

能量不是营养素，但其对健康的意义非常重要。能量是由蛋白质、脂类、碳水化合物产生的。能量的单位为千卡或千焦，1千卡＝4.18千焦，1千焦＝0.239千卡。

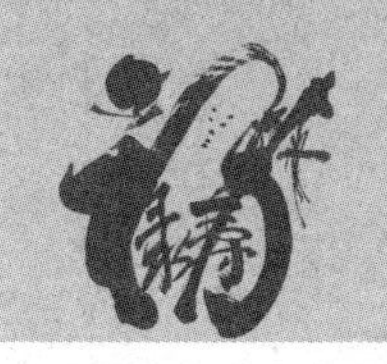

基础代谢是维持生命活动的最低能量消耗，是人体在安静、恒温条件、禁食12小时、静卧放松而又清醒的情况下，仅用于维持体温、血液循环、呼吸和其他器官的生理需要时的能量消耗，占总能量消耗的60%～70%。体力活动时人体从事各种活动消耗的能量，占总能量消耗的15%～30%。根据不同活动的能量消耗，目前将人类的活动分为3种活动强度，即轻度活动强度(如办公室、讲课等)，中度活动强度(如学生日常活动、车床操作人员等)和重度活动强度(如炼钢、体育运动等)。食物热效应也称食物特殊动力作用，这是由于摄取食物而引起的能量额外消耗，如果每日摄取的是混合食物，约占总能量消耗的10%。

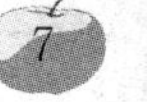

机体如果缺乏能量，则引起消瘦、乏力、工作效率降低等，而能量过剩，则可引起超重、肥胖的发生。各种食物均可提供能量，根据其营养素和水的组成，将含脂肪高、水分少的食物称为能量密度高的食物(如奶油、硬果、肉类等)，脂肪含量相对较少、水分相对较多的食物称为能量密度相对较高的食物(如豆类、干果、粮食等)，而水分含量多、脂肪含量少者为能量密度较低的食物(如水果、蔬菜等)。

6. 矿物质与健康有什么关系

在组成机体的元素中，除碳、氢、氧、氮外，其余的元素均称为矿物质，根据其在体内的数量，将其在体内总重量超过体重0.01%者称为常量元素(如钙、镁、钾、钠、磷、

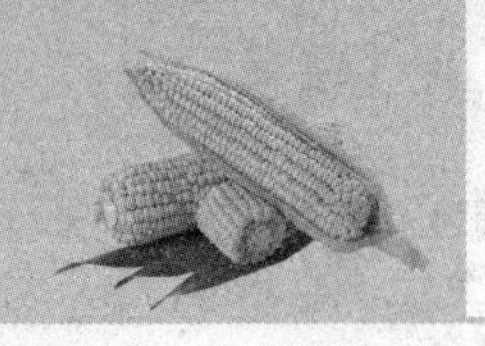

磷、氯、硫等),而低于体重的 0.01%者则称为微量元素,目前认为,人体的必需微量元素有铁、钴、锌、钒、钼、硅、氟、铜、镍、硒、硼、铬、碘、锰、锡、锶、砷等。这些矿物质可参与机体成分构成,调节细胞膜通透性、机体的渗透压、酸碱平衡和肌肉兴奋,还可作为酶的辅基起调节作用。在我国易缺乏的矿物质有钙、铁、锌、碘、硒等。

(1)钙:是人体中含量最多的元素。机体中骨骼和牙齿中的钙占全身钙的 99%,其以羟磷灰石的形态参与骨骼和牙齿的构成。钙还参与心肌和肌肉兴奋、调节神经信号的传递、调节离子通道的开放,从而维持机体的兴奋性。钙可促进酶的活性,对腺苷酸环化酶、鸟苷酸环化酶等活性起调节作用。钙还参与机体凝血、激素分泌、酸碱平衡、细胞胶质稳定性等的调节。如机体钙摄取不足,在儿童可导致佝偻病,在成人可出现骨质疏松、骨软化等。但是,如机体长期钙摄取过多,则可增加肾结石的危险性,引起高钙血症、碱中毒、肾衰竭等,还可干扰其他元素的吸收。钙主要来源于奶及奶制品、水产品、小虾皮、海带、豆及豆制品和蔬菜。

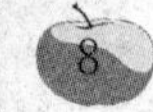

(2)铁:是人体中最多的微量元素之一。铁主要以血红蛋白、肌红蛋白、细胞色素、呼吸酶的形式参与机体氧的运输和组织呼吸。铁参与造血功能,与红细胞生成有关。铁还参与机体的许多重要功能,如催化胡萝卜素转为维生素 A,免疫功能(主要是抗体生成、细胞增殖及活化)等。如果机体对铁的摄取不足,易出现贫血、行为和智力认知下降、免疫功能下降、耐寒能力降低等。而机体

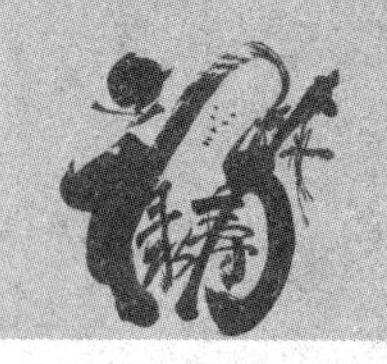

摄取的铁过多,则可导致含铁血黄素沉着症。铁主要来源于动物肝脏及血、畜肉类、鱼类,且在这些食物中铁与卟啉结合,成为在体内吸收和利用均较高的血红素铁。应注意牛奶中缺乏铁,蛋类中铁的吸收率较低。

(3)碘:碘在体内主要参与甲状腺素的合成,因此其可促进生物氧化、蛋白质合成、碳水化合物和脂肪代谢;调节组织中水及电解质代谢,促进维生素的吸收和利用,有活化酶的作用,并能促进神经系统发育。如机体对碘的摄取不足,可导致成人出现地方性甲状腺肿大。而机体摄取的碘过多,也可引起高碘性甲状腺肿大。碘主要来源于海产品,如海带、紫菜等。

(4)锌:是体内200多种酶的组成成分,对机体的功能起调节作用,尤其因为锌为DNA聚合酶和RNA聚合酶的组成成分,故其能促进生长发育和组织再生。锌还能促进免疫细胞的繁殖,维持细胞的稳定性,防止细胞受到氧化。锌还与舌乳头味蕾中味觉素的形成有关,帮助感受味觉。此外,锌还可增强免疫和吞噬细胞的功能。机体对锌的摄取不足时,导致免疫功能降低、伤口不易愈合、食欲缺乏等。而锌摄取过多,能损害免疫器官,影响细胞吞噬功能。锌主要来源于牡蛎、畜禽肉、鱼、肝和蛋等。

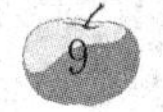

(5)硒:是谷胱甘肽过氧化物酶的重要组成成分,对金属有强亲和力,能保护心血管,维护心肌健康,还可促进生长,保护视觉器官,抗肿瘤。机体对硒的摄取不足时,可导致克山病(以心功能受损为主要表现)和大骨节

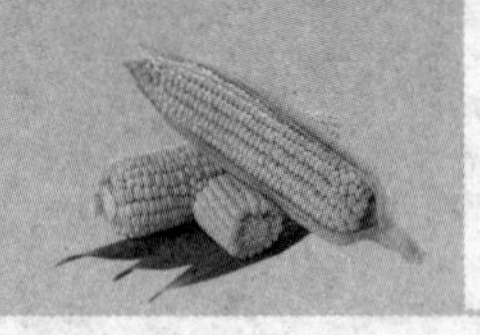

病。而机体对硒的摄取过多,可导致地方性硒中毒,表现为皮肤损伤、肢端麻木、偏瘫等。硒主要来源于动物的肝、肾及海产品。

(6)铬:是机体葡萄糖耐量因子的组成成分,可对血糖水平进行调节,还能提高体内高密度脂蛋白的水平,具有降低胆固醇的作用。铬可减少皮质醇,增加免疫球蛋白以提高机体的免疫功能。机体缺乏铬时,可导致血脂升高、葡萄糖耐量异常、高糖血症及高糖尿症,并使体重降低,还可出现外周神经炎。而铬摄取过量,则能引起实验小鼠畸形、细胞的突变。铬主要来源于肉类和海产品,如牡蛎、海参、鱿鱼、鳗鱼,以及谷类、豆类、坚果、黑木耳,紫菜中铬的含量也较丰富,啤酒酵母和肝脏中铬的吸收利用度较高。

7. 维生素与健康有什么关系

维生素是维持机体生命活动不可缺少的一类微量有机化合物。根据其溶解性,可分为脂溶性维生素(维生素A、维生素D、维生素E、维生素K)和水溶性维生素(B族维生素、维生素C),前者可存于组织中,摄取过多可引起中毒,而后者因能从尿中排出,一般无毒性,但摄取过量,可有不良反应。

(1)维生素A:可参与视网膜中感暗光的物质(视紫红质)的形成,维持在暗光条件下的正常视觉。维生素A还能调节上皮组织的生长,如呼吸道、消化道、皮肤等上皮的生长,保证组织结构的完整性。通过调节细胞的生

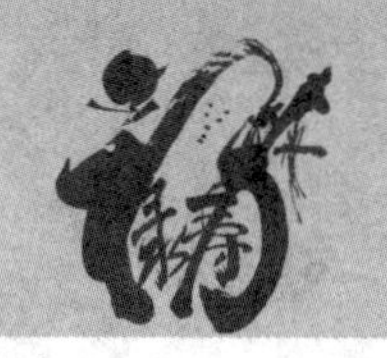

长与分化，维持正常免疫功能，维生素 A 通过维持细胞的正常分化，而胡萝卜素则通过抗氧化、捕捉自由基而起抑制肿瘤的作用。机体缺乏维生素 A 时，可使暗适应能力下降，导致夜盲；使组织上皮干燥，增生角化，导致干眼病。此外，还使免疫功能降低。经期内大量摄取维生素 A 时，可导致急性中毒，引起恶心、呕吐、少动等。如果长期摄取过量的维生素 A 时，可出现头痛、脱发、肝大、肌肉僵直、皮肤瘙痒等慢性中毒的表现。维生素 A 主要来源于动物肝脏、鱼肝油、全奶、奶油。深色的水果蔬菜如冬寒菜、菠菜等，苜蓿中含有胡萝卜素，可转变为维生素 A，6 个分子的 β 胡萝卜素可转变为 1 个分子的维生素 A。

（2）维生素 D：通过促进肠黏膜上钙结合蛋白的形成，增强肠黏膜对钙的通透性，促进小肠中钙的吸收；促进肾小管对钙、磷的重吸收，对维持机体钙正常水平有重要作用；抑制肿瘤细胞的分化，并与内分泌系统共同调节血钙平衡。机体缺乏维生素 D 时，在成人可引起骨软化症、骨质疏松症。但机体维生素 D 过多时，则会出现食欲缺乏、体重减轻、组织转移性钙化和肾结石。维生素 D 的最主要来源是晒太阳，使皮下所含的 7-脱氢胆固醇在紫外照射后转变为维生素 D_3。含维生素 D 较多的食物有海水鱼、动物肝、蛋黄、鱼肝油。

（3）维生素 E：具有抗氧化功能，可抵抗机体产生自由基，因其能减少体内脂褐质形成，改善皮肤弹性，减轻性腺萎缩，提高免疫能力，故其具有抗衰老的作用；还与精子形成有关。此外，维生素 E 能调节血小板的黏附和聚

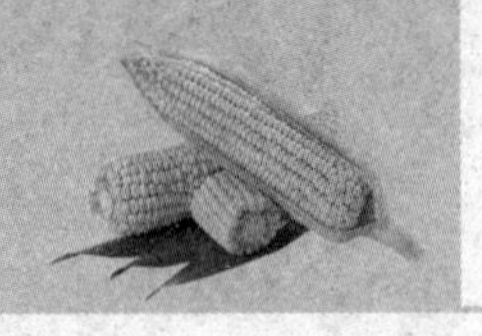

集功能，降低血胆固醇，抑制肿瘤生长。如机体长期对维生素E的摄取不足，可引起红细胞膜受损，出现溶血，使动物的组织出现退行性病变。近年来许多研究结果表明，人类的动脉粥样硬化、肿瘤、白内障、老年性病变均与维生素E摄取减少有关。但摄取维生素E过多，可干扰甲状腺功能，使肝中脂类增多，甚至出现中毒症状，如视觉模糊、头痛、极度疲劳等。维生素E主要来源于植物油、麦胚、坚果、种子、豆类。

(4)维生素B_1：可作为辅酶，调节体内的能量代谢；还有调节神经、肌肉的功能。机体缺乏维生素B_1，可引起干性(以外周神经炎为主)、湿性(以心功能不全为主)、混合性脚气病，严重者可出现脑性脚气病。维生素B_1主要来源于动物内脏、瘦肉、全谷、豆类、坚果，但精白米、面中含量较少。

(5)维生素B_2：可参与酶的辅基的组成，参与体内的生物氧化和能量代谢，其组成的黄素蛋白还具有抗氧化作用。机体缺乏维生素B_2时可出现口角炎、舌炎、唇炎、眼部症状、皮炎等。维生素B_2主要来源于动物内脏、蛋黄、乳类。

(6)烟酸(维生素B_3)：以烟酰胺腺嘌呤二核苷酸(NAD)、烟酰胺腺嘌呤二核苷酸磷酸(NADP)形式参与体内的氧化还原和生物合成，与DNA复制、修复、细胞分化有关，大剂量下可降低三酰甘油、胆固醇水平，升高高密度脂蛋白，维持心血管功能。烟酸也参与调节血糖水平。机体缺乏烟酸时可引起癞皮病，出现皮炎、腹泻、痴

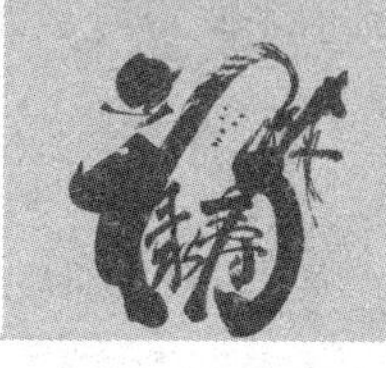

呆等。而如果摄取烟酸过多，则可出现皮肤发红、眼部感觉异常、恶心、呕吐、黄疸、丙氨酸氨基转移酶增高等。烟酸主要来源于动物内脏、瘦肉、全谷、豆类。玉米中的烟酸为结合型，需要加碱处理，才能被机体吸收和利用。烟酸还可由色氨酸转化而来，60个分子的色氨酸可转变为1个分子的烟酸。

(7)维生素 B_6（吡哆辛）：参与近百种酶反应，与体内氨基酸转换有关，可将丝氨酸代谢为叶酸，从而影响核酸和DNA合成。它还能调节神经递质的水平。机体缺乏维生素 B_6 时，可出现口腔炎、口唇干裂、易激惹、抑郁、人格改变。而摄取的维生素 B_6 过多，则引起神经毒性、光敏感性反应。维生素 B_6 主要来源于肉类、动物肝、豆类、核桃。

(8)叶酸（维生素 B_9）：是体内一碳单位（如甲基）的载体，与嘌呤、胸腺嘧啶合成有关，从而影响DNA、RNA的合成，它还促进甘氨酸与丝氨酸相互转化，并使同型半胱氨酸向蛋氨酸转化。机体缺乏叶酸时，一般表现为衰弱、精神萎靡、健忘、阵发性欣快、胃肠道功能紊乱、舌炎，还可出现巨幼红细胞贫血，增加患癌的危险性。此外，可导致同型半胱氨酸血症，引起动脉粥样硬化。但叶酸摄取过多，则能诱发患者出现惊厥，影响锌吸收，并干扰维生素 B_{12} 缺乏症的诊断，从而加重神经损害。叶酸主要来源于动物肝及肾、鸡蛋、豆类、绿叶蔬菜、水果、坚果。

(9)维生素C：能起抗氧化作用，还能作为羟化过程中酶的辅因子，参与胶原、神经递质的合成，将胆固醇代谢

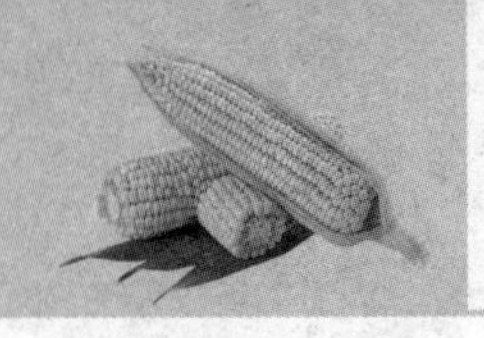

为胆酸;能将高价铁还原为亚铁,促进铁的吸收。此外,维生素C能清除体内的自由基,具有防癌作用。机体缺乏维生素C时,可导致坏血病。而维生素C摄取过多,则会出现腹泻、尿路结石、红细胞破坏、铁吸收过度。维生素C主要来源于新鲜蔬菜、水果。

8. 水与健康有什么关系

一切生命活动都是起源于水的。人体内的水分,大约占到体重的65%。其中,脑髓含水75%,血液含水83%,肌肉含水76%,连坚硬的骨骼里也含水22%。没有水,食物中的养料不能被吸收,废物不能排出体外,药物不能到达起作用的部位。人体一旦缺水,后果是很严重的。

对于人来说,水是仅次于氧气的重要物质。在成人体内,60%的质量是水。儿童体内水的比重更大,可达近80%。如果一个人不吃饭,仅依靠自己体内储存的营养物质或消耗自体组织,可以活上1个月。但是,如果不喝水连1周时间也很难度过。体内失水10%就威胁健康,如失水20%,就有生命危险,足可见水对生命的重要意义。水还有治疗常见病的效果,如清晨一杯凉白开水可治疗色斑;餐后半小时喝一些水,可以用来减肥;热水的按摩作用是强效的安神剂,可以缓解失眠;大口大口地喝水可以缓解便秘;睡前一杯水对心脏有好处;恶心的时候可以用盐水催吐。

水是体内一切生理过程中生物化学变化必不可少的

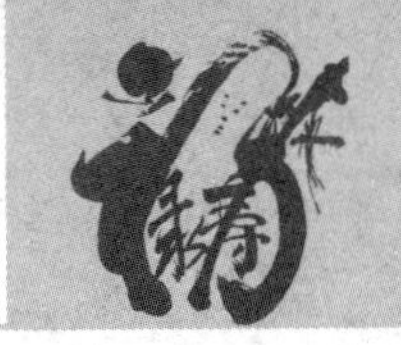

介质。水具有很强的溶解能力和电离能力(水分子极性大),可使水溶性物质以溶解状态和电解质离子状态存在,甚至一些脂肪和蛋白质也能在适当条件下溶解于水中,构成乳浊液或胶体溶液。溶解或分散于水中的物质有利于体内化学反应的有效进行。食物进入空腔和胃肠后,依靠消化器官分泌出的消化液,如唾液、胃液、胰液、肠液、胆汁等,才能对食物进行消化和吸收。在这些消化液中,水的含量高达90%以上。

在新陈代谢过程中,人体内物质交换和化学反应都是在水中进行的。水不仅是体内生化反应的介质,其本身也参与体内氧化、还原、合成、分解等化学反应。水是各种化学物质在体内正常代谢的保证。如果人体长期缺水,代谢功能就会异常,会使代谢减缓从而堆积过多的能量和脂肪,使人肥胖。由于水的溶解性好,流动性强,又存在于体内各个组织器官,水充当了体内各种营养物质的载体。在营养物质的运输和吸收、气体的运输和交换、代谢产物的运输与排泄中,水都起着极其重要的作用。例如,运送氧气、维生素、葡萄糖、氨基酸、酶、激素到全身;把尿素、尿酸等代谢废物运往肾脏,随尿液排出体外。

水的比热高,对机体有调节体温的作用。防止中暑最好的办法就是多喝水。这是因为摄入的三大产能营养素在水的参与下,利用氧气进行氧化代谢,释放能量,再通过水的蒸发可散发大量能量,避免体温升高。当人体缺水时,多余的能量就难以及时散出,从而引发中暑。此外,水还能够改善体液组织的循环,调节肌肉张力,并维

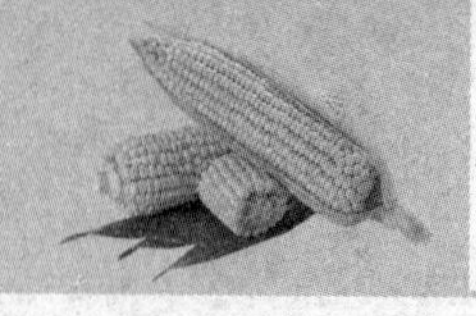

持机体的渗透压和酸碱平衡。

在缺水的情况下做运动是有风险的。因为组织器官缺少了水的润滑,很容易造成磨损。因此,运动前的1小时最好要先喝充足的水。体内关节、韧带、肌肉、膜等处的活动,都由水作为润滑剂。水的黏度小,可使体内摩擦部位润滑,减少体内脏器的摩擦,防止损伤,并可使器官运动灵活。同时,水还有滋润功能,使身体细胞经常处于湿润状态,保持肌肤丰满柔软。定时定量补水,会让皮肤特别水润、饱满、有弹性。可以说,水是美肤的佳品。

体内没有足够的水,毒素就难以有效排出而淤积在体内。水不仅有很好的溶解能力,还有重要的稀释功能,肾脏排泄水的同时可将体内代谢废物、毒物及服用的多余药物等一并排出,减少肠道对毒素的吸收,防止有害物质在体内慢性蓄积而引发中毒。因此,服药时应喝足够的水,以利于消除药品带来的不良反应。

机体对水的摄入不足或丢失过多,可引起体内失水。如果失水量达到体重的2%～4%,可引起口渴、尿少、尿比重增高、工作效率下降;达到4%～8%时,可出现皮肤干燥、口舌干裂、声音嘶哑、全身软弱;如超过8%,表现为皮肤干燥、高热、烦躁、精神恍惚;若超过10%则可危及生命。而饮水过多,则能引起水中毒,出现水肿及心脏功能受损等表现。中老年人因机体代谢的客观需要,每日应主动饮用1 000～1 500毫升的水。

9. 中老年人的合理营养有什么重要性

合理营养是保证中老年人健康衰老的条件之一。目

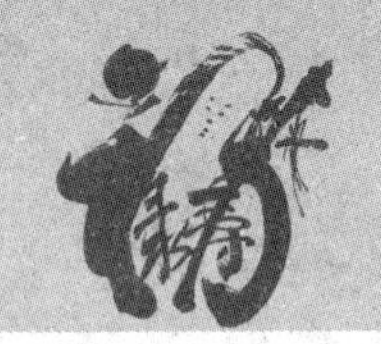

前认为，衰老与机体出现自由基损伤有关，由于自由基的出现使膜磷脂的多不饱和脂肪酸形成过氧化脂质，细胞膜通透性和脆性增加，过氧化脂质分解产物丙二醛使核酸与蛋白质交联，蛋白质变性，被溶酶体吞噬后，在溶酶体内蓄积，形成脂褐素沉积于皮肤及组织内，对细胞的代谢产生影响。此外，因机体功能衰退，体内酶蛋白变性，也会对机体代谢产生影响，最终加速机体的衰老。许多营养物质对预防衰老具有重要意义，维生素E、维生素C、胡萝卜素均可清除自由基，提高谷胱甘肽过氧化物酶的作用，且机体的超氧化物歧化酶含有锌、铜、锰。硒是谷胱甘肽过氧化物酶中活性中心的主要成分，这些酶均可加速过氧化物还原成无害的羟基化合物的过程，从而防止由于机体过氧化而出现的损伤。

随着机体衰老的进程，中老年人易出现负氮平衡，而适当补充优质蛋白质，可减缓这种变化，从而延缓衰老发生；保证中老年人摄取足够的钙，能促进其骨健康，有效地预防骨质疏松的发生。由此可见，合理营养对预防衰老、保持中老年人健康具有重要作用。

10. 对中老年人的营养有什么要求

中老年人因机体的衰老，出现了许多退行性改变，加之消化功能降低，机体以分解代谢为主，导致了许多功能受损，还可诱发许多疾病。故为了保证中老年人健康衰老，维护机体的正常功能，中老年人要通过营养物质来调整体内物质的平衡，减少机体的损伤。

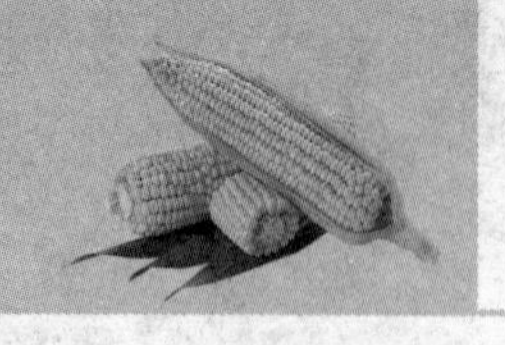

(1)能量:中老年人的能量供给应适当减少。男性每日7.74～9.20兆焦,女性每日为7.10～8.36兆焦。这是因为中老年人的基础代谢下降,体力活动减少,机体成分也发生了改变,体内瘦组织减少,而脂肪组织比例增加。一般认为60岁的人较青年时期减少20%的能量摄取,70岁后则应减少30%。中老年人的能量摄取应以保持能量平衡、维持正常体重为原则,要根据体重和活动强度进行调节。

(2)蛋白质:中老年人的蛋白质摄取宜少而精。男性每日为75克,女性为每日65克。这是因为中老年人体内蛋白质分解较多、合成下降,易出现负氮平衡,为维持机体的氮平衡,需要摄取足够量的蛋白质,但中老年人肝肾功能降低,过多的蛋白质可造成肝肾负担加重。故中老年人应在数量上注意控制,而质量上尽量选择优质蛋白质,多食豆类及其制品。

(3)脂肪:中老年人食物中脂肪不宜过多,这是因为中老年人胆汁酸分泌减少,且脂酶活性降低,故对脂肪的消化能力降低,如摄取过多的脂肪则易导致机体出现高脂血症。建议中老年人膳食中由脂肪提供的能量不要超过20%～30%,且要控制饱和脂肪酸高的脂肪摄取,如肥肉、猪油等,尽量保持食物中多不饱和脂肪酸、单不饱和脂肪酸、饱和脂肪酸的比例达1∶1∶1。胆固醇的摄取量每日不宜超过300毫克。

(4)碳水化合物:中老年人对碳水化合物的摄取应适量。这是因为中老年人葡萄糖耐量水平低,易出现高血

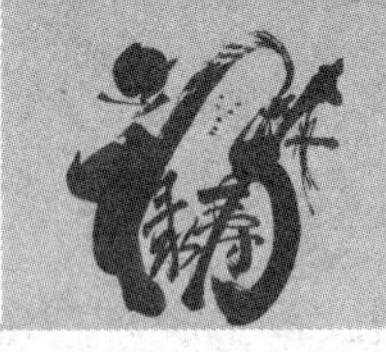

糖,且如果膳食纤维摄取过少,还可导致便秘。建议中老年人膳食中由碳水化合物提供的能量占能量的55%～65%,不宜选择高蔗糖的食物,故鼓励中老年人选用含果糖的食物(如蜂蜜)。为了增加膳食纤维的摄取,应鼓励中老年人采用适合于自身的方法摄取蔬菜、水果。

(5)矿物质:因为年龄原因,中老年人对某些矿物质有特殊的要求。中老年人应每日摄取1 000毫克的钙,这是因为中老年人肝肾功能降低,活动少的原因,机体产生的活性维生素D减少,中老年人钙吸收能力下降,使得机体中钙吸收与钙沉积减少,易导致骨质疏松的出现。中老年人每日应摄取15毫克的铁,这是因为中老年人铁吸收能力下降,且造血功能减退,易出现贫血。中老年人在选择含铁食物时,应注意选择含血红素铁的食物,如肝脏、全血等,如果铁大多来自于植物性食物,则在膳食中应注意摄取富含维生素C的食物,如新鲜水果、蔬菜。中老年人每日应摄取50微克的硒,以维持抗氧化能力,减轻机体的损伤。中老年人每日应摄取11.5毫克的锌以保护免疫功能,改善味觉。中老年人每日应摄取2毫克的铜,以抗氧化、维护胶原正常。中老年人每日应摄取50微克的铬,以维持葡萄糖耐量。

(6)维生素:中老年人每日应摄取适量的维生素A,男性为800微克,女性为700微克。中老年人易出现维生素A缺乏,引起皮肤干燥。中老年人每日应摄取10微克的维生素D,以调节机体钙平衡。中老年人每日应摄取14毫克的维生素E,以延缓衰老。中老年人每日应摄取

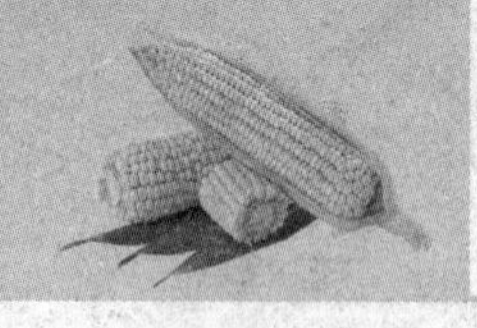

1.3 毫克的维生素 B_1,这是因为中老年人体内维生素 B_1 的利用率降低,且摄取的精米白面较多,易出现维生素 B_1 的摄取不足。中老年人因易缺乏维生素 B_2 而影响消化与健康,故应注意补充维生素 B_2。中老年人每日应摄取 100 毫克的维生素 C,这是因为中老年人血管脆性增加,易出现血管硬化。

(7)水和液体:中老年人还应摄取适量的水,每日不少于 1 200 毫升。中老年人排汗多、腹泻、发热时,需要增加水的供给。

11. 中老年人如何合理营养

(1)食物多样,谷类为主,粗细搭配:因为任何一种天然食物都不能提供中老年人所需的全部营养素,只有通过多种多样的食物,充分发挥食物互补作用,才能使中老年人获得每日所需的大部分或全部营养素,所以中老年人每日膳食要由粮谷类、豆类、肉鱼蛋奶类、蔬菜水果类等食物组成,最好配有蕈类或海藻类(如蘑菇、紫菜、木耳等)。中老年人也不能偏食、挑食。为了避免中老年人摄取过高的能量、脂肪,中老年人还应坚持以谷类为主,与此同时,还要注意粗细搭配,经常吃一些粗粮、杂粮和全谷类食物,每日最好能吃到 50～100 克。选择粗粮时,应注意粗细搭配、粗粮细作。建议中老年人的膳食组成为:牛奶 300 毫升,鸡蛋 25～50 克,鱼禽瘦肉 100～150 克,豆腐或制品 30～40 克,蔬菜 300～500 克,水果 200～400 克,植物油 20～25 毫升,粮食 225～350 克,食盐 6 克。

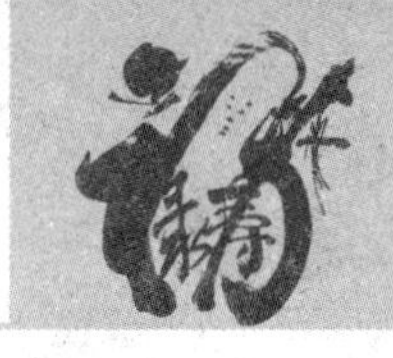

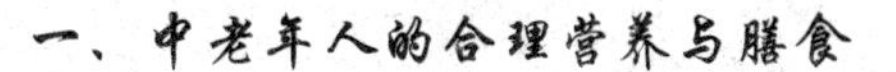

(2)多吃蔬菜水果和薯类：新鲜蔬菜水果水分多、能量低，可为中老年人提供一定量的膳食纤维，蔬菜水果还能提供维生素C、胡萝卜素、矿物质和植物化学物质，薯类还含有丰富的淀粉、多种维生素和矿物质。这些都是中老年人适宜的健康食品。

(3)每日吃奶类、大豆及其制品：奶类营养成分齐全，组成比例适宜，容易消化吸收。除含丰富的优质蛋白质和维生素外，含钙量较高，且利用率也很高，是钙的重要来源。奶类的胆固醇含量并不高，非常适宜中老年人的健康。大豆含丰富的优质蛋白质、必需脂肪酸、B族维生素、维生素E和膳食纤维等营养素，且含有磷脂、植物固醇等多种植物化学物，是中老年人重要的优质蛋白质来源，对中老年人具有很好的保健作用。

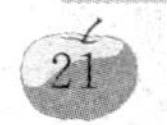

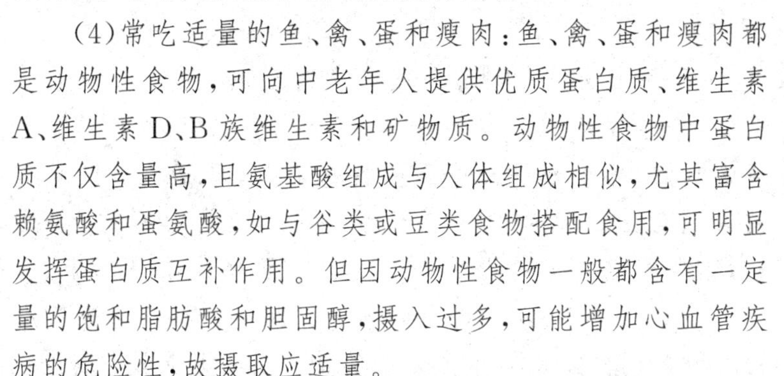

(4)常吃适量的鱼、禽、蛋和瘦肉：鱼、禽、蛋和瘦肉都是动物性食物，可向中老年人提供优质蛋白质、维生素A、维生素D、B族维生素和矿物质。动物性食物中蛋白质不仅含量高，且氨基酸组成与人体组成相似，尤其富含赖氨酸和蛋氨酸，如与谷类或豆类食物搭配食用，可明显发挥蛋白质互补作用。但因动物性食物一般都含有一定量的饱和脂肪酸和胆固醇，摄入过多，可能增加心血管疾病的危险性，故摄取应适量。

(5)减少烹调油用量，吃清淡少盐膳食：虽然烹饪用油可提供中老年人一定数量的脂肪，还可增加菜肴的风味，并可提供必需脂肪酸，有利于脂溶性维生素的消化吸收，但是脂肪摄入过多，可引起肥胖、高血脂、动脉粥样硬

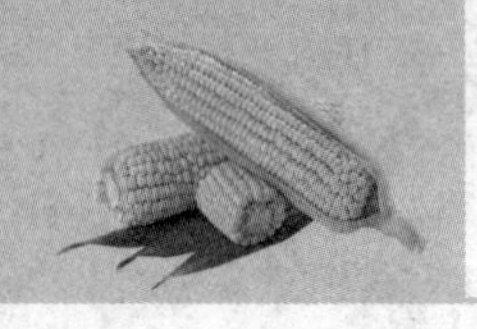

化等多种慢性疾病。食盐的摄入量过高也与中老年人高血压的患病率增高相关,故中老年人的饮食宜清淡。

(6)食不过量,保持健康体重:中老年人因消化功能较低,不能一次大量进食过多的食物,否则可引起消化不良,并可导致能量过剩。为维持中老年人的健康,中老年人的进食量和运动量应合理,相互协调。体重过高和过低都是不健康的表现,易患多种疾病,缩短寿命。

(7)三餐分配要合理,零食要适当:中老年人应合理安排一日三餐,包括进餐时间及食量,进餐定时定量。早餐提供的能量应占全日总能量的25%～30%,午餐应占30%～40%,晚餐应占30%～40%,中老年人要尽可能做到早餐吃饱,午餐吃好,晚餐吃少。零食虽是主食的补充,并可提供美食的享受,但因其营养并不全面,不能代替正餐。

(8)每日足量饮水,合理选择饮料:因为进入中老年期后,中老年人体内的水分含量会减少。针对目前中老年人喝水少、血液黏滞度高的特殊情况,每日适当饮水对健康是有益而无害的。中老年人饮水应少量多次,要主动,不要感到口渴时再喝水。饮水时间宜为早晨起床、上午10:00、下午16:00、晚上睡前4个时段。早晨起床饮用白开水,有助于体内有害物质的排出;睡前少量饮水,可避免睡眠中机体血液黏度增高,喝温水即可。饮水不要安排在饭前半小时内,以免影响食物的消化。饮水最好选择白开水或淡茶,少选择含能量或添加剂高的含糖饮料。

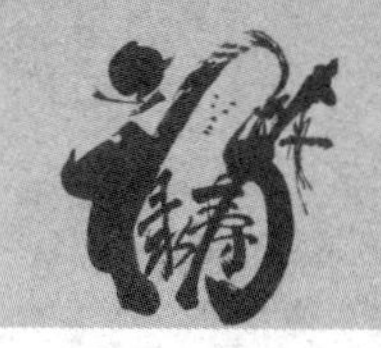

(9)饮酒应限量:酒中含有酒精(是一种纯能量食物),不含其他营养素。无节制的饮酒会使食欲下降,以致发生多种营养素缺乏、酒精性脂肪肝,严重时还会造成酒精性肝硬化,增加患高血压、脑卒中的危险性,并可导致事故及暴力的增加,对个体健康和社会安定都是有害的,应该严禁酗酒。饮酒要适当限制,成年男性一日饮用酒的酒精量不超过25毫升,相当于啤酒750毫升,或葡萄酒250毫升,或38度的白酒75毫升,或高度白酒50毫升;成年女性一日饮用的酒精量应不超过15毫升,相当于啤酒450毫升,或葡萄酒150毫升,或38度白酒50毫升。

(10)吃新鲜卫生的食物:吃新鲜卫生的食物是防止食源性疾病、实现食品安全的根本措施。中老年人应学会食物的选择、烹饪、储存等,要购买正规厂家的产品,不能因节俭,经常吃剩饭剩菜,更不能吃霉变食物。

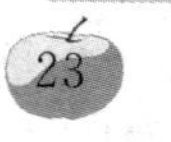

(11)食物要松软、易于消化吸收:中老年人因消化功能下降,食物宜易于消化,多采用蒸、煮、炖的方式加工食品,不能采用油煎、油炸、烤的方式加工食品。

(12)合理安排饮食,提高生活质量:中老年人除应摄入足够的优质食物外,还应创造良好的进食环境和气氛,以提高进食的兴趣和情绪。既不要暴饮暴食,也不要马虎对待自己的一日三餐,以保持健康为己任,摄取足够的食物,保持愉快的心情,提高生活质量。

(13)重视预防营养不良和贫血:中老年人可通过调整摄入的食物种类、增加数量和餐次、适当使用营养素补

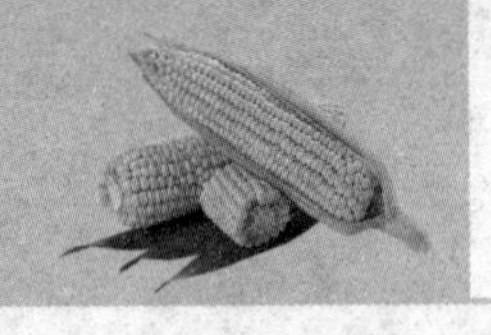

充剂等来保持正常的体重，以预防营养不良与贫血。中老年人正常的体重(kg)宜为身高(cm)－105，或BMI[体重(kg)÷身高的平方(m^2)]＝18.5～23.9。

(14)多做户外活动：中老年人宜进行适当的户外活动，一则增加体内维生素D的产生，二则可增进呼吸系统、循环系统、消化系统和骨骼等的健康，改善睡眠。

12. 中老年人如何选择食物

(1)宜选用的食物：中老年人宜选用柔软的米面及其制品，如面包、馒头、花卷、厚粥、面条、馄饨；细软的蔬菜、水果、豆制品；鸡蛋、牛奶等容易消化吸收的食物；适量的鱼虾、瘦肉、禽类。

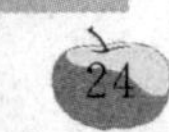

(2)少选用的食物：中老年人要少吃肥肉、动物内脏、油脂、甜食、咖啡、浓茶、烈酒、生冷辛辣和不易消化的食物(油炸食品)，以及含胆固醇高的食物(如动物脑、鱼子、蟹黄)等。

(3)中老年人的食物也可参照中国居民平衡膳食宝塔来选择：该膳食宝塔共分五层，包含每日应吃的主要食物种类。宝塔中食物的数量只是一个参考值，年老、活动少的人需要的能量少，可少吃些主食。同时要注意食物同类互换，调配丰富多彩的膳食。

13. 中老年人的营养需要有哪些

一般来说，中老年人机体对能量的需要比年轻人低，但是中老年人一般比年轻人对营养的缺乏更敏感。这主

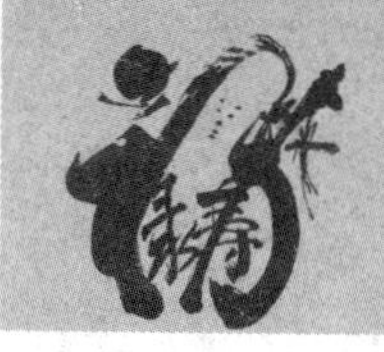

要是由于中老年人的营养储备比青年人少，往往出现供不应求，不能保证平衡营养所需要的量。许多社会环境和体力因素都可以影响中老年人摄取足够的食物；中老年人经常服用多种药物，有时也对中老年人的营养状况产生重要影响。因此，当中老年人患病或发生意外事故时，必须及时调节营养，使之能迅速适应异常变化对营养的需要，以帮助其身体的康复。

(1)影响营养状况的老年性改变：人体衰老时最明显的生理改变表现为机体组成成分和体力活动的变化。在老化的进程中，体内的钾和水均逐步降低，骨组织减少，脂肪占总体重比例增大。老年人的嗅觉、味觉降低，口腔和胃肠道的老年性改变对营养状况的影响最明显。另一方面，每单位体表面积的基础代谢率也随年龄的增长而变化，30～90 岁将逐渐降低 15％～20％。因此，年龄的改变与营养需要的一般规律是：整个成年期营养需要应逐渐降低，在步入中老年期后，随着体力活动的减少而对营养的需要更应明显减少。如果中老年人不注意饮食调节，肥胖往往不可避免。解决的办法是通过减少食物的摄取量，来达到体内能量的平衡。在日常生活中，必须认真地选择适当的食物和满足各种必需的营养素，而且要长期坚持下去。另外，中老年人慢性病的发病率高，疾病或治疗也必然会影响其对营养的需求。

(2)中老年人生化指标的正常范围：中老年人血清中的钠、钾、氯化物、重碳酸盐和镁的含量与年轻人一样，并无差异。但血清钙则随年龄的增长而下降，75 岁以上比

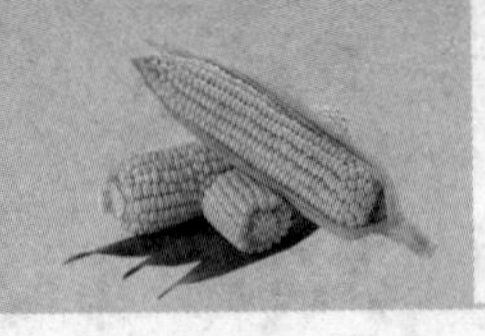

75岁以下低0.2毫克/100毫升左右。血清无机磷不随年龄的增长而变化。绝经后的妇女血清钙较同年龄男性为高，可能由于绝经后去掉了雌激素对骨骼的影响和有相对的甲状旁腺功能亢进的结果。妇女切除卵巢后血清钙浓度增高，服用雌激素后则降低。血清总蛋白量随年龄增长稍有下降。血中尿素含量反映尿素内生及肾脏排泄的平衡，尿素的产生随年龄增长而减少，但肾小球滤过率下降得更明显，因此血清尿素浓度随年龄增长而升高。65岁以上的人血清尿素正常上限约60毫克/100毫升。血清肌酐也升高，正常上限为1.9毫克/100毫升。血清胆固醇随年龄的增长而升高，女性绝经后增高更明显，因此在50岁以下男性比女性高，而在50岁以上女性较高。

14. 影响中老年人营养的因素有哪些

中老年人的健康问题，有1/3～1/2直接或间接与营养有关，下面几种特殊情况影响着中老年人的营养与健康问题。

(1)食物摄入量减少：中老年人在生活实践中常因经济上的限制、行动不便、生活安排不合理、性格孤僻、精神抑郁等原因而影响食欲，引起食物摄取不足。缺乏营养知识及烹调经验，以及随着年龄的增长嗅觉、味觉降低和缺牙等生理改变，都是摄食不足、营养受限的因素。据1991年统计，65岁以上的美国人中有50%是没牙的，25%是缺牙的。对3 500名老年人一日的回顾性营养调查发现，34%的人没吃水果，18%的人没吃蔬菜，20%的

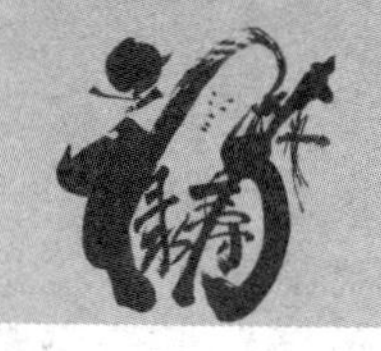

人没吃牛奶或乳制品。

(2)胃肠道疾病:老年人的胃肠道疾病比60岁以下的人发病率高,其中以便秘为最多。约有1/4的老年人患有此病,比中年人的发病率高2倍。经常使用泻药的70岁以上的老年人比40～50岁的人要多1倍。老年人便秘原因是多方面的,如肠道肌肉强度和运动功能减弱,低纤维食物、饮水不足,服用镇静、安定、治疗高血压药及某些制酸药物。此外,肠憩室也是便秘的原因。肠憩室发病率随年龄增长而增高,60岁以上的人中有5%～10%的人因肠憩室而致劳力丧失。因此,在许多情况下,进食适量液体和适量高植物纤维膳食,以及适当运动,对治疗老年人便秘有积极作用。

(3)肥胖:中老年人超重比低营养带来的危害更大。肥胖可加重其他危险因素的影响而增加发病率和死亡率。肥胖者容易引起呼吸困难、支气管炎、糖尿病、胆囊疾病、痛风、高血压、全身动脉硬化。中老年人超重并非表现出身体的明显肥胖(为标准体重130%以下),统计表明,体重为标准体重的75%～95%的人,其发病率和死亡率较低。肥胖的治疗对任何年龄组来说都比较困难,特别是中老年人治疗更困难。因为他们所需要的能量低,同时也不可能过大增加运动量。然而,通过降低食物摄取来解决中老年人肥胖的难题是可取的,但必须注意给予全面而足够数量的营养素,如当热能每日摄取低于62～80千焦时,必须补充维生素和矿物质。此外,有人调查发现,肥胖的发病率到60岁以后便有降低趋势,而且

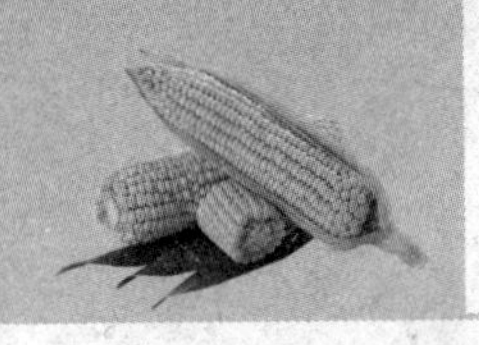

中年肥胖可导致发病率和死亡率明显增加。所以，在整个成年期保持适宜的体重，加上有规律的生活，是防止中老年期过度肥胖的最好办法。

15. 慢性疾病对中老年人的营养有什么影响

约 3/4 的家居中老年人有一种以上的慢性病，慢性病常以多种方式影响食物和营养的摄取，如患心血管病、肾病、肝病时，需采用低钠饮食就是明显的例子。其次，由于患慢性病使运动受到限制，视力或神经肌肉协调减退也影响一些食物的摄取。再者，患慢性病者由于长期服药亦会影响食欲，改变营养需要和营养代谢。还有对某些与食物有关的疾病，如心血管疾病、糖尿病、肿瘤、骨质疏松和贫血进行营养治疗时，可能也会影响患者的饮食与营养。

(1)心血管疾病：有人推荐对中老年人应该限制胆固醇、饱和脂肪酸和食盐，保持一定的体重及适当减少摄入动物性脂肪，要求总的脂肪占能量的比例少于 30%。对于充血性心力衰竭患者营养支持疗法需要量的研究较少，一般认为用力呼吸时可能会增加营养需要量，限制钠的摄入影响了食物的味道而会降低患者的食欲。

(2)糖尿病：中老年糖尿病是成人型的糖尿病，而且许多是肥胖的患者。目前已证实，随着年龄的增长，中老年人糖耐量降低，同时肥胖与损害糖耐量密切相关。就以导致中老年人主要致死病因的动脉硬化来说，糖尿病更增加了对老年人的威胁。因此，糖尿病的饮食治疗尤

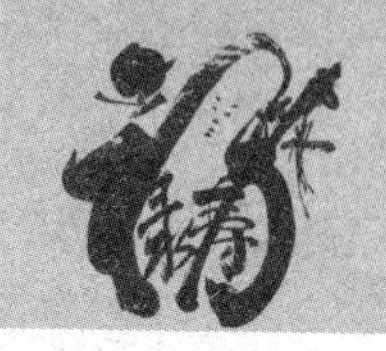

为重要，而给予合理的营养食物又是食疗之中心，原则上要求高的复合碳水化合物（占能量的50%～55%）和低脂肪（占能量的30%以下）。

(3)肿瘤：据统计，65岁以上的老年人中接近50%死于肿瘤。因此，老年人常常是处于带瘤生活之中，而且受到抗肿瘤治疗不良反应的影响。近年来，营养因素对肿瘤病因学的意义已有不少评述。肿瘤治疗中最明显的营养问题是代谢率增加、食欲减低和其他恶病质症状。虽然目前还未找到由于提供适当的营养治疗而可以延长任何类型的肿瘤患者存活年限的实证，但有一点是可以估价的，那就是通过积极的营养治疗有可能改善患者体质，使患者更好地耐受疾病的放疗、化疗、手术等所引起的机体损害，帮助他们身体的恢复。

(4)骨质疏松：中老年人对骨质疏松是敏感的，有人估计，在美国绝经期后的妇女中约50%患此病。关于骨质疏松的成因是多方面的，目前所提出的几个致病因素是：体力活动减少；长期低钙、低维生素D和低氟的饮食；钙和磷的比例、钙和蛋白质比例不适当；绝经后内分泌紊乱导致骨的吸收和合成的平衡障碍。因此，应保证摄入适量的钙（每日最少800毫克）和维生素D，如牛奶、乳制品及市售的含钙药品等，均为补钙的来源。此外，如果生活区饮用水中氟含量较低，则应补充氟。

(5)贫血：虽然中老年人对铁的需要量相对较低，但中老年人患贫血的比例还相当大。其因素可能为含铁食物摄取不足、胃酸缺乏引起铁吸收不良，某些中老年人因

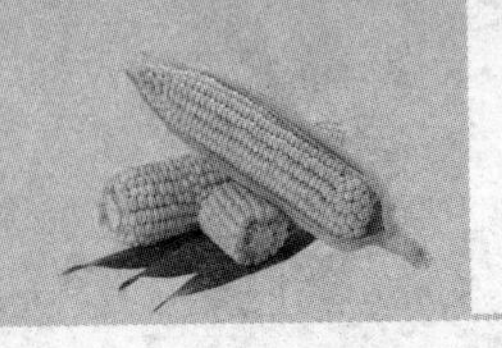

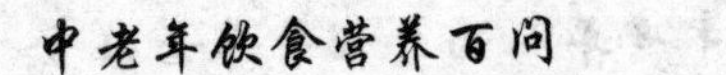

其他疾病继发潜在性出血。治疗的要点如下：一是应确诊；二是进行病因治疗；三是补充铁。巨细胞贫血的中老年患者也比年轻人多。部分胃切除或回肠切除的患者，以及吸收不良综合征均可引起维生素 B_{12} 和叶酸缺乏。而且随着年龄增长，维生素 B_{12} 的吸收率降低，胃酸缺乏的发生率增多也可伴有维生素 B_{12} 缺乏，因此每日补充15微克以上的维生素 B_{12} 对中老年人来说是必要的。一般人体内叶酸的储存量较少，如果摄入不足，就可能在3～4个月内出现叶酸缺乏症状，这是值得注意的中老年人营养问题。

16. 药物对中老年人的营养有什么影响

中老年人常因患多种疾病而服用多种药物，药物、食物与营养的相互作用是复杂而多变的。许多药物影响机体对营养的摄取功能或需要，反之，营养的摄取和营养情况又可以改变药物的代谢和作用。

药物引起的营养缺乏，大多数发生在长期用药的情况下，其机制可能是通过抑制或刺激食欲，引起口干，改变味觉或影响机体对营养素的吸收、代谢或排泄。例如，使各种营养素摄取减少的药物有抗惊厥药、洋地黄及其生物碱、化疗药、酒精（过量）、镇静药与安定药（过量）等；妨碍营养素吸收的药物有矿物油、双醋酚丁、新霉素、氢氧化铝、苯妥英钠、苯巴比妥、D-青霉胺等；增加尿中营养素（钾、钙、镁、锌等）损失的药物有呋塞米（速尿）及噻嗪类利尿药、可的松及有关药物等；使叶酸、维生素 B_6 和维

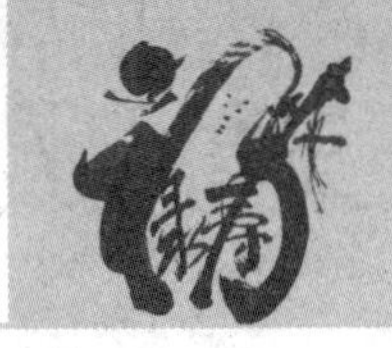

生素 K 受影响的营养拮抗药有甲氨蝶呤、氨苯蝶啶、肼屈嗪(肼苯哒嗪)、左旋多巴、异烟肼等。

药物除了能对食物摄取产生一般影响外,最值得注意的是它还可以干扰某些营养素的吸收和利用,从而引起营养缺乏。为了防止和控制药物引起的营养不良,往往采取许多措施,如限制多种药物的同时服用,耐心向患者及家属宣传药物的危害,监测患者服药期间的营养情况和及时补充适当的营养素等。另外,由于在药店购买的药物(包括镇痛药、泻药和抗酸药)和饮酒常是导致药物引起营养缺乏的最普遍原因,因此在护理中老年人时要全面了解病史和教育患者。

17. 中老年人在营养方面有何特殊要求

对中老年人来说,合理的饮食、充足的营养是减缓衰老、维护健康的重要条件。一般要求做到如下几点。

(1)保证蛋白质的质和量:中老年人的代谢过程以消耗(分解代谢)为主,需要较多的蛋白质以补偿组织蛋白的消耗,因此中老年入对蛋白质的要求相对较高。但与青年人相比,由于中老年人代谢低,其实际需要量并不高于青年人。一般认为,蛋白质的供给量可按每千克体重 1 克计算。蛋白质供给过多会加重肝、肾功能的负担,并增加胆固醇的合成。对蛋白质的质,则要求高一些,最好有 50%是来自乳、蛋、鱼、豆类等。

(2)避免高脂肪高胆固醇饮食:食物中动物脂肪及胆固醇含量多少,与动脉硬化及心脏病的发生有密切关系,

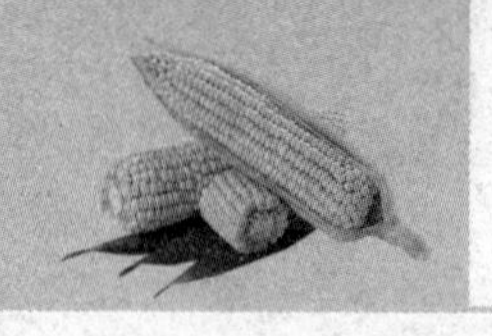

中老年人饮食宜低脂肪、低胆固醇，因进食脂肪太少会影响脂溶性维生素的吸收，故不宜过分限制脂肪。重要的是在食物选择中应尽量选用含不饱和脂肪酸的油质，以减少膳食中饱和脂肪酸和胆固醇的含量。食用植物油中不饱和脂肪酸含量高，对健康较为有益，特别是菜子油，不饱和脂肪酸的含量约为94%。

(3)适当调整膳食中的糖类：食物中糖类的含量和质量与动脉硬化及冠心病的发病有密切关系。试验证明，摄入过多糖类可引起高脂血症，可促进动脉硬化及冠心病的发生与发展。当然，糖的质量因素也很重要。日常膳食中的糖主要来自淀粉，是多糖，需分解成单糖才能被吸收利用。一般认为，葡萄糖的吸收利用较好。对中老年人来说，果糖比葡萄糖好些。果糖能更快转化为氨基酸，而转变为脂肪的可能性比葡萄糖小。果糖不仅可以替代蛋白质，还有利于中老年人对糖的吸收和利用。中老年人的消化吸收功能都有不同程度的降低，因此在避免过量摄入糖类、防止高脂血症的前提下，可供给一部分含有果糖的碳水化合物，如蔗糖、蜂蜜和各种糖果点心等，还要多吃一些水果和蔬菜。

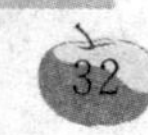

(4)要有丰富的维生素和纤维素：维生素对中老年人有极重要的意义。许多维生素都参与体内的化学反应过程，如酶在体内的催化作用极强，没有酶就不能维持生命。没有维生素就没有酶，维生素 B_2、维生素 B_6 等都是酶的成分。维生素 C 参与体内氧化还原过程，有预防衰老作用，维生素 E 也有延缓衰老的作用。中老年人由于

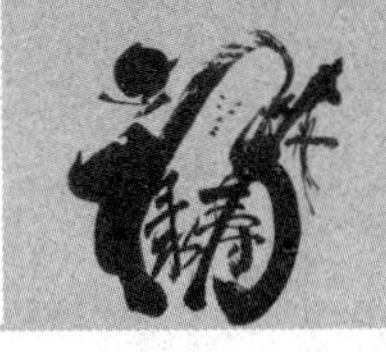

胃酸与小肠黏液分泌减少，影响了肠中正常细菌的生长，维生素的合成也减少，故在膳食中应供给较丰富的维生素，尤其是维生素A、维生素B_1、维生素B_2、维生素C、维生素D和维生素E等。纤维素和半纤维素属于多糖类，主要存在于蔬菜、糠麸和谷类食品中，对身体有益。正常人的结肠中有大量细菌，能产生多种毒物，如胺、酚、氨等。如果食物中纤维素少，则粪便的体积就小，黏滞度增加，粪便在肠中停留的时间较长，这些毒性物质就会对肠壁发生毒害作用，并能通过肠壁被吸收。含纤维素多的食物可使粪便体积增大，含水量多，使毒素变稀，刺激肠蠕动，使粪便能较快地排出体外，这样可以减少毒素对肠壁的毒害，因而有预防结肠癌的作用。纤维素亦可治疗中老年人习惯性便秘，抑制胆固醇的吸收，因而有显著的降低胆固醇的作用。因此，中老年人应每日摄入6～10克食用纤维。

(5)供给适量的矿物质：人体内约有50多种主要的矿物质，约占成人体重的4%。有的矿物质是构成人体组织的原料，如钙、磷、铁、铜等；有的是维持酶和激素活性不可缺少的成分，如镁、硒、锌、碘等；有的则维持着水和矿物质、酸碱度、渗透压及细胞代谢的平衡。中老年人由于各脏器功能有不同程度的减退，膳食中须注意矿物质的调节。中老年人的饭菜不宜过咸，吃盐过多会使钠在体内潴留，引起水肿、血压增高，增加肾脏负担。每日摄取食盐不应超过6克。钾对细胞代谢极为重要，每日摄取氯化钾不应少于3克。中老年人易发生脱钙而致骨质

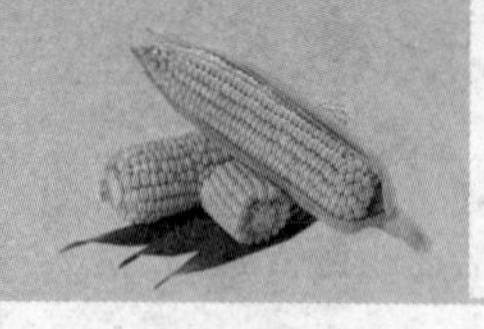

疏松和骨折，因而每日摄取钙不应少于0.8克。钾与钙主要由蔬菜中获得，中老年人只要注意多吃蔬菜，是不会缺乏矿物质的。

中老年人由于消化功能减退、牙齿脱落等原因，在进食时注意不要过饱，不要偏食，不宜进食很干和很烫的食物。可经常吃些羹汤、菜泥之类的食物，这样既有利于消化，又可补充一定的水分。再者，中老年人进食时应充分咀嚼，慢慢下咽，吃饭时要尽量少说话，以免食物呛入气管。中老年人如有糖尿病、胃肠疾病等慢性病，应根据医生的建议调配适宜的饮食。

18. 中老年人的饮食有哪些要点

(1)数量少一点：进食量比年轻时减少10%～15%，但不能超过20%。

(2)质量好一点：应满足蛋白质，特别是优质蛋白质的供应，优质蛋白质以鱼类、禽类、蛋类、牛奶、大豆为佳。

(3)蔬菜多一点：多吃蔬菜对保护心血管和防癌很有好处，每日都应吃不少于250克的蔬菜。

(4)菜要淡一点：盐吃多了会加重心、肾负担，每日食盐量应控制在6克以下，同时要少吃酱肉和其他咸食。

(5)品种杂一点：要荤素兼顾，粗细搭配，品种越杂越好，每日主副食品不应少于10种。

(6)饭菜香一点：中老年女性的味觉减退，食欲较差，所以应适当往菜里多加些葱、姜、醋等调料，尽量做得香一些。

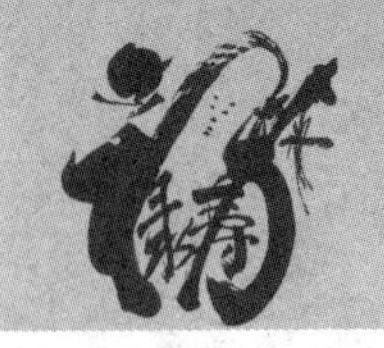

(7)饭菜烂一点:食物应做得烂一些、细一些、软一些,以利于消化;杂粮细做,便于消化和吸收。

(8)饮食热一点:中老年女性饮食应稍热一些,在严冬更应注意,但也不宜过热。

(9)饭要稀一点:把饭做成粥,最利于中老年女性食用,不但有益消化,而且能补充中老年女性必需的水分。

(10)吃得慢一点:细嚼慢咽可使食物消化得更好,吃得更香,易产生饱胀感,防止吃得过多。

(11)早餐好一点:早餐应占全日总能量的30%~40%,质量及营养价值要高一些、精一些,便于提供充足的能量。

(12)晚餐早一点:"饱食即卧,乃生百病",所以晚餐不但要少吃点,而且要早点吃;饭后宜稍活动,以利于促进食物消化。

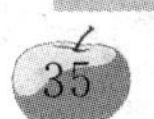

19. 什么是合理的平衡膳食

平衡膳食是指膳食中的食物种类齐全、数量适当、营养素之间的比例合理,并且与身体消耗的营养素保持相对的平衡。因此,每日所摄入的各种营养素应符合身体的需要,根据平衡膳食的要求,对任何一种营养素的摄入量都不可过多也不能过少,而要与身体需要量相符。这样才能既满足人体对营养素的生理需求,避免发生营养素缺乏,又能防止因营养素摄入过量而导致的营养过剩。为此,在每日膳食中,各类食物的营养搭配应当科学合理。如米、面类与燕麦、高粱等杂粮的搭配,各种主食和

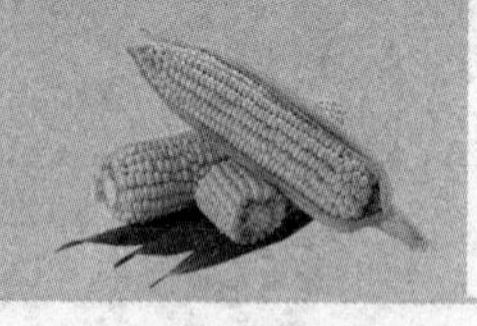

鱼、肉、蛋、奶、水果、蔬菜等副食的搭配，荤菜和素菜的搭配等都要合理调配，恰到好处，以起到各种食物所含营养成分的优势互补作用。

根据各类食物的营养价值构成合理的饮食，是达到良好营养的关键。合理的营养，是指各种营养素相互之间保持合适的比例。人体的营养需要与饮食的供给之间建立平衡的关系，达到有足够的能量，有适量的蛋白质，有充分的矿物质，有丰富的维生素，有适量的食物纤维，有充足的水分等要求，方可谓合理的平衡饮食。

20. 为什么要膳食搭配

(1)有利于营养平衡：由于膳食的科学搭配，注重多样、适量食物的合理组合，有利于人体对蛋白质、脂肪、糖类、矿物质等各种营养素的摄入，从而与机体生理需求保持基本平衡。

(2)食物营养互补：由于膳食的科学搭配，注重多种食物的主杂搭配、荤素搭配、粗细搭配等，使得各种食物营养素的营养优势互补。如由肉类与豆制品组成的菜肴，使动物蛋白与植物蛋白有机地结合，使蛋白质对机体健康发挥更好的作用。

(3)提高食物营养价值：食物营养价值的高低，取决于食物中所含营养素是否与人体所需模式相近，如越接近则营养价值越高。膳食的科学搭配正是为了提高食物的营养价值。

(4)增进食物协同作用：膳食科学搭配，可以产生一

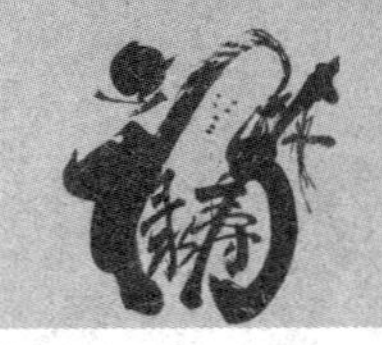

种营养物质促进另一种营养物质在体内消化、吸收与利用过程的积极效果,从而增进营养和促进健康。机体获取到均匀、全面的营养素,有利于食物营养协同作用的有效发挥,如维生素A促进蛋白质的合成,维生素C促进铁的吸收等。

(5)避免食物相克现象:由于各种食物在其化学性质、性味特点、矿物质方面的各自特点,有可能带来一些不应有的食物相克现象,造成食物营养价值降低或产生相应的食物不良反应。讲究膳食的科学搭配,可以避免常见的食物相克现象。

(6)提高营养美食效果:对各种食物的主料、副料、点缀料进行科学组合,注重色、香、味、形、质的菜肴风味,可以大大增进营养美食的食欲效果,并间接提高食物的消化与吸收。

21. 如何判断中老年人的饮食是否合适

(1)一日三餐定时、定量,而不是经常以点心充饥或经常暴饮暴食。

(2)吃饭的时间要充分,保持悠闲,不讲话,不被打扰,而不是一面从事其他活动,一面狼吞虎咽地往肚里倾倒饭菜。

(3)大多数菜肴应采用不饱和脂肪酸的烹调油,对动物脂肪应自觉限制并少吃。

(4)每周吃油炸食物不宜超过4次,每日鸡蛋黄不宜超过2个。

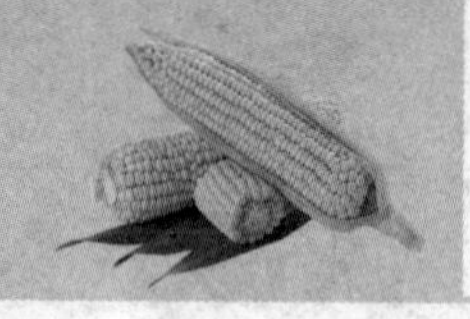

(5)每日饮水或脱脂牛奶的量平均为1 500毫升，选食高纤维的食物菜肴至少2种以上。

(6)应经常吃鱼，其次吃禽肉，猪肉、牛肉要尽量少吃，多油的肥肉不吃或慎吃。

(7)两餐之间吃点心，应以水果或不甜的果汁、淡椒盐、麦麸食品为主，甜馅饼、蛋糕、果酱、巧克力、奶油制品要少吃。

(8)酱瓜、椒盐团饼、马铃薯片、各种咸菜要避免大量食用，每日限制摄入食盐量在6克以内为最佳，菜肴宜淡不宜咸。

(9)喝茶、奶、咖啡、豆浆时最好不加糖，避免每日饮用大量含糖饮料，咖啡饮用每日切勿超过800毫升。

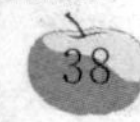

(10)自觉忌烟限酒。有些人将吸烟饮酒作为一种“享受”，特别是在农村，家里来客人了，都会拿出好烟好酒来款待，认为这样才是对客人的尊敬。其实这是错误的观念，因为戒烟限酒好处多。

22. 为什么中老年人饮食宜“三低”

人到中老年，身体各器官功能逐渐减退衰弱，易患各种慢性疾病，因此在饮食时宜低盐、低脂肪、低糖。

(1)低盐：食盐是人体内氯和钠的主要来源。但常吃过咸的食物，会使体内水分潴留、心脏排血量增加，易引起肾病和高血压。中老年人运动量不足，出汗较少，耗盐量低，故食盐量宜少，每日不得超过6克。患高血压病、肾炎、肝脏病、心力衰竭等疾病时，饮食更要偏淡，食盐量

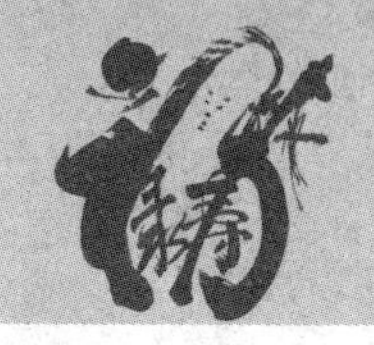

每日以2～4克为宜。

(2)低脂肪:油吃多了有害身体。高脂饮食,特别是高动物性脂肪的饮食,与发生心血管疾病、胆囊炎、胰腺炎的关系密切。一般人平均每日动物食品摄食量达到150克时,就应控制食油量在20克左右为宜。中老年人活动减少,消耗的脂肪也少,更宜少吃,特别是动物性脂肪。如果饮食是以素菜为主,可适量增加一点脂肪。

(3)低糖:中老年人常食高糖食品,弊大于利。因为中老年人消耗的能量不多,血糖调节功能逐渐减弱,经常吃甜食和糖果,容易造成龋齿,引起缺钙,身体易发胖,还易患糖尿病、高血压、心血管病等疾病。

23. 如何科学对待胆固醇

高胆固醇是人类健康长寿的大敌,但胆固醇也是人体内的必需物质。胆固醇过低后,红细胞膜变薄,会减少红细胞的寿命。

人体内的胆固醇是组成细胞的营养物质,大部分由自身产生,肝脏是主要生产胆固醇的地方,占人体血液中胆固醇来源的85%,食物为外源性胆固醇,是次要来源。故正常情况下内源与外源相互调节,维持其平衡。如果摄入胆固醇多了,体内合成数量就能自动减少;摄入的少了,就会多合成。但是,人到中年以后,由于内分泌和脂质代谢的失调,能使这种自身调节的功能发生紊乱而失去平衡。此外,由于高级神经中枢长期过度紧张,高血压、激素的影响,遗传、体胖及活动量减少等种种原因,也

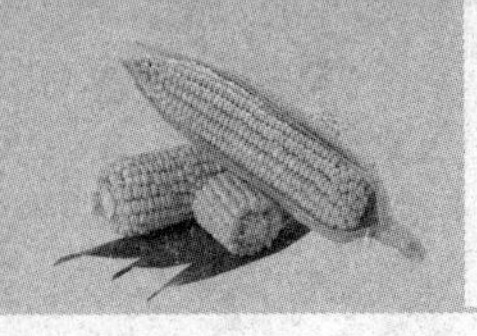

能使这种自身调节功能失调，此时如果摄入胆固醇多了，体内合成并不减少，于是就会增加血脂中胆固醇的含量，形成动脉硬化。

应该特别强调中老年人注意的是，有时摄入过多的精制糖也会出现高胆固醇和高三酰甘油等高血脂现象，这时控制饮食中胆固醇的摄入量就十分必要了。要分别对胆固醇和精制糖的摄入进行适当的限制。血中胆固醇含量的升高主要是由于膳食中的脂肪，尤其是饱和脂肪酸摄取过多过高的缘故，与食物中胆固醇摄取关系不大，除非是先天性、遗传性的。

研究结果发现，蛋黄中除含胆固醇外，卵磷脂含量也很丰富。卵磷脂是一种很强的乳化剂，能使胆固醇和脂肪颗粒变小，并保持悬浮状态，有利于脂类透过血管壁，为组织所利用，从而使血液中的胆固醇减少。胆固醇与蛋白质结合在一起，会形成脂蛋白。脂蛋白按其颗粒大小分为极低密度脂蛋白、低密度脂蛋白和高密度脂蛋白，前两种可沉积在血管壁，而后一种却有清除血管壁上的胆固醇的作用。这样，鸡蛋里的成分可以相互制约，互相抵消。

动脉粥样硬化患者血中胆固醇高的原因是多方面的，主要是与饮食不平衡、缺乏某种营养有关，并非就是因吃蛋黄所致。而且长期不进食含胆固醇食品，也会造成营养缺乏。鸡蛋中的卵磷脂，经人体消化吸收后，还能释放乙酰胆碱。乙酰胆碱是神经细胞中传递信息中的一种化学物质，它在脑中含量越多，对增进记忆力也越有裨

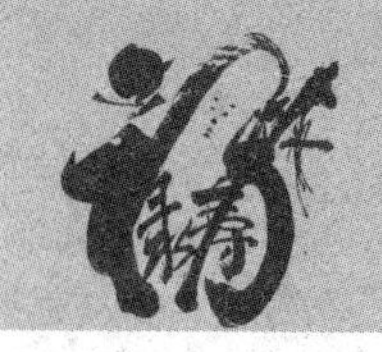

益，并可避免60岁以上的人常患的记忆衰退症。同时，对各种年龄的人，均有保持和增强记忆力的作用。吃鸡蛋虽有益处，但不是吃得越多越好，从需要量和消化功能考虑，中老年人以每日吃1个鸡蛋为宜。

24. 怎样饮水才有益于中老年人健康

（1）足量饮水：不常饮水的人，能引起多种健康问题，如口臭、肤质粗糙、便秘、尿路感染，甚至还能形成泌尿系统结石。饮水足量就可以解除肝、肾、脾脏和尿道功能的失调，减少产生心脏病的危险性和降低高血压等。

（2）宜饮温开水：将水煮开不但能够杀死细菌、病毒，提高水质，而且中医学认为开水有助阳气、通经络的功效。实践证明，30℃左右的温开水进入人体后最宜透过细胞膜，常饮能够促进新陈代谢、调节体温，能增加血液中的血红蛋白含量，增强机体免疫功能，有助于预防感冒、咽喉炎、心脑血管疾病等，也是解渴的最佳选择。

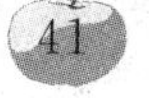

（3）不要口渴时才饮水：口渴说明人体已经轻度脱水，是身体发生脱水的一种信号，正像田地因干旱而出现龟裂一样，如果此时才想到浇水，为时已晚，因此中老年人绝不能口渴时再饮水。

（4）忌暴饮水：本来中老年人的胃张力就下降，暴饮水可致急性胃扩张，降低胃功能，出现胃脘疼痛、呕吐等。同时暴饮水易冲洗胃液、降低食欲。

（5）忌饮有水垢的水：有水垢的水对人体有害，易导致神经、消化、泌尿及造血系统病变的发生。

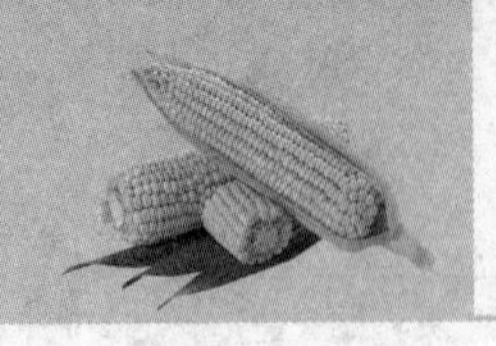

(6)忌饮蒸饭水：许多人有饮用蒸饭、蒸肉后水的习惯，这对人体健康极为不利，因这种水亚硝酸盐增多，易与人体血红蛋白结合而降低红细胞的运氧功能，导致缺氧性疾病。

25. 中老年人的主食如何吃

主食是最重要也是最经济的能量来源。中老年人大多喜吃主食，容易形成蛋白质不足的情况。蛋白质缺乏将会导致中老年人机体抵抗力下降，机体的调节功能及生理、生化反应减弱，机体的供能减少等，甚至严重影响中老年人的健康。

中老年人既要吃好主食，又要营养均衡。宜搭配优质蛋白食物，以补充主食中的不足，建议吃主食时要搭配食用一定量的优质蛋白食物，如牛奶、鸡蛋、豆腐及其制品，提高主食的营养价值。例如，早餐：食用花卷、面包、粥的同时，要搭配牛奶、豆浆、鸡蛋、豆制品、熟肉等；午餐：食用米饭、面条、馒头的同时，搭配各种豆制品、蛋类或肉类；肉菜合馅的包子、水饺、馄饨、馅饼等搭配比较合理；二面馒头（豆面＋玉米面）、三面馒头（豆面＋玉米面＋白面）的营养价值超过了一般的白面馒头。

用精米、精面制成的食品，质地细腻、外观雪白、香甜诱人，已成为许多人主食中的首选，而糙米、粗面及五谷杂粮却被人遗忘。随着健康教育和营养知识的普及，糙米、粗面又重新出现，而且上了餐桌成为主食中的新时尚。过去过分地提高米、面的精细度，使得富含营养物质

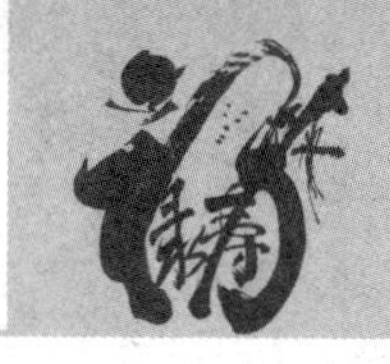

的谷粒周围部分和胚芽大部分成了副产品而丢弃，从而丢失了较多的B族维生素、矿物质和膳食纤维，而这些东西正是中老年人所需要的。标准米面比精米面保留了较多的维生素、矿物质和膳食纤维。从保健强身的观点来看，糙米、粗面更有益于身体健康。

26. 为什么要荤素搭配

所谓荤素搭配，是指每日的膳食要将荤食和素食科学地搭配起来吃，不能只吃荤食，也不能只吃素食。荤食一般是指鸡、鸭、鱼、肉、内脏、鸡蛋、牛奶、虾、蟹等动物性食物；素食一般是指各种蔬菜、豆类制品、水果等植物性食物，同时也泛指包括米、面和各种杂粮等在内的一切植物性食物。

人体血液的酸碱度（pH 值）要保持在7.4，必须荤素搭配才能保持平衡。荤食多了，血管脂肪沉积，变硬变脆，易患高血压、心脏病、脂肪肝。素食则可清除胆固醇在血管壁的沉积，如单纯吃素者，其蛋白质、脂肪、矿物质等不足，不能很好地满足组织细胞的修复和维护健康的需要。

荤食的最大特点是含有人体所必需的氨基酸和优质蛋白质，而素食中的植物蛋白质除大豆及豆制品外，其他所含必需氨基酸都不完全，蛋白质质量亦较差。此外，动物性食物比植物性食物富含钙、磷，容易被人体吸收，鱼、肝、蛋类含有素食中缺少的维生素A和维生素D。而素食中的维生素C和胡萝卜素则是荤食中常缺乏的，素食

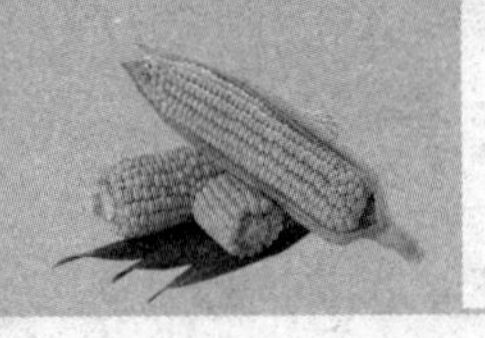

中的粗纤维素很丰富，可促进肠蠕动，因此只吃荤食则很易造成习惯性便秘。由此可见，两者各有所长，又各有所短。追求健美长寿者更应注意荤食素食搭配，取长补短，才有利于延年益寿。

27. 为什么提倡多吃水果

有许多中老年人不爱吃水果，这种习惯会严重影响中老年人的健康。水果中含有丰富的膳食纤维，在肠道内不易被消化吸收，能增加肠蠕动，有预防肠癌的作用。水果中含果胶多，这种可溶性膳食纤维有降低胆固醇的作用，有利于预防动脉粥样硬化、高血压、冠心病等。

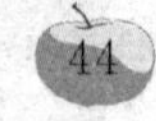

有机酸能使食物保持一定的酸度，对维生素 C 的稳定性具有保护作用。苹果、樱桃、杏、柑橘类水果等所含有的丰富维生素 P(通透性维生素)，为天然抗氧化、抗衰老剂，能维持微血管的正常功能，保护维生素 C、维生素 A、维生素 E、硒等不被氧化破坏，发挥其正常作用。

水果是“碱性食物”，与蔬菜一样有助于维持体液的酸碱平衡。因此，建议中老年人多食新鲜全果，少用或不用果汁、罐头水果。水果应成熟、新鲜，每日每人坚持至少食用 50 克。根据水果的特点和个人体质食用。如胃病患者不宜食用红果、柠檬、李子、香蕉等；大便干燥者可经常食用香蕉、桃、梨等；易腹泻者可选用苹果、柿子等；胃寒体虚者可经常食用荔枝、桂圆、杏、樱桃等温热性水果。较为平和的水果有樱桃、枣、菠萝、苹果、橙等。

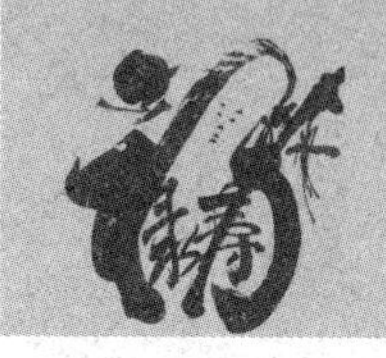

28. 不常吃蔬菜对健康有什么影响

我国人民的日常膳食，多以米、面和蔬菜为主，因此蔬菜就成为多种维生素和矿物质的主要来源。只有经常吃蔬菜，才能满足人体对维生素和矿物质的需要。如果由于季节性或所在地区缺少蔬菜，或者由于不良的饮食习惯，如只爱吃肉而不爱吃蔬菜等原因，使膳食缺少蔬菜，就容易因为某些维生素和矿物质摄入不足，出现相应的营养缺乏症。

因缺蔬菜而引起的营养缺乏症有：由于维生素 B_2 不足，而出现口角炎、唇炎、舌炎。由于胡萝卜素不足，有人皮肤粗糙，胳膊和大腿上出现成片的小血疹，称为毛囊角质化症。由于维生素 C 缺乏，有人牙龈红肿，易出血。由于吃进的纤维素太少，最容易患便秘，日久还容易引起痔疮及其他肠道疾病。出现上述症状，只要改进膳食结构，每日多吃一些新鲜蔬菜，尤其是带叶蔬菜，症状即可逐渐消除。

生食蔬菜可以保证其营养成分不因烹调加热而遭破坏，从而摄取更多的自然性营养物质，对人体是大有益处的。经常生食新鲜蔬菜，不仅有利于容颜美貌，还有利于许多疾病的治疗。生食蔬菜必须保证新鲜、清洁、没有农药污染，否则生吃不干不净的蔬菜反而使人致病，得不偿失。

29. 谷类食物有何营养价值

谷类食品包括大米、面粉、玉米、小米、荞麦和高粱

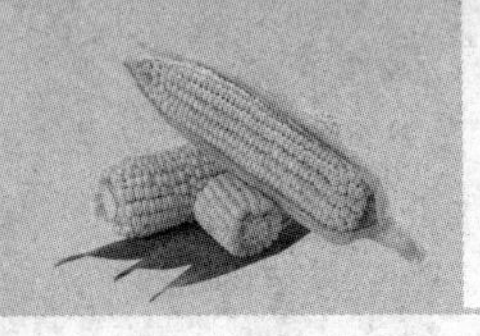

等。谷类所含的营养素主要是糖类，其次是蛋白质。目前，我国居民膳食中热能和蛋白质的主要来源，有60%～70%的热能和60%的蛋白质来自谷类，在谷类蛋白质必需氨基酸含量中，赖氨酸的含量较低，尤其是小米和小麦中赖氨酸最少。玉米中缺乏赖氨酸和色氨酸，而小米中色氨酸较多。因此，把多种粮食混合食用，可以起到蛋白质的互补作用，能提高谷类蛋白质的营养价值。谷类食品还是膳食中B族维生素的重要来源。但精制大米和面粉，由于谷胚和麸皮被碾磨掉，使维生素和矿物质的含量明显减少，因此大米白面不是越精细越好。其实正相反，尤其是面粉，加工得越白去掉的谷胚和麸皮越多，营养素损失也越多。损失掉的谷胚和麸皮还使面粉中的纤维素大量地减少，使得面粉制品的升糖指数变高，对维持正常血糖有不利的影响。

食用谷类食品应注意两点：一是为了提高膳食中谷类的营养价值，可以采取多种粮食混合食用，如谷类与豆类和薯类混合食用；二是为了减少谷类B族维生素和矿物质的丢失，粮食碾磨和加工不可过于精细。

30. 水产品有什么样的营养价值

水产品是蛋白质、矿物质和维生素的良好来源，尤其是蛋白质含量丰富。鱼类蛋白质的氨基酸组成与人体组织蛋白质的组成相似，因此营养价值较高，属优质蛋白。鱼肉的肌纤维比较纤细，组织蛋白质的结构松软，水分含量较多，所以肉质细嫩，易为人体所消化吸收，比较适合

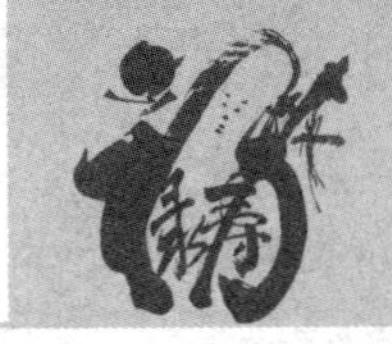

中老年人食用。另外，鱼类脂肪含量与组成与畜肉明显不同，不但含量低，且多为不饱和脂肪酸，极易为人体所消化吸收，消化吸收率可达95%以上。水产品还具有一定的防治动脉粥样硬化和冠心病的作用，比较适合中老年人食用。

尽管水产品营养丰富，但若食之不当，甚至会送命，如河豚鱼。鱼肉与畜肉不同，其所含的水分和蛋白质较多，结缔组织较少，因此较畜肉更容易腐败变质，且腐败速度快，有些鱼类即使刚刚死亡，体内往往已产生食物中毒的毒素。因此，吃鱼一定要新鲜；烹调加工时应注意烧熟煮透，以免寄生虫感染。还有一些鱼，主要是青皮红肉鱼，如鲐鱼、金枪鱼等，体内含有较多的组胺，体质过敏者吃后会引起过敏反应，如皮肤潮红、头晕、头痛，有时还会出现哮喘或荨麻疹等，因此要特别注意。

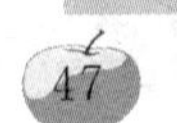

31. 肉类及其制品有什么样的营养价值

肉类分为畜肉和禽肉两种：畜肉包括猪肉、牛肉和羊肉等；禽肉包括鸡肉、鸭肉和鹅肉等。它们能提供人体所需要的蛋白质、脂肪、矿物质和维生素等。肉类营养成分因动物种类、年龄、部位及肥瘦程度有很大差异。

肉、禽类蛋白质的氨基酸组成基本相同，含有人体需要的各种必需氨基酸，并且含量高，其比例也适合于合成人体蛋白质，生物学价值在80%以上，故称为完全蛋白质或优质蛋白。但是，在氨基酸组成比例上，苯丙氨酸和蛋氨酸偏低，赖氨酸较高，因此宜与含赖氨酸少的谷类食物

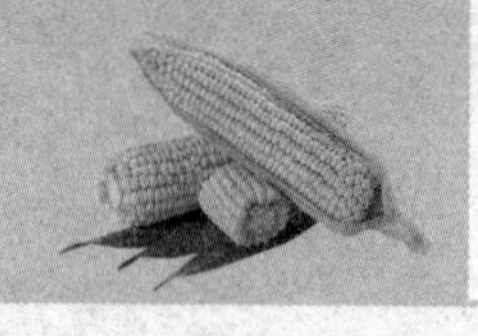

搭配使用。肉类脂肪的组成以饱和脂肪酸居多，不易被人体消化吸收。猪肉的脂肪含量因牲畜的肥瘦程度及部位不同有较大差异。如猪肥肉脂肪含量达90%，猪里脊7.9%，前肘31.5%，五花肉35.3%。如果吃大鱼大肉过多，很容易使脂肪摄入量过多。

由于肉类食品在氨基酸组成比例上，苯丙氨酸和蛋氨酸偏低，赖氨酸较高，因此宜与含赖氨酸少的谷类食物搭配使用。食用肉类食品应注意以下两点：第一，肉类食品宜和谷类食物搭配使用，也就是说不能光吃肉，不吃主食。第二，各种烹调方法对肉类蛋白、脂肪和矿物质的损失影响较小，但对维生素的损失影响较大。从保护维生素的角度来说，肉类食品宜炒不宜烧炖和蒸炸。

32. 中老年人如何正确选择奶粉

(1)中老年人在选择奶粉产品时，要根据自己的身体状况和需要来选择，一般身体较胖者，或高血脂和心脑血管疾病患者要选择高蛋白、低脂型产品，其他的消费者可根据自身需要选择高蛋白、低脂型产品或高蛋白、高脂型产品。

(2)在外包装上应有厂名、厂址、生产日期、保质期、执行标准、商标、净含量、配料表、营养成分表及食用方法等项目的标明。

(3)营养成分表中一般要标明热能、蛋白质、脂肪、碳水化合物等基本营养成分，维生素类如维生素A、维生素D、维生素C、部分B族维生素，微量元素如钙、铁、锌、磷，

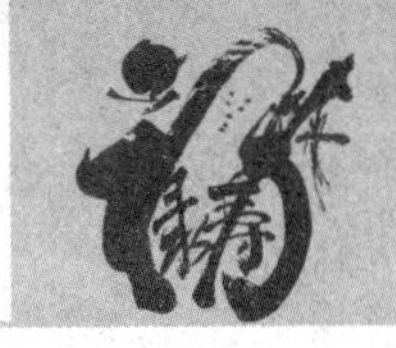

或者还要标明添加的其他营养物质。

(4)由于规模较大的生产企业技术力量雄厚,产品配方设计较为科学、合理,对原材料的质量控制较严,生产设备先进,企业管理水平较高,产品质量也有所保证。

(5)质量好的奶粉冲调性好,冲后无结块,液体呈乳白色,品尝奶香味浓。而质量差或乳成分很低的奶粉冲调性差,即所谓的冲不开,品尝奶香味差,甚至无奶的味道,或有香精调香的香味。另外,淀粉含量较高的产品冲后呈糨糊状。

33. 平衡血压为什么要实施低盐饮食

研究结果显示,每日摄入食盐5～6克,血压可下降5～8毫米汞柱,每日摄入食盐2～3克,血压会下降9～16毫米汞柱。这比吃降压药管用多了。人体每日食盐的生理需要量仅为2克,味精的主要成分也含钠,所以都应少吃。

高血压病的发病原因很多,除了精神因素、肾脏内分泌因素之外,电解质的高低与高血压的发病也有密切关系,而电解质中的主要影响因素是食盐中所含的钠。调查发现,凡是食盐摄入高的地区,高血压的发病率就高。例如,非洲某些过着半原始生活的部落或民族,没有人患高血压病,其原因就是这些地方的居民很少吃盐或不吃盐。而当他们一旦吃盐,高血压病便成为常见病和多发病。居住在北冰洋沿岸的爱斯基摩人,油脂用量很高,但食盐极少,他们基本上也无高血压病发生,即或随着年龄

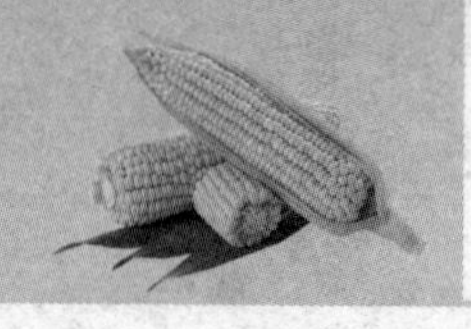

增长，血压也未见升高。世界卫生组织建议，成人每日食盐用量不超过6克，酱油、味精等也要少食。

34. 一日三餐怎样安排

大多数人的膳食习惯是一日三餐，每日早晨、中午、晚上各吃一顿饭，而且总结出“早餐要吃好，午餐要吃饱，晚餐要吃少”的用餐法，这是有一定道理的。一般来说，每日所需要的营养物质，应均摊在一日三餐之中。但是，上午、下午、晚上人体的活动量不同，又不能平均分配，而要科学地安排。

(1)早餐摄入的热能应占全日摄入量的30%，如果每日吃500克主食，那么早餐就应吃150克。早餐应多吃一些含优质蛋白质的食物，早餐吃得好不好，直接影响一个人上午和全日的精力。因此，早餐可吃1个鸡蛋，2个糖包和1碗粥；也可吃面包片抹黄油夹肉片，吃1碗豆浆；或饮1杯牛奶，吃1个馒头或豆包加小菜等。

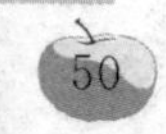

(2)午餐要补充上午身体消耗掉的营养，还要维持下午身体的需要，摄入的热能要占全日摄入总量的40%，如全日吃500克主食，午餐应吃200克。副食要有肉类、蛋类、鱼类，也要有一定数量的蔬菜。

(3)晚餐不但量不能过多，而且应吃易于消化吸收的清淡食物。因为晚上要睡眠，吃得过饱，或吃的食物不好消化，会影响睡眠。晚餐主食应占全日总量的30%，最好是吃粥、面条汤等，副食以蔬菜为主。

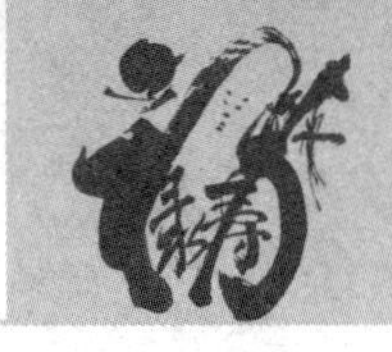

35. 就餐速度有什么讲究

进食时缓慢嚼咽，能使唾液大量分泌，唾液中的淀粉酶可帮助食物消化，溶菌酶和一些分泌性抗体可帮助杀菌解毒。唾液在咀嚼过程中与食物的混合，以及细嚼使食物磨碎，都可促进食物的消化和吸收。缓慢进食还能使胃、胰、胆等消化腺得到和缓的刺激，令其逐渐分泌消化液，从而避免出现因为“狼吞虎咽”而使消化器官难以适应的状态。另外，细嚼慢咽不仅有利于消化，由于唾液的解毒功能，还具有预防消化道癌症的作用。

一般含淀粉多的主食，需要1～2小时才能消化；含蛋白质多的食物，需3个小时；含脂肪多的食物消化时间更长。一个人每日分泌1～2升唾液，其中含有球蛋白、黏蛋白、氨基酸、溶菌酶、淀粉酶、生长激素、钾、钠、钙等有益物质，具有助消化、抗菌、抗衰老、消炎等多种生物功能。因此，进餐时应该细嚼慢咽，让唾液将食物充分拌和后再咽下，不仅有益于消化，更具有预防消化道癌症的作用。

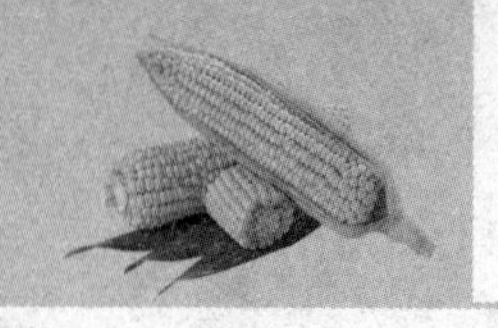

二、饮食可以延缓衰老

36. 哪些食物可以延缓衰老

衰老是人类不可抗拒的自然规律，但是衰老是可以延缓的，利用食品抗衰老已越来越为人们所重视。蛋白质是构成人体组织细胞的主要原料，如摄入不足可加速组织器官老化。蛋白质丰富的食物是维持生命活力和延缓衰老的主要食物。例如，含蛋白质丰富的动物性食物中，鸡、鸭可补五脏虚损、健脾胃、强筋骨；鱼可健脾益气；牛奶、羊奶有滋补和抗癌作用；含植物蛋白质的大豆可降低胆固醇；花生被称为“长生果”，含有人体全部的必需氨基酸，吸收率高，其中赖氨酸可防衰老。

机体中过氧化脂质的生成与衰老有关，维生素 E 是抗氧化剂，可防止过氧化脂质的生成。因此，含维生素 E 丰富的植物油、奶油、肉、蛋、奶、豌豆、绿叶菜等，均有抗衰老作用。维生素 C 也是一种抗氧化剂，有防止动脉硬化、抗癌、防病等作用。它广泛存在于绿叶菜和水果之中。硒也是一种抗氧化剂，存在于动物肝肾、海味和全谷之中。

具有增强机体免疫力作用的食物，如食用菌类、银耳；具有防血栓作用的黑木耳；其他如萝卜、胡萝卜、山药、甲鱼、海参、莲子、蜂蜜等，都有抗衰老作用。另外，洋

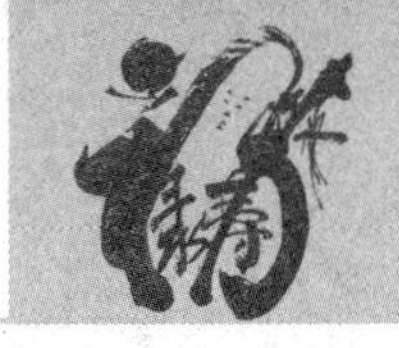

葱中所含有的半胱氨酸,也是一种抗衰老物质,可推迟细胞衰老;番茄中含有谷胱甘肽也可延缓体内某些组织细胞的衰老。

37. 吃大豆可以延缓衰老吗

大豆看起来像是自然界中一种不起眼的东西,一个大自然微不足道的产物。但是,大豆中包含了许多的抗氧化物,能够抗衰老。大豆含有蛋白质、异黄酮、低聚糖、皂苷、磷脂、核酸等营养成分。大豆富含植物蛋白,可以增强体质和机体的抗病能力,还有降血压和减肥的功效,并能补充人体所需要的热能,可以治疗便秘,极适宜中老年人食用。黄豆中的卵磷脂可除掉附在血管壁上的胆固醇,防止血管硬化,预防心血管疾病,保护心脏。大豆中的卵磷脂还具有防止肝脏内积存过多脂肪的作用,从而有效地防治因肥胖而引起的脂肪肝。大豆中含有的可溶性纤维,既可通便,又能降低胆固醇含量。大豆中含有一种抑制胰酶的物质,对糖尿病有治疗作用。大豆所含的皂苷有明显的降血脂作用,同时可抑制体重增加。大豆异黄酮是一种结构与雌激素相似,具有雌激素活性的植物性雌激素,能够减轻女性更年期综合征症状、延迟女性细胞衰老、使皮肤保持弹性、养颜、减少骨丢失、促进骨生成、降血脂等。虽然大豆的营养丰富,但婴儿不能只喝豆浆,因为它并不含有所有人体需要的蛋白质,也没有钙。大豆的抗衰老作用主要表现在以下几个方面.

(1)预防乳腺癌:大豆的化学物质通过两个途径来征

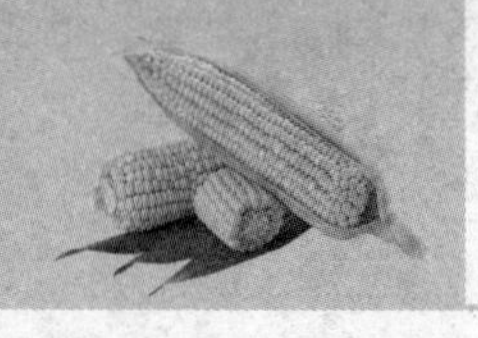

服乳腺癌，它们不仅对细胞有一种直接的抗癌功效，还能比抗癌药三苯氧胺更有效地对付雌激素，因为它们能够降低雌激素在乳房组织中激发恶性肿瘤的功能。因此，大豆有助于预防各种年龄段的妇女乳腺癌的形成和扩散。

(2)挽救动脉：大豆是动脉粥样硬化的克星，大豆蛋白可以预防和治疗动脉疾病。

(3)恢复血糖水平的正常：可以依靠大豆来对付血液中危险的胰岛素并保持血糖水平的正常，这就能够延缓通向糖尿病和冠心病的步伐。

大豆是更年期妇女、糖尿病和心血管病患者的理想食物，对脑力工作者和减肥的朋友也很适合。大豆在消化吸收过程中会产生过多的气体造成腹胀，故消化功能不良、有慢性消化道疾病的人应尽量少食。患有严重肝病、肾病、痛风、消化性溃疡、低碘者应禁食。患疮痘期间不宜吃黄豆及其制品。大豆中的优质蛋白质，可以降低心脑血管疾病。

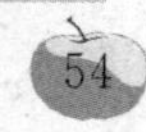

用大豆制作的食品种类繁多，可用来制作主食、糕点、小吃等。将大豆磨成粉，与米粉掺和后可制作团子及糕饼等，也可作为加工各种豆制品的原料，如豆浆、豆腐皮、腐竹、豆腐、豆干、百叶、豆芽等，既可供食用，又可以炸油。生大豆含有不利于健康的抗胰蛋白酶和凝血酶，所以大豆不宜生食，夹生黄豆也不宜吃，不宜干炒食用。黄豆通常有一种豆腥味，很多人不喜欢。如在炒黄豆时，滴几滴黄酒，再放入少许盐，这样豆腥味会少得多，或者

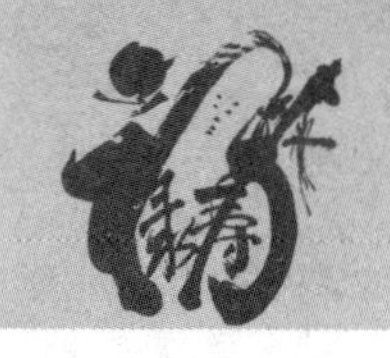

在炒黄豆之前用凉盐水洗一下,也可达到同样的效果。食用时宜高温煮烂,不宜食用过多,以免腹胀。

38. 吃菠菜可以延缓衰老吗

菠菜富含营养,每100克中含有蛋白质2.6克,脂肪0.3克,膳食纤维1.7克,碳水化合物2.8克,胡萝卜素2.92毫克,维生素A 0.487毫克,维生素B_1 0.04毫克,维生素B_2 0.11毫克,烟酸0.6毫克,维生素C 32毫克,钙66毫克,磷47毫克,铁2.9毫克;菠菜中的草酸含量较高,每100克可食部分中含草酸100毫克以上。此外,还含有芸香苷、皂苷、胆甾醇、菠菜叶素等营养成分。

菠菜性凉味甘,具有利五脏、通肠胃、开胸膈、下气调中、止渴润燥等功效。适用于鼻出血、便血、贫血、大便涩滞、小便不畅、肺结核、高血压病、糖尿病、夜盲症等。研究结果表明,菠菜中含有丰富的维生素,对人体的生长发育和维持正常生理功能有一定作用。菠菜中含有丰富的铁,而维生素C含量较丰富,可促进铁的吸收,故对贫血和各种出血有利。菠菜中的粗纤维含量也较丰富,对便秘患者有利。近年来,还发现菠菜中含有辅酶Q_{10}和丰富的维生素E,因而具有抗衰老作用。此外,菠菜中还含有促进胰腺分泌功能的物质,对糖尿病患者有利。

菠菜中含有各种各样的抗氧化物。因此,我们就可以理解为什么菠菜及其提取物能够防治大量的由于游离基的破坏而导致的疾病。如癌症、心脏病、高血压、中风、白内障、黄斑退化,甚至精神类疾病。菠菜中最具功效的

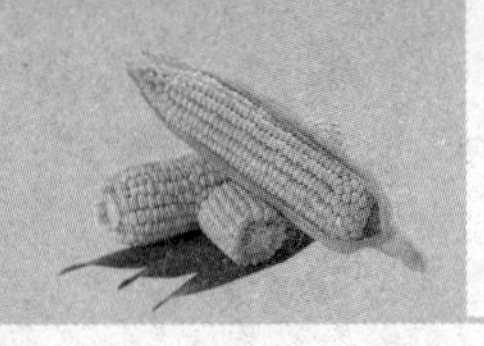

抗氧化物之一是叶黄素，它被认为与众所周知的胡萝卜素具有同样强大的作用。而菠菜中这两种物质的含量都很高。食用大量的菠菜能够使黄斑退化的发病率降低45%，而黄斑退化是失明的一个潜在病因。菠菜中还含大量的叶酸，它是大脑和心脏的健康卫士，同时它也是一种抗癌物。

菠菜可以炒食，亦可凉拌、做汤和馅心等。菠菜的涩味即是草酸较多的缘故，若烹调时先将洗净的菠菜在开水里烫一下，可去掉草酸，消除涩味。但是，烫煮时间不宜过长，一则避免维生素的过多损失，二则煮得太烂，吃起来腻口。菠菜是甘凉之菜，脾胃虚寒者宜少食，结石患者忌食。此外，菠菜亦不宜多食，因其含有较多的草酸，在肠道中会与其他食物中的锌、钙等矿物质结合而使之排出体外。锌是人体中100多种酶的重要成分，缺锌会使人食欲缺乏，味觉迟顿，性功能降低，并影响少年儿童的生长发育。缺钙不利于儿童骨骼与牙齿发育，甚至会造成软骨症。成人长期缺钙则会发生手足抽筋的痉挛症，所以不应片面强调多食菠菜。除此之外，一些肾炎患者食用菠菜后，尿中可见管型或盐类结晶增多，尿色变浑，这可能是菠菜中所含的钙与草酸结合生成难溶性草酸钙的原因。

39. 吃大蒜可以延缓衰老吗

大蒜富含营养，每100克蒜头的可食部分中含有蛋白质4.5克，脂肪0.2克，膳食纤维1.1克，碳水化合物26.5克，钙39毫克，磷117毫克，铁1.2毫克。此外，还

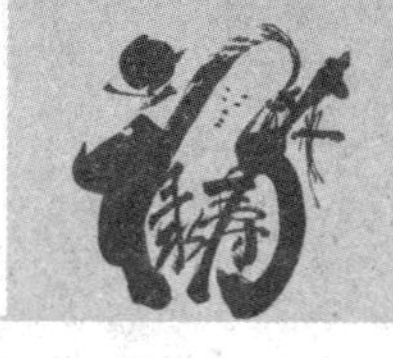

含有维生素 B_1 0.24 毫克，维生素 B_2 0.06 毫克，烟酸 0.6 毫克，维生素 C 7 毫克，以及大蒜辣素、大蒜氨酸、挥发油和微量元素硒等。

大蒜性味辛温，具有杀虫除湿、温中消食、化食消谷、解毒、破恶血、攻冷积等功效。适用于高血压病、高脂血症、糖尿病、冠心病、脂肪肝、水肿、小便不利等。研究结果表明，大蒜不但是很好的蔬菜和调料，而且是天然植物抗菌素，大蒜富含抗菌性物质大蒜辣素，对痢疾杆菌、大肠埃希菌、枯草杆菌、伤寒杆菌、结核杆菌、霍乱弧菌、白喉杆菌、金黄色葡萄球菌，均有杀灭作用，并能杀灭阴道滴虫和羌虫热立克次体。大蒜汁能在 3 分钟内杀死培养基里的全部细菌，而在 1∶15 的大蒜汁液中，各种球菌在 10 分钟左右全部被抑制和杀灭。如大蒜在嘴里嚼 3～5 分钟，口腔内的细菌能全部被消灭。大蒜素以紫皮或独头蒜含量为最高，其次是白皮蒜和马牙蒜。

冠心病患者服用大蒜油 5 个月，胆固醇可降低 10%，三酰甘油可降低 21%。大蒜可以预防脑血栓形成，糖尿病患者容易合并冠心病和脑血栓形成，大蒜素则能降低血糖，所以它对冠心病和血栓形成有预防作用。大蒜还由于含有一种配糖体而具有降压作用。铅生产工人在不脱离中毒铅浓度的环境下，坚持每日吃 105 克生大蒜，就不会发生铅中毒。

大蒜由复杂得令人难以置信的化学物质所组成，科学家们到现在还不明确其中的哪一种物质功效最大，但是现在已经确知大蒜中的化学物质有多种天赋，它是一

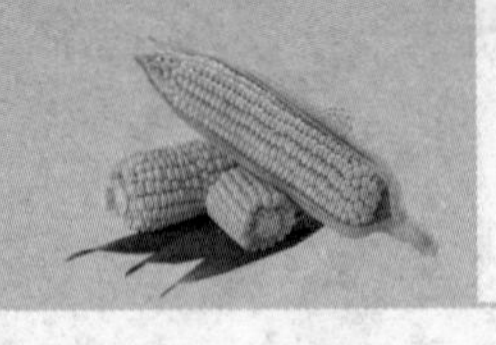

种抗体，可以抗病毒、降低胆固醇、降血压、防癌、消除充血、抗感染，还能防止大脑细胞的衰老。大蒜不仅可以防癌，还可以延长癌症患者的生存寿命。在动物实验研究中，大蒜被证实是一种可信赖的对所有类型癌症都有效的药物。大蒜可以防止癌症在所有组织中的发生，包括乳房、肝脏和结肠。

大蒜不仅可以在心脏动脉中，也可以在其他动脉中起到抗衰老和抗血栓的作用。它可以缓解间歇性跛足（由于腿部动脉的阻塞和狭小所引起的腿痛）。服用了大蒜粉之后，这些间隙性跛足患者比那些只服用安慰剂的患者可以不停顿地多步行50米。而在通常情况下，由于腿部的疼痛，患者行走很短的距离就必须停下来休息一会儿。大蒜是极佳的抗衰老自然药物之一，可以从食物中获取它。如果喜欢大蒜，可以生吃或煮着吃，磨碎或切碎了吃。如果不喜欢大蒜，不喜欢吃蒜后嘴里的怪味，或由于其他理由不喜欢它，那么可以服用特制的补充制品。

大蒜中含有一种“配糖体”，具有降血压的作用。吃大蒜还可减少心脏病发病机会，因此血脂过高的人，常因脂肪阻塞而引起心脏病，大蒜可起到消除这些脂肪的作用。大蒜还可以用来防止癌症，大蒜中的大蒜素具有抑制体内亚硝酸盐转变成亚硝胺的作用，并可激活巨噬细胞吞噬癌细胞，从而起到抗癌作用。大蒜还可促进胃酸分泌，常吃大蒜，对于胃酸减少或缺乏的患者很有益。

大蒜之所以具有医疗作用，是由于大蒜素作用的结果。大蒜素是一种挥发性油类，受热则被破坏，故大蒜用

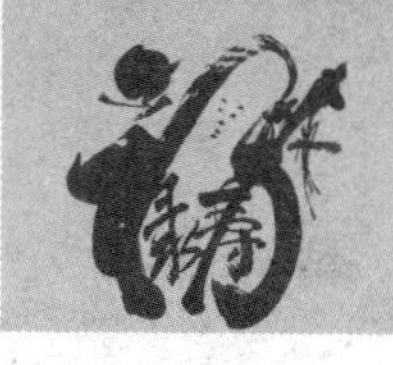

于治病时要生食，不可熟食。大蒜入馔用法很多，大蒜在烹饪中既可当蔬菜，又可当调料。它在烹饪中主要作用是去腥增香。如炖鱼、烧海参等，均需在烧、炖时投入蒜片或拍碎的蒜瓣。在烹调羊肉、狗肉、鱼虾等带有腥膻气味的菜肴时，只要加入适量蒜头，就会使这些食物的味道变得更加鲜美。在制作咸味带汁的菜肴中，加点大蒜可使菜肴散发香味，如烧茄子、炒猪肝等。把蒜蓉与葱段、姜末、黄酒、淀粉等调成汁，可用于熘炒类等佳肴。大蒜还可用于凉拌菜，把蒜瓣拍碎，放适量食盐调味即可。

40. 吃洋葱可以延缓衰老吗

洋葱富含营养，每100克中含有蛋白质1.1克，脂肪0.2克，膳食纤维0.9克，碳水化合物8.1克，钙24毫克，磷39毫克，铁0.6毫克，锌0.23毫克。此外，还含有维生素A 20微克，维生素B_1 0.03毫克，维生素B_2 0.03毫克，烟酸0.3毫克，维生素C 8毫克。

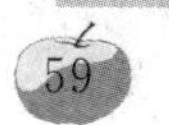

洋葱性温，味辛辣，具有温肺化痰、解毒杀虫的功效。适用于腹中冷痛、宿食不消、高血压、高脂血症、糖尿病等。研究结果表明，洋葱能溶血栓，也能抑制高脂肪饮食引起的胆固醇升高。洋葱中还含有一种能够降低血糖的物质甲磺丁脲，对肾上腺性高血糖有明显的降糖作用。洋葱中还含有前列腺素A，而前列腺素A是较强的血管扩张剂，能降低外周血管阻力，使血压下降。它能增加肾血流量和尿量，促使钠和钾的排泄。洋葱内的槲皮苦素在人体黄酮醇的诱导作用下，可成为一种药用配糖体，具

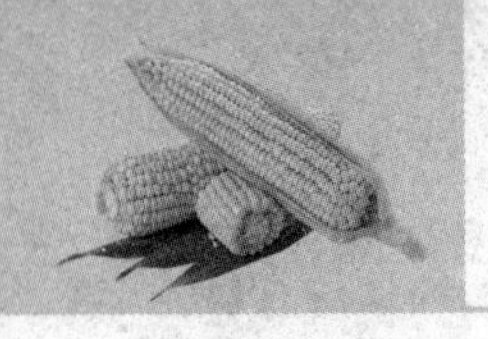

有很强的利尿作用。洋葱中的挥发性物质硫化丙烯具有杀菌作用，能杀灭金黄色葡萄球菌、白喉杆菌等。洋葱中的硒元素能刺激人体免疫反应，使环磷腺苷酸增多，抑制癌细胞的分裂和生长，还能使致癌物的毒性降低。

洋葱具有各种各样的抗衰老功效。由于含有丰富的抗氧化物，洋葱有助于防癌，特别是胃癌，它还可以“稀释血液”，防止血栓并增加良性的高密度脂蛋白胆固醇。红洋葱和黄洋葱是槲皮苷含量最丰富的食物。槲皮苷是一种著名的抗氧化物，它能够降低致癌物的活性，破坏致癌变酶的成长，它还具有抗炎、抗细菌、抗病毒和抗真菌的活性。槲皮苷还可以防止动脉血管受损。很多研究结果表明，洋葱能够破坏如黄油之类的脂肪在动脉中形成的血栓。

洋葱甜润而白嫩，入馔多用作配料，偶可单独烹调成菜，还可用作调味底料。适宜于煎、炒、爆、氽、拌、炖、煮等烹调方法，刀工处理上可切成片、丝、小块、小丁、末等。洋葱之所以能烹调出浓郁的香气，是因为洋葱含有挥发性物质硫醇和多种不饱和的含硫芳香烃，一经高温烹调便香气四溢。在切洋葱时，它还能散发出有强烈的刺激性的气体，能刺激人的眼睛流泪，这种刺激性的气味来源于二烯丙基二硫化物和二烯丙基硫醚，此二物能与泪水结合生成微量的硫酸和乙醛，令人双目难受和睁不开。为避免洋葱对眼睛的刺激，可把洋葱浸在水里切，使散发出的气体溶解在水里。食用洋葱不宜过多，否则易产气，引起腹部胀气，其气味令人不快。

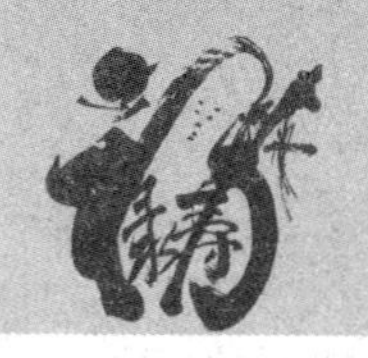

41. 吃西红柿可以延缓衰老吗

西红柿富含营养，每100克中含有蛋白质0.9克，脂肪0.2克，膳食纤维0.5克，碳水化合物3.5克，胡萝卜素0.55毫克，维生素A 92微克，维生素B_1 0.03毫克，维生素B_2 0.03毫克，烟酸0.6毫克，维生素C 19毫克，钙10毫克，磷2毫克，铁0.4毫克，还含有维生素K、维生素P、苹果酸、柠檬酸等物质。每人每日吃新鲜的西红柿100～200克，即可满足一日中的维生素和主要矿物质的需求。

随处可见的西红柿是一种令人意想不到的抗衰老佳品。西红柿是到目前为止已知的含有抗氧化物番茄红素最多的食物。研究结果显示，番茄红素消灭某些游离基的作用甚至比胡萝卜素更强。研究结果发现，番茄红素具有保持中老年人良好的大脑和身体功能的作用。血液中高含量的番茄红素可以减少人体患胰腺癌和宫颈癌的危险。研究结果表明，那些平时大量生吃西红柿的人可以使消化道癌症的发病率减少50%，这些癌症包括口腔癌、咽癌、食管癌、胃癌、结肠癌和直肠癌。西红柿中的化学物质能够破坏致癌的亚硝胺的作用。只有西红柿和西瓜中含有较多的番茄红素，杏中含有少量。蒸煮或罐头制造过程不会破坏番茄红素，因此西红柿汁罐头和所有的西红柿制品都具有抗衰老作用。

西红柿性平，味甘酸，具有生津止渴、健胃消食、凉血平肝、清热解毒的功效。适用于高血压病、眼底出血、热性病发热、口干渴、食欲缺乏等。研究结果表明，番茄红

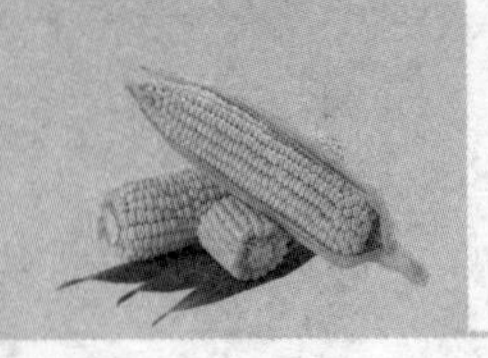

素是食物中的一种天然色素成分，在化学结构上属于类胡萝卜素。西红柿、西瓜、葡萄和柚等食物中番茄红素的含量很高，这些食物所具有的红色或黄色主要就是由番茄红素引起的。由于番茄红素被发现具有抗氧化、抑制突变、降低核酸损伤、减少心血管疾病及预防癌症等多种功能，所以番茄红素日益受到营养界的关注。在可能有效的多种防癌成分中，番茄红素可能是主要的一种。医学研究发现，血浆番茄红素的浓度越高，胃癌发病率越低。此外，番茄红素有可能预防心血管疾病的发生。

西红柿中的维生素C含量虽不高，但因其有抗坏血酸酶和有机酸的保护而不易被破坏。维生素C可软化血管而防止动脉硬化，可与亚硝胺结合而具有防癌抗癌作用。西红柿中的烟酸既可保护人体皮肤健康，又能促进胃液正常分泌和红细胞生成。西红柿中的谷胱甘肽物质可延缓细胞衰老，有助于消化和利尿。西红柿中的纤维素可促进胃肠蠕动和促进胆固醇由消化道排出体外，因而具有降低血胆固醇和通便的作用。西红柿中的有机酸可促进食物消化，黄酮类物质有显著的降压、止血、利尿作用。

西红柿果实肉厚汁多，西红柿既可生吃，又可熟食，且适用于炒、拌、腌等多种烹调方法，可当作主料，也可当作配料，尚可加工西红柿酱、西红柿干、西红柿粉和西红柿罐头等，也可以酿制酒和醋。

虽然多吃西红柿有益人体健康，但要严格做到三不吃：①不吃青色西红柿。未熟的西红柿中含有龙葵素，食

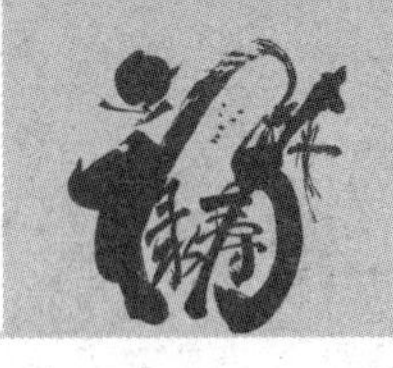

之会有不适感。特别是口腔会感到苦涩，严重者出现口干、发麻、恶心、呕吐、腹泻等中毒症状。当西红柿成熟变红后，龙葵素会因酸的成分增多而水解，变成无毒物质，此时吃起来才又酸又甜。②不空腹吃西红柿。西红柿中的一些化学物质易与胃酸作用生成不易溶解的硬块。空腹时胃酸多而易形成硬块，堵塞胃内容物的排出，引起胃扩张，发生腹胀、腹痛等症状，饭后因胃酸与食物混和而降低酸度，此时吃西红柿可避免上述症状。③不吃带皮或变质的西红柿。生吃西红柿应洗净并用开水烫，然后剥皮食用，以免皮上虫卵、病菌和农药等污染物危害人体健康。腐烂变质的西红柿应弃之勿食，否则有可能引起腹泻和食物中毒。

42. 吃葡萄可以延缓衰老吗

葡萄历来被视为珍果，名列世界四大水果（苹果、葡萄、柑桔和香蕉）之首，是一种营养价值较高的水果。葡萄富含营养，每 100 克可食部分中含有蛋白质 0.5 克，脂肪 0.2 克，膳食纤维 0.4 克，碳水化合物 9.9 克，钙 5 毫克，磷 13 毫克，铁 0.4 毫克，锌 0.18 毫克，还含有胡萝卜素 50 微克，维生素 B_1 0.04 毫克，维生素 B_2 0.02 毫克，烟酸 0.2 毫克，维生素 C 25 毫克，以及有机酸、卵磷脂、氨基酸、果胶等成分。

葡萄味甘、酸，性平，具有补气血、强筋骨、利小便等功效。适用于气血虚弱、肺虚咳嗽、心悸、盗汗、风湿骨痛、淋病、小便不利等。研究结果表明，葡萄中的有机酸

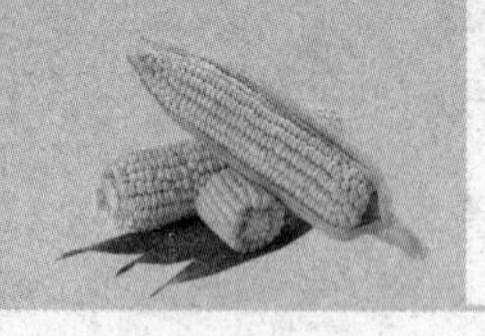

类和果胶能抑制肠道细菌繁殖,并对肠道有收敛作用。

葡萄含单糖不仅可促进消化,且有保肝作用。葡萄中含有天然聚合苯酚,能与细菌或病毒中的蛋白质化合,使之失去传染疾病的能力。葡萄还有抵抗病毒的能力。葡萄中富含钾盐,含钠量低,有利尿作用;含丰富的葡萄糖及多种维生素,对改善食欲、保护肝脏、减轻腹水和下肢水肿的效果明显;还能提高血浆白蛋白,降低丙氨酸氨基转移酶。葡萄中的葡萄糖、有机酸、氨基酸、维生素的含量很丰富,对大脑神经有补益和兴奋作用,对肝炎伴有神经衰弱和疲劳有一定效果。肝炎多伴食欲差,葡萄含多量果酸能帮助消化。

葡萄抗衰老的作用是简单而又高效的,根据加利福尼亚大学的研究结果表明,葡萄中含有 20 种已知的抗氧化物,它们能够抵抗氧化游离基攻击所造成的疾病和衰老。这些抗氧化物存在于果皮和子中,葡萄皮的色彩越是鲜艳,它的抗氧化功能越大。这也就是说,红葡萄、紫葡萄及紫葡萄汁的功效较高。葡萄中的抗氧化物有防血栓的作用,它可以防止胆固醇的氧化,而降低对血管的危害性。

葡萄经简单晒干后的葡萄干,同样也是一种值得一提的食物。事实上,葡萄干比新鲜的葡萄含有更多抗衰老物质,不过比红葡萄酒中的含量要低,这是斯皮勒博士的总结。他发现,葡萄干中酚或抗氧化物的含量是新鲜葡萄中的 3～5 倍。食用一次葡萄干 42.5 克(1.5 盎司)相当于喝一杯多白葡萄酒或一杯正宗法国红葡萄酒所摄

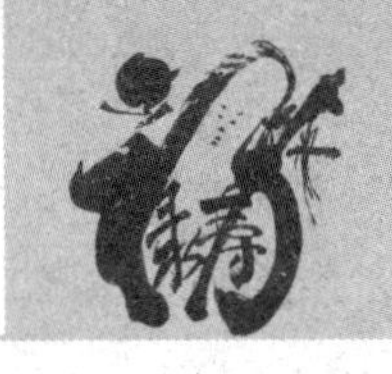

入的抗氧化物。葡萄除供鲜食外，还可制作葡萄酒、汁、干和罐头等。也可成为茶、粥、羹、菜肴等食谱的原料。葡萄虽好，但多食会使人烦闷、眼暗，并可引起泄泻，故不宜过多食用。

43. 吃胡萝卜可以延缓衰老吗

胡萝卜富含营养，每100克中含有蛋白质1克，脂肪0.2克，膳食纤维1.1克，碳水化合物7.7克，胡萝卜素4.01毫克，维生素A 0.69毫克，维生素B_1 0.04毫克，维生素B_2 0.03毫克，烟酸0.6毫克，维生素C 13毫克，钙32毫克，磷27毫克，铁1毫克等成分。

胡萝卜性平，味甘，具有健脾、化滞、下气、补中、利胸膈肠胃、安五脏等功效。适用于消化不良、痢疾、咳嗽等症，并可防治夜盲症、角膜干燥症、皮肤干燥、头发干脆易脱落等维生素A缺乏症。经常食用胡萝卜，还有利于美容，使皮肤清洁健美，嫩滑光润。研究结果表明，胡萝卜中还含有槲皮素、山柰酚等，能增加冠状动脉血流量，降低血脂，促进肾上腺素合成。胡萝卜中所含琥珀酸钾盐是降压药的有效成分，因而胡萝卜具有降血压、强心等功能。胡萝卜素是维生素A的前身，也称维生素A原，经人体吸收后，可按体内需要转化为维生素A；可以控制上皮细胞分化，促进细胞正常成熟，甚至抑制癌性病变，对易患上皮癌的器官（口腔、食管、肺、结肠、直肠、膀胱等）尤有好处。经常食用胡萝卜还具有防癌抗癌作用，胡萝卜素在人体中转化成维生素A后可降低肺癌发病率。胡

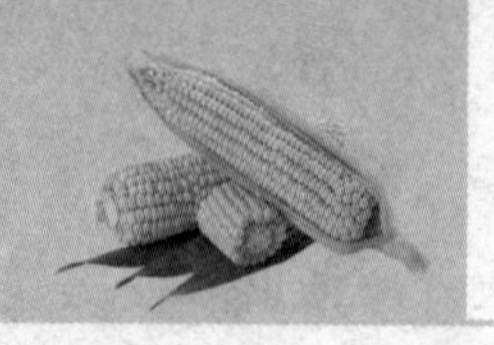

萝卜素是一种抗氧化剂，可以帮助人体血液中超氧化歧化酶清除血液中对人体细胞有毒害的“氧自由基”，阻止致癌物质与细胞结合，防止肿瘤生长；抑制肿瘤细胞对前列腺素(PG)E_2的合成，减少人体免疫系统的损害。胡萝卜中还含有较多的叶酸，也有抗癌作用。胡萝卜中的木质素可提高机体抗癌免疫力和间接消灭癌细胞的作用。

胡萝卜对付衰老性疾病方面有很多传奇事迹。最近一项哈佛大学的研究结果发现，每周至少吃5次以上胡萝卜，可以使妇女患中风的机会降低68%；另一项研究结果发现，每日吃两根胡萝卜，可以使男性体内的胆固醇降低10%。每日吃一根中等大小的胡萝卜，它所含的胡萝卜素可以使肺癌的危险性降低50%，即使是对那些有多年烟龄的人也是如此。血液中胡萝卜素含量较低的人更容易患心肌梗死、各种癌症，或者死于中风或由于中风而留下残疾。胡萝卜素还有助于保护眼睛免受中老年性眼部疾病的破坏。橘黄色的色素同样可以提高免疫系统的功能。一个中等大小的胡萝卜中大约含有6毫克的胡萝卜素。为了摄入胡萝卜素，可以食用胡萝卜汁，一杯胡萝卜汁中含有24毫克的胡萝卜素。

胡萝卜有种植的和野生的两种，颜色有红、紫红、橘黄、生姜黄等。因根形不同又有长、短和粗细之分，有的长只有3～5厘米，有的则长达40厘米以上。胡萝卜可生食，也可熟食，并是酱制、腌菜的原料。烹制菜肴时宜于炒拌、烧等，也可蒸食、煮、拔丝、做馅等。此外，胡萝卜色泽鲜艳，可用作食品雕刻材料，或切片用模具压成各种花

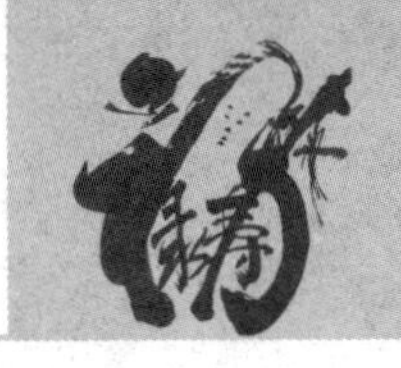

形，点缀冷热菜肴。由于胡萝卜素是一种脂溶性物质，所以食用胡萝卜时要多放点油，或与肉类一同烹调，以利于吸收。烹制胡萝卜时不宜多加醋，以减少对胡萝卜素的破坏作用。

过多食入胡萝卜会引起高胡萝卜血症，即人的皮肤出现黄色素沉着。首先从手掌和足掌开始，逐渐向躯干和面部蔓延，并伴有恶心、呕吐、食欲差、乏力等症状，易误诊为肝炎，应注意鉴别。停止食用含维生素A原的食品后，黄色素沉着可逐渐消退，多喝水有助于促进维生素A原的排泄。胡萝卜素在空气中易破坏，因此胡萝卜制作菜肴不宜放置过久。生吃胡萝卜不易消化，约有90%的胡萝卜素随粪便排泄掉。

44. 吃卷心菜可以延缓衰老吗

卷心菜富含营养，每100克卷心菜中含有蛋白质1.5克，脂肪0.2克，膳食纤维1克，碳水化合物3.6克，胡萝卜素70微克，维生素B_1 0.03毫克，维生素B_2 0.03毫克，烟酸0.4毫克，维生素C 40毫克，钙49毫克，磷26毫克，铁0.6毫克。此外，还含有多种人体必需的氨基酸，如色氨酸、甲基蛋氨酸、赖氨酸、酪氨酸等营养成分。

卷心菜性平，味甘，具有利五脏、调六腑、填脑髓的功效。适用于消化道溃疡、动脉硬化、胆石症、便秘等。研究结果表明，卷心菜中的钾盐比钠盐多很多，因而可阻止体内液体潴留。卷心菜是中性的，适合胃酸过多的患者食用。卷心菜中含糖量低，几乎不含淀粉，因此糖尿病患

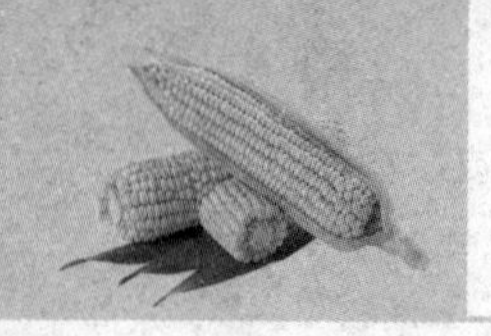

者，过重、过胖的人和患动脉粥样硬化的人均可以食用。卷心菜中的丙醇二酸还可阻止碳水化合物转变成脂肪，阻止脂肪和胆固醇沉着，但丙醇二酸在热加工时会被破坏。新鲜的卷心菜中含有的植物杀菌素和丙烯基芥子挥发油，可抑制细菌、真菌和原虫的生长繁殖。

与花茎甘蓝一样，卷心菜也是一种有抗氧化功能的十字花科蔬菜。一项研究结果发现，每周食用一次卷心菜的男性比每月食用一次卷心菜，患结肠癌的机会要降低30%左右。卷心菜还可阻止胃癌和乳腺癌的发生。卷心菜中的一种特殊的抗氧化物吲哚-3-甲醇，可以加速身体对引发乳腺癌的有害的雌激素的处理。布拉德洛博士是纽约勘探特朗科诺癌症研究实验室的科学家，他发现食用卷心菜的妇女中有70%的人，在5年之内体内危险的雌激素得到了控制。有效的食用量是1/5～1/3颗卷心菜，其中褶皱较多的卷心菜的效果最好。为了从卷心菜中获得最多的抗衰老好处，应该经常多吃生的或稍微煮过的卷心菜及其他十字花科蔬菜。

卷心菜质地脆嫩，味甘鲜美，制作菜肴可素可荤，冷热皆宜，可以凉拌、做汤，或用炝、熘、熬等烹调方法烹制出美味佳肴，也可制成各种炒菜和馅心，还可醋渍、腌制，是制作泡菜的理想原料。胃肠出血者不宜食用卷心菜，因为它粗糙的植物纤维较多，其机械刺激会加重疼痛，诱发出血。腹腔和胸外科手术后，腹泻及胃炎、肠炎患者不宜食用。

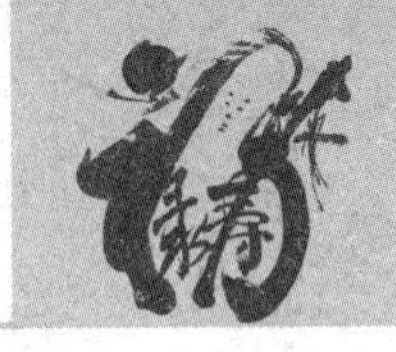

45. 吃杂粮可以延缓衰老吗

营养学家认为，最好的饮食其实是平衡膳食。平衡膳食的第一原则就是食物要尽量多样化。多样化有两个层次，一个是类的多样化，就是要尽量吃粮食、肉类、豆类、奶类、蛋类、蔬菜、水果、油脂类等各类食物；另一个是种的多样化，就是在每一类中要尽量吃各种食物，如肉类要吃猪肉、牛肉、羊肉、鸡肉、鱼肉、兔肉、鸭肉等。粮食也如此，只吃精米、白面是不符合平衡膳食原则的，还要吃杂粮，如粟米、玉米、荞麦、高粱、燕麦等。对此，中医古籍《黄帝内经》已有认识，“五谷为养，五果为助，五畜为益，五菜为充”。在五谷里面通常认为稻米、小麦属细粮。杂粮是指除稻米、小麦以外的其他粮食，即前面提到的玉米、荞麦、燕麦、粟米、高粱、薯类等。

杂粮含有更多的膳食纤维，膳食纤维是不能被人体胃肠道消化吸收的植物食物的残余物，因为不能被消化和吸收，所以它不属于通常的营养成分。不过，这并不妨碍它具有非常好的健康价值。事实上，正是因为它对人体健康具有很多不可取代的作用，所以被成为“第七营养素”。杂粮含更多的微量元素，杂粮中的钾、钙、维生素 E、叶酸、生物类黄酮的含量也比细粮丰富。

杂粮有利于糖尿病，用杂粮代替部分细粮有助于糖尿病患者控制血糖。近年的研究结果表明，进食杂粮及杂豆类后的餐后血糖变化一般小于小麦和普通稻米，有利于糖尿病患者血糖控制。杂粮还有减肥之功效，如玉

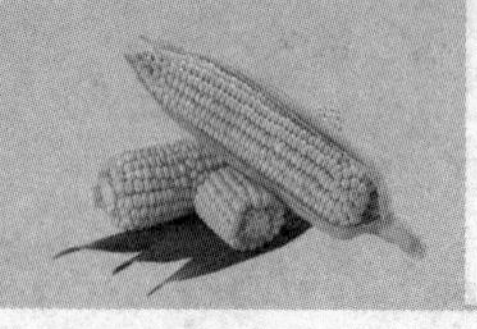

米含有大量镁，镁可加强肠壁蠕动，促进机体废物的排泄，对于减肥非常有利。

杂粮预防脑血管意外，杂粮中含有丰富的抗氧化物、矿物质、植物化学物质、纤维素和维生素，这些物质均会在加工过程中损失，故细粮中的含量远远低于杂粮。杂粮的这些物质与脑血管意外的关系早就引起人们的关注，特别是维生素 E、叶酸、镁、钾、纤维素。多食高钾、高镁的食物能预防脑血管意外。此外，杂粮中还存在许多其他有益的、未被认识的植物化学物，可能与脑血管意外有关。因此，在饮食中多吃杂粮是预防脑血管意外的行之有效的措施。另外，多吃“杂粮”还可预防癌症。

吃杂粮的三大原则：一是粗细搭配，要求食物要多样化，粗细粮可互补；二是杂粮与副食搭配，杂粮中的赖氨酸含量较少，可以与牛奶等副食搭配补其不足；三是杂粮细吃，杂粮普遍存在感官性不好及吸收较差的劣势，可以用杂粮熬粥或与细粮混吃来解决这个问题。

杂粮族的“细、多、少”。①细。胃肠功能较差的中老年人及消化功能不健全的儿童要少吃杂粮，并且要做到杂粮细吃。②多。中老年人尤其是有“三高”、便秘等症状者、长期坐办公室者、接触电脑较多族、吃应酬饭较多的人则要多吃杂粮。③少。患有胃肠溃疡、急性胃肠炎患者的食物要求细软，所以要尽量避免吃杂粮；患有慢性胰腺炎、慢性胃肠炎患者要少吃杂粮；运动员、体力劳动者由于要求尽快提供能量也要少吃杂粮。

杂粮最好在晚餐食用。食用杂粮最好安排在晚餐，

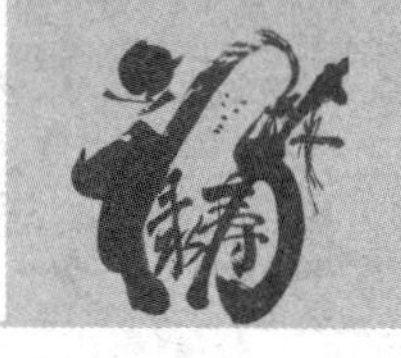

正常人吃的频率以2日1次为宜，如果是因为“三高”病情需要的话，也可安排一日2次。至于进食杂粮具体数量则可以用纤维素作为基准来衡量，与人体每日吸收的热能成正比。一般来说，成人每日吸收热能为7 524千焦需要纤维素25克，10 032千焦热能则为30克纤维素，11 704千焦热能为35克纤维量。1～18岁的少年儿童需要的纤维素以年龄数加5～10克为宜。

任何事情都有两面性，杂粮当然也有它本身的弊病。由于杂粮中含有的纤维素和植酸较多，每日摄入纤维素超过50克，而且长期食用，会使蛋白质的补充受阻，脂肪利用率降低，造成骨骼、心脏、血液等脏器功能的损害，降低人体的免疫功能，甚至影响到生殖力。此外，荞麦、燕麦、玉米中的植酸含量较高，会阻碍钙、铁、锌、磷的吸收，影响肠道内矿物质的代谢平衡。所以，粗细搭配最为合理。

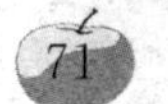

46. 吃桂圆可以延缓衰老吗

桂圆自古以来就被视为中老年人抗衰老的滋补佳品，其营养成分确非一般水果可比。桂圆富含营养，每100克桂圆肉中含有蛋白质4.6克，脂肪1克，膳食纤维2克，碳水化合物71.5克，钙39毫克，磷120毫克，铁3.9毫克。此外，还含有维生素B_1 0.04毫克，维生素B_2 1.03毫克，烟酸8.9毫克，维生素C 27毫克，以及有机酸、腺嘌呤、胆碱等营养成分。

研究结果发现，桂圆肉除对全身具有补益作用外，对

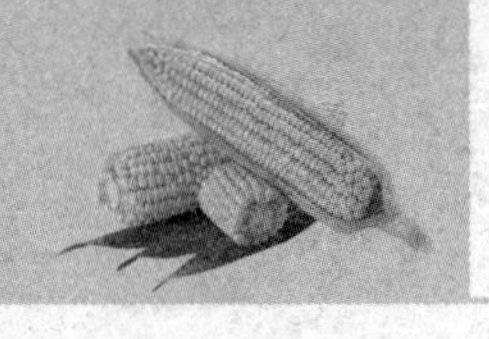

脑细胞特别有益，能增强记忆力，消除疲劳。桂圆含有大量的铁、钾等元素，能促进血红蛋白的再生，以治疗因贫血造成的心悸、心慌、失眠、健忘。桂圆中含有烟酸，可用于治疗烟酸缺乏造成的皮炎、腹泻、痴呆，甚至精神失常等。动物实验表明，桂圆对JTC-26肿瘤抑制率达90%以上，对癌细胞有一定的抑制作用。临床上，给癌症患者口服桂圆粗制浸膏，症状改善90%，延长寿命效果约80%。此外，桂圆水浸剂(1∶2)在试管内对奥杜盎小芽孢癣菌有抑制作用。桂圆肉可降低血脂，增加冠状动脉血流量，具有抗衰老作用，能选择性地抑制使人衰老的黄素蛋白酶——脑B型单胺氧化酶(MAO-B)的活性。所以，桂圆肉可能成为具有抑制MAO-B活性的抗衰老食品。另外，桂圆肉提取液有增加免疫器官重量的作用，能提高免疫功能。

桂圆甘甜滋腻，内有痰火及湿滞停饮者慎用。市场上，有一种称为疯人果的有毒野果，产于广西、云南及越南，肉味甘甜，但果实有毒，以核仁毒性最大，多吃会引起中毒性精神病，甚至死亡。现将两者的鉴别要点简要介绍如下：①桂圆。果壳较平，少数呈不明显的鳞斑状；果蒂旁有一个小“芽”，周围有纹路；壳内壁棕黄色，较平滑，有亮泽；果肉不黏手，容易剥离，有点透明，有韧性；果肉完全覆盖种子；果核圆形而光滑，无纹路，果核切开后，棕黑的壳和子容易分开；果肉具有桂圆特有的香甜味。②疯人果。外壳一般涂有黄粉，无果蒂及小“芽”，无纹路，果壳有明显的鳞状突起，很像荔枝；壳内壁发白或呈

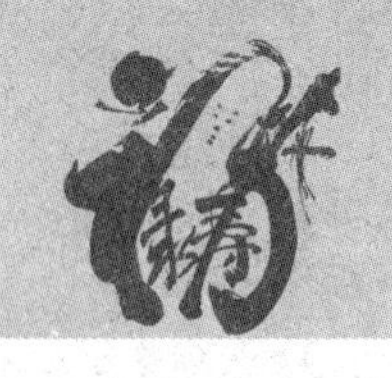

淡黄色、不平滑，无光泽；果肉黏手不易剥离，剥下的果肉无韧性；果肉不完全覆盖种子；果核椭圆形，有一明显的沟或槽，切开后，棕黄色的皮壳与子不易分开；无桂圆的香味，仅有点苦涩的甜味。

47. 吃核桃可以延缓衰老吗

核桃仁是中老年人很好的滋补品，核桃富含营养，每100克干品中含有蛋白质14.9克，脂肪58.8克，膳食纤维9.5克，碳水化合物9.6克，钙56毫克，磷294毫克，铁2.7毫克。此外，还含有维生素A 30微克，维生素B_1 0.15毫克，维生素B_2 0.14毫克，烟酸0.9毫克。鲜核桃仁可食，甘美适口。核桃仁炒食香味浓，亦可做配料用于冷菜素馔，还可加工成美味糕点，并可制成核桃仁杏仁汁、核桃仁补酒、核桃仁汁等食品。此外，核桃仁还可供榨油，核桃仁油是一种颇受欢迎的高级食用油。

核桃性温，味甘，无毒，具有健胃、补血、润肺、养神等功效。《神农本草经》将核桃列为久服轻身益气、延年益寿的上品。唐代孟诜在《食疗本草》中记述，吃核桃仁可以开胃，通润血脉，使骨肉细腻。宋代刘翰在《开宝本草》中说，核桃“食之润肌、黑须发”。核桃之所以能够美容，是因为它具有补气养血、滋补强壮的功效。核桃富含亚麻油酸，是人体理想的肌肤美容剂，令粗糙、干枯的皮肤变得润泽细腻光滑，富有弹性，对于头发早白的人，还有乌发、润发的作用。明代李时珍在《本草纲目》中记述，核桃仁有“补气养血，润燥化痰，益命门，处三焦，温肺润肠，

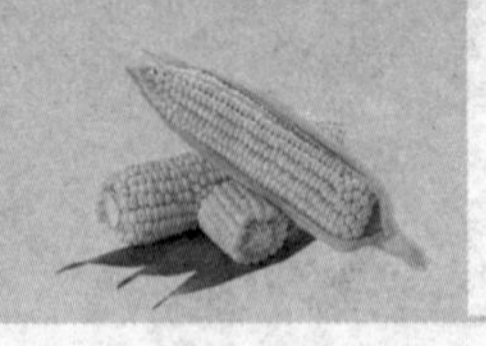

治虚寒喘咳，腰脚重疼，心腹疝痛，血痢肠风”等功效。

研究结果表明，核桃中的磷脂对脑神经有良好的保健作用。核桃油含有不饱和脂肪酸，具有防治动脉硬化的功效。核桃仁中含有锌、锰、铬等人体不可缺少的微量元素。人体在衰老过程中锌、锰含量日渐降低，铬有促进葡萄糖利用、胆固醇代谢和保护心血管的功能。核桃仁的镇咳、平喘作用也十分明显，冬季吃核桃仁对慢性气管炎和哮喘病患者疗效极佳。核桃仁有抗衰老作用，可拮抗实验动物氯化高汞致衰老和诱变；可降低老龄大鼠脂质过氧化物(LPO)含量，增高红细胞超氧化物歧化酶活性。此外，核桃仁可能影响胆固醇在体内的合成及其排泄。可见经常食用核桃仁，既能健身体，又能抗衰老。有些人往往吃补药，其实每日早晚各吃几枚核桃仁，实在大有裨益，往往比吃补药还好。

核桃是食疗佳品，无论是配药用，还是单独生吃、水煮、烧菜，都有补血养气、补肾填精、止咳平喘、润燥通便等功效。核桃的食法很多，将核桃加适量盐水煮，喝水吃渣可以治疗肾虚腰痛、健忘、耳鸣、尿频等病症。核桃与薏苡仁、栗子等同煮做粥吃，能治疗尿频、大便溏泻、五更泻等病症。核桃与芝麻、莲子同做糖蘸，能补心健脑，还能治盗汗。生吃核桃、桂圆肉与山楂，能改善心脏功能。核桃还广泛用于治疗神经衰弱、高血压、冠心病、肺气肿、胃痛等病症。

48. 吃黑芝麻可以延缓衰老吗

黑芝麻富含营养，每 100 克中含有蛋白质 19.1 克，脂

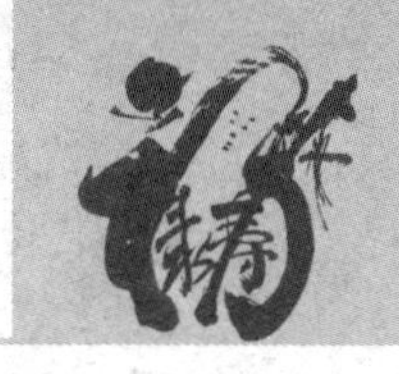

肪46.1克，膳食纤维14克，碳水化合物10克，钙780毫克，磷516毫克，铁22.7毫克，锌6.13毫克。此外，还含有维生素B_1 0.66毫克，维生素B_2 0.25毫克，烟酸5.9毫克，维生素E 50.4毫克。芝麻中的脂肪油多为不饱和脂肪酸，其中有亚油酸、棕榈酸、花生酸等，还含芝麻素、芝麻林素、芝麻酚、植物甾醇、卵磷脂等成分。

芝麻酱含蛋白质也多，每100克含21克，高于鸡蛋和牛瘦肉，可补充人体所需的蛋白质。此外，芝麻酱中含有十分丰富的不饱和脂肪酸，其中亚油酸高达50%，对软化血管非常有益。近年来研究结果表明，芝麻酱能有效降低体内的低密度脂蛋白（坏胆固醇），因而常吃芝麻酱对中老年人预防冠心病、心血管疾病及抗衰老是有很大帮助的。

常吃芝麻，可使皮肤保持柔嫩、细致和光滑。有习惯性便秘的人，肠内存留的毒素会伤害人的肝脏，也会造成皮肤的粗糙。芝麻能滑肠治疗便秘，并具有滋润皮肤的作用。利用节食来减肥的人，由于其营养的摄取量不够，皮肤会变得干燥、粗糙。而芝麻中含有防止人体发胖的物质蛋黄素、胆碱、肌糖，因此芝麻吃多了也不会发胖。在节食减肥的同时，若配合芝麻食用，粗糙的皮肤可获得改善。

人们经常洗澡讲究卫生，但在洗掉皮肤上污垢的同时，也会洗去人体表面上的油脂。因脱去油脂而使皮肤显得较为干燥的人，可吃些芝麻，能使皮肤看起来更为鲜亮。芝麻中的维生素E，在护肤美肤中的作用更是不可忽

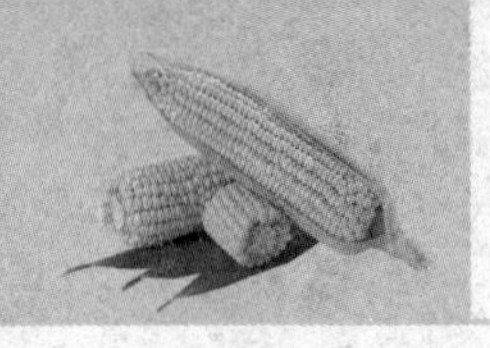

视。它能促进人体对维生素A的利用，可与维生素C起协同作用，保护皮肤的健康，减少皮肤发生感染；对皮肤中的胶原纤维和弹力纤维有“滋润”作用，从而改善、维护皮肤的弹性；能促进皮肤内的血液循环，使皮肤得到充分的营养物质与水分，以维护皮肤的柔嫩与光泽。

中老年人如果经常操作电脑，易导致腰、颈、肩、肘、腕等肌肉骨骼系统的疾病。最好的方法是在使用电脑一段时间后起身运动几分钟。在饮食方面，要多吃含钙量高、有益于骨骼健康的食品，以减轻电脑操作对骨骼的伤害。除了奶制品中含有大量的钙外，黑芝麻是补钙的很好来源，其补钙、养生效果优于白芝麻数倍。不爱喝牛奶的人，可以经常吃些黑芝麻。另外，芝麻酱含钙量也很高。

我国膳食中除奶制品外，钙的主要来源是豆类和蔬菜，而芝麻酱的钙含量远比豆类和蔬菜高，每100克芝麻酱含钙量达850毫克，仅次于虾皮。10克芝麻酱相当于30克豆腐或140克大白菜所含的钙，而且芝麻酱口感好，更易为大家所接受。我国妇女、中老年人和儿童中缺钙现象较为突出，如经常吃些芝麻酱，比单纯服用补钙剂效果好，因为食物补钙更安全，更容易被吸收，对健康是大有裨益的。

49. 吃莲子可以延缓衰老吗

莲子富含营养，每100克莲子干品中含有水分9.5克，蛋白质17.2克，脂肪2克，膳食纤维3克，碳水化合物

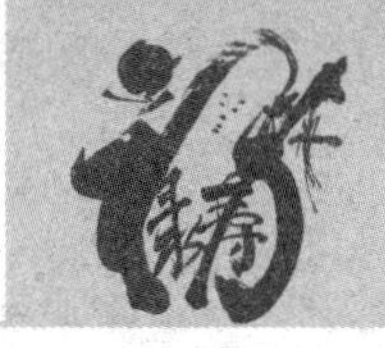

64.2克，钙97毫克，磷550毫克，铁3.6毫克。此外，还含有维生素B_1 0.16毫克，维生素B_2 0.08毫克，烟酸4.2毫克等成分。

莲子性平，味甘、涩，具有补脾养心、益肾固精、降压的功效。适用于脾虚泻痢、睡眠不安、白带过多等。研究结果表明，莲子中含钙量丰富，钙除构成骨骼和牙齿成分外，还具有促进凝血，使某些酶活化，维持神经传导性，镇静神经，维持肌肉的伸缩性和心跳的节律，维持毛细血管的渗透压，维持体内酸碱平衡和安神养心等重要作用。莲子具有抗鼻咽癌的氧化黄心宁树碱，对鼻咽癌有近期疗效。莲心茶对高脂大鼠具有降低过氧化脂质和提高超氧化物歧化酶的作用，可降低高脂饲料诱导的高脂血症、三酰甘油(TG)和总胆固醇(TC)升高。

日常食用莲子时，可用开水浸泡，去皮去心，再放入锅中煮烂。亦可与大米同煮，加入冰糖，制成莲子粥，适宜于中老年人食用。莲子生吃宜取鲜嫩者，但不宜多吃，以免伤脾胃。外邪犯肺，有中热咳时不宜食用莲子；有湿热积滞表现的急性痢疾患者也不宜食用莲子。

50. 吃红枣可以延缓衰老吗

红枣质细味甜、皮薄肉厚、营养丰富，每100克红枣干品中含有蛋白质3.2克，脂肪0.5克，膳食纤维6.2克，碳水化合物61.6克，钙64毫克，磷51毫克，铁2.3毫克。此外，还含有维生素A 10微克，维生素B_1 0.04毫克，维生素B_2 0.16毫克，烟酸0.9毫克，维生素C 14毫克，以

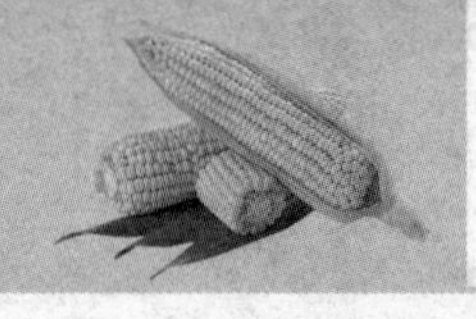

及有机酸、皂苷、生物碱、黄酮类物质等成分。

红枣性温，味甘，具有养胃健脾、益血壮身、益气生津等功效。适用于胃虚食少、脾弱便溏、气血津液不足、营卫不和、心悸怔忡、妇女脏躁等。研究结果表明，红枣治疗血小板减少、非血小板减少性紫癜有一定效果。红枣还具有抗癌的作用；红枣有增强肌力的作用；对于急慢性肝炎、肝硬化患者的血清丙氨酸氨基转移酶活力较高者有降酶作用；对过敏性哮喘，可使支气管平滑肌松弛起到平喘作用；红枣确是人体保健营养品，尤其对高血压、动脉硬化、冠心病、坏血病等患者，更为合适。

红枣的食法多种多样，但都以甜食为主，煮红枣汤，熬红枣粥，还可做甜羹包粽子、蒸糖糕和八宝饭等。食用红枣应根据不同甜食的需要和制法，选用红枣或小枣。红枣肉松易烂，宜急火少煮，小枣肉质坚实，宜小火多煮。爱喝汤的宜用红枣，爱吃枣的宜用小枣，蒸糕的用红枣，熬粥的用小枣。红枣还可以做菜，广东、海南人煲汤，喜欢放几个红枣当作调料。

因红枣助湿生热，令人中满，故湿盛腹胀满者忌食；痰热咳嗽者忌食。红枣易受潮，发热变质。因此，家庭购买的红枣可放入塑料袋中，扎紧口，放在通风、干燥、阴凉处保存

51. 吃山楂可以延缓衰老吗

山楂富含营养，每 100 克可食部分中含有蛋白质 0.5 克，脂肪 0.6 克，膳食纤维 3.1 克，碳水化合物 22 克，钙

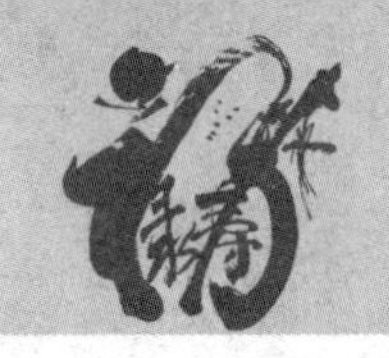

52 毫克，磷 24 毫克，铁 0.9 毫克，锌 0.28 毫克。还含有胡萝卜素 0.1 毫克，维生素 B_1 0.02 毫克，维生素 B_2 0.02 毫克，烟酸 0.4 毫克，维生素 C 53 毫克，以及山楂酸、酒石酸、柠檬酸、黄酮类物质等成分。

山楂味酸、甘，性微温，入脾、胃、肝经。具有消食积、散瘀血、驱绦虫的功效。适用于肉食积滞、胃脘胀满、泻痢腹痛、瘀血经闭、心腹刺痛，以及早老性痴呆、中老年人肥胖、围绝经期综合征、围绝经期抑郁症等。

天津环境医学研究所对国内常见的 30 种水果的抗氧化活性测定后，认为山楂的抗衰老作用位居群果之首。山楂中含有一种称为牡荆素的化合物，具有抗癌的作用。山楂提取液不仅能阻断亚硝胺的合成，还可抑制黄曲霉素的致癌作用。所以，消化道癌症的高危人群应经常食用山楂。癌症患者若出现消化不良时，也可用山楂、大米一起煮粥食用。

山楂能降低血清胆固醇及三酰甘油，有效防治动脉粥样硬化。山楂还能通过增强心肌收缩力起到强心和预防心绞痛的作用。山楂中的总黄酮有扩张血管和持久降压的作用。因此，高脂血症、高血压及冠心病患者，每日可取生山楂 15～30 克，水煎煮，代茶饮。

中医学认为，山楂具有活血化瘀的作用，是血瘀型痛经患者的食疗佳品。血瘀型痛经患者常表现为行经第 1～2 日或经前 1～2 日发生小腹疼痛，待经血排出流畅时，疼痛逐渐减轻或消失，且经血颜色暗，伴有血块。取带核鲜山楂 1 000 克，洗净后加入适量水，小火煮至烂熟，

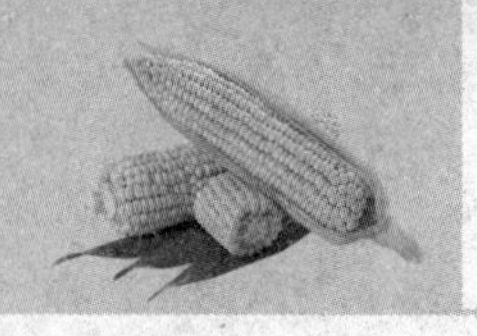

加入红糖250克，再煮10分钟，待其成为稀糊状即可。经前3～5日开始食用，每日早晚各食山楂泥30毫升，直至经后3日停止食用，此为1个疗程，连用3个疗程即可见效。

生山楂对实验小鼠具有扩张血管、改善微循环的作用，能明显降低血中胆固醇及三酰甘油含量，升高高密度脂蛋白。并有提高T淋巴细胞的转化率，增强免疫功能的作用。同时，生山楂尚有扩张冠状动脉，增加冠脉血流量，强心、降血压及抗心律失常等作用。所含脂肪酸能促进脂肪的消化，增加胃消化酶的分泌而促进消化。

山楂采摘后应尽快加工，或采用沙藏法、坑藏法，并控制温度、湿度和通气条件，以减少山楂营养成分的损失。山楂可制成各种食品，如山楂糕、山楂酒、山楂酱，还可以制成罐头、蜜饯、菜肴等风味食品。脾胃虚弱者量不宜过大。孕妇不宜多吃山楂，因为山楂有收缩子宫平滑肌的作用，可能诱发流产。山楂可促进胃酸的分泌，因此不宜空腹食用。山楂中的酸性物质对牙齿具有一定的腐蚀性，正处在牙齿更替期的儿童更应格外注意。

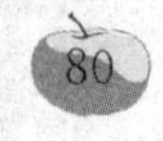

52. 吃花生可以延缓衰老吗

花生富含营养，每100克干花生仁中含有蛋白质26.2克，脂肪39.2克，碳水化合物22克，膳食纤维2.5克，钙67毫克，磷378毫克，铁1.9毫克，胡萝卜素0.04毫克，维生素B_1 1.03毫克，维生素B_2 0.11毫克，烟酸10毫克，维生素C 2毫克，以及少量的磷脂、嘌呤、生物碱、三

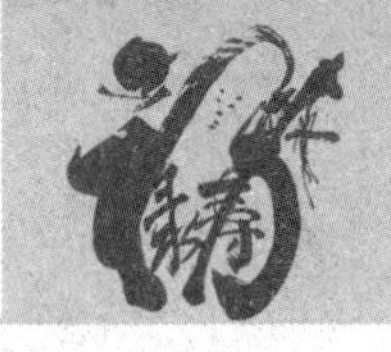

萜皂苷和矿物质等成分。

花生仁煮熟性平，炒熟性温，具有和胃、润肺、化痰、补气、生乳、滑肠的功效。适用于营养不良、咳嗽痰多、产后缺乳等病症，对慢性肾炎、腹水、声音嘶哑等也有辅助治疗作用。研究结果表明，花生仁可缩短凝血时间。花生衣能抗纤维蛋白的溶解，促进骨髓制造血小板，缩短出血时间，从而起到止血的作用，因而对血小板减少性紫癜、再生障碍性贫血的出血、血友病、类血友病、先天性遗传性毛细血管扩张出血症、血小板无力出血等有一定的治疗作用。花生壳提取液有明显的降压作用，并有随着剂量的增加和疗程的延长而有增强其作用的趋势，其降压作用，主要是在扩张周围血管，降低周围血管阻力的结果。此外，花生还具有良好的降血脂作用。

花生蛋白质属于优质蛋白，容易被人体吸收，消化系数高达90%左右。花生蛋白质经适当加工，可加入香肠、面包、点心等食品中，味道更美。胆囊切除或患有胆道疾病的人，不宜食用花生，因为花生含油脂多，消化时要耗掉胆汁。已经患有动脉硬化、心血管疾病的人也不宜食用花生，由于花生会缩短凝血时间，促进血栓形成。发霉的花生含有黄曲霉素，不能食用。

53. 吃栗子可以延缓衰老吗

栗子果大味美，壳皮易脱。栗子的营养丰富，每100克干品中含有蛋白质5.3克，脂肪1.7克，膳食纤维1.2克，碳水化合物77.2克，铁1.2毫克。此外，栗子还含有

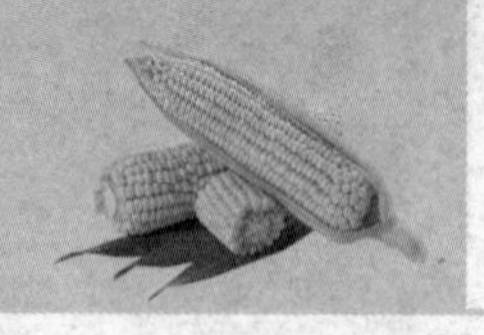

维生素 A 30 微克,维生素 B_1 0.08 毫克,维生素 B_2 0.15 毫克,烟酸 0.8 毫克,以及脂肪酶和纤维素等成分。

栗子性寒,味甘,具有养胃健脾、补肾强筋、活血止血的功效。适用于肾虚所致的腰膝酸软、腰脚不遂、小便过多和脾胃虚寒引起的慢性腹泻及外伤骨折、瘀血肿痛、皮肤生疮、筋骨痛等。研究结果表明,栗子所含的不饱和脂肪酸和多种维生素等,具有治疗高血压、冠心病、动脉硬化等病症的功效。板栗是中老年人防治疾病,延年益寿,抗衰老的补养品,不论中老年人患有什么病,吃了板栗均有益处。栗子可以生食,但多数熟食,烹调适应面广,做菜看主辅、冷热、荤素、咸甜均可。一般取肉整只使用,也可加工成片、块、粒、蓉等,适宜烧、扒、炒、拔丝、蜜汁等烹调方法。除了菜肴以外,栗子还可用于主食糕点、小吃等。栗子不宜过量食用。生栗子食后难消化,熟栗子食后易滞气。因此,吃栗子宜少量慢慢咀嚼。

54. 吃松子仁可以延缓衰老吗

松子富含营养,每 100 克松子仁中含有蛋白质 12.6 克,脂肪 62.6 克,膳食纤维 12.4 克,碳水化合物 8.6 克,钙 3 毫克,磷 620 毫克,铁 5.9 毫克。此外,还含有维生素 A 40 微克,维生素 B_1 0.41 毫克,维生素 B_2 0.09 毫克,烟酸 3.8 毫克等,以及黄藤素及挥发油等成分。尤为值得称道的是,松子中的脂肪多为不饱和脂肪酸,对人体有益。

松子味甘,性微温,具有滋养强壮、润肺止咳、滑肠通

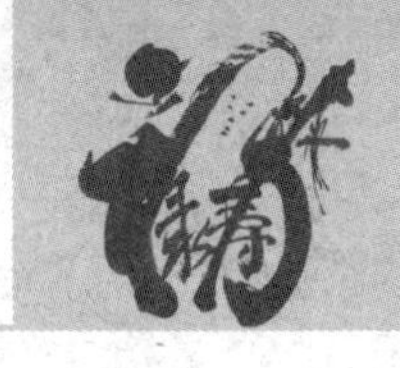

便、熄风等功效。适用于病后体虚、便秘、肺燥咳嗽等。自古以来，松子就被中医认为是抗衰美容的果品。《开宝本草》说："海松子，去死肌，变白，散水气，润五脏，不饥。"《日华子本草》认为，松子能"润皮肤，肥五脏"。《海药本草》记载："海松子，温肠胃，久服轻身延年不老。"《本草经疏》说："海松子，气味香美甘温，甘温助阳气而通经，味甘补血，血气充足则五脏自调，仙方服食，多饵此物。"由于松子饱含油质，养血补液，所以能使内脏与皮肤得其滋养濡润，皮肤及毛发自然会光泽而润滑。《玉楸药解》认为，松子能"泽肤荣毛，亦佳善之品"。由于松子所含的不饱和脂肪酸有降低胆固醇、三酰甘油的作用，可以有效的防止动脉硬化，所以有良好的抗衰老作用。

松子的吃法没有过多的讲究，炒熟后早晚当零食吃，每次 20 粒，常吃便可收效。也可以松子仁 30 克，大米 100 克，加入白糖适量，煮成松子仁粥，每日早餐食用。

55. 吃银耳可以延缓衰老吗

银耳又名白木耳、雪耳等，因其晶莹透白，色白如银，形似耳朵而得名。银耳是传统滋补品，营养丰富，每 100 克干品中含有蛋白质 10 克，脂肪 1.2 克，膳食纤维 30.4 克，碳水化合物 36.9 克，胡萝卜素 50 微克，维生素 B_1 0.05 毫克，维生素 B_2 0.25 毫克，烟酸 5.3 毫克，钙 36 毫克，磷 369 毫克，铁 4.1 毫克，还含有磷脂、胶质等营养成分。

银耳性平，味甘淡，具有润肺生津、滋阴养胃、益气和

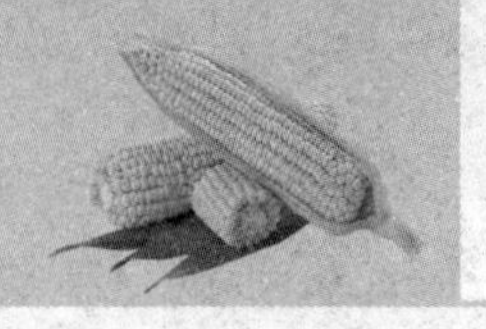

血、补肾益精、强心健脑等功效。适用于体虚气弱、肺热咳嗽、久咳喉痒、咳痰带血、妇女月经不调、便秘、大便下血、食欲缺乏、高血压病、肿瘤等。研究结果表明，银耳中的多糖具有抗癌作用，对小鼠肿瘤S-180有较强的抑制作用，其作用机制不同于细胞毒类药物的直接杀伤癌细胞，而是通过提高机体免疫功能，而间接抑制肿瘤的生长。银耳多糖还具有抗炎、抗放射线、抗衰老的作用。银耳中所含有的丰富胶质，对皮肤角质层有良好的滋养作用；所含磷脂具有健脑安神的作用；银耳所含的膳食纤维和胶质则有利于中老年人润肠通便。

银耳多糖能增强巨噬细胞吞噬能力，促进抗体的形成，促进正常小鼠和免疫功能受抑制小鼠的溶血素形成；增强细胞免疫，提高T淋巴细胞的转化率；促使小鼠脾有核细胞数增多，增加小鼠脾脏重量；能明显延长果蝇平均寿命。此外，银耳能增强耐缺氧、抗疲劳能力。

银耳可炖焖制成甜羹，也可以凉拌或配炒荤素菜肴。银耳柔软滑糯，清爽滋润，风味独特。银耳食用前要用清水洗净，发足，撕碎，煮烂，以免未煮烂的大块银耳食用后，经胃肠液浸泡而慢慢高度膨胀，堵塞肠腔引起肠梗阻。进食时应细嚼慢咽，切不可囫囵咽下。霉变的银耳不能食用，否则轻者发生头痛、腹胀、呕吐、抽搐和昏晕，重者会引起中毒性休克而死亡。银耳变质后，会滋生耐高温的酵米面黄杆菌，烧煮不会使其毒素破坏。食用变质银耳后的中毒潜伏期为2～72小时，病程长短不等，轻者1～3日恢复，重者2～4日内死亡，病死率为15%左右，

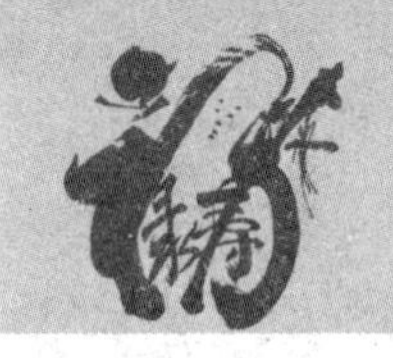

目前尚无治疗药物。因此，对刚买回或存放过久的银耳需经鉴别后才能食用。干银耳可于食前浸泡于水中进行检查。正常的新鲜银耳呈白色，色泽均匀，质地好。变质银耳呈黄色，质地呈腐败状，有明显的异味。风寒咳嗽和湿热生痰咳嗽患者忌食银耳。

56. 吃黑木耳可以延缓衰老吗

黑木耳素有“素中之荤”的美名，其营养价值较高，每100克干品中含有蛋白质12.1克，脂肪1.5克，膳食纤维29.9克，碳水化合物35.7克，胡萝卜素0.1毫克，维生素B_1 0.17毫克，维生素B_2 0.44毫克，烟酸2.5毫克，钙247毫克，磷292毫克，铁97.4毫克。另外，黑木耳中所含的胶质是一种滋补品。

黑木耳性平，味甘，具有补气益智、滋养强壮、补血活血、凉血止血、护肤美容、滋阴润燥、养胃润肠等功效。适用于高血压病、崩中漏下、痔疮出血、血痢、贫血、牙痛、失眠、慢性胃炎、慢性支气管炎、多尿、白细胞减少、便秘、扁桃体炎等。研究结果表明，黑木耳中的多糖有一定的抗癌作用，可用于肿瘤患者的辅助食疗。黑木耳中的一类核酸物质可显著降低血中胆固醇的含量。黑木耳中胶质的吸附力强，可将残留在人体消化系统内的灰尘杂质等吸附集中出来，排出体外，从而可以清胃涤肠。黑木耳还能吸附细小的纤维性粉尘，是矿山、冶金、理发、纺织等行业的从业人员的理想的保健食物。经常食用黑木耳还可抑制血小板凝集，对冠心病和心脑血管病患者颇为有益。

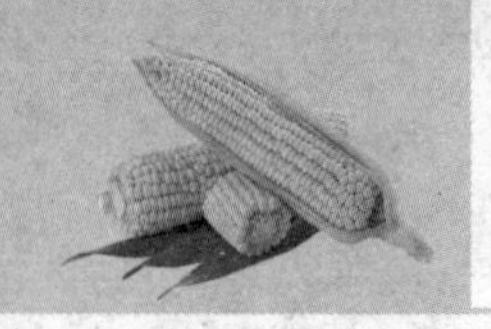

黑木耳能降低机体自由基的产生，减少脂质过氧化产物脂褐质的形成，维持正常的细胞结构比例，维持细胞的正常代谢。黑木耳多糖具有降低小鼠心肌脂褐质的含量和脑组织中的B型单胺氧化酶B的活性，提高脑、肝脏及主动脉弓中超氧化物歧化酶的活性，并能减少血中丙二醛的含量，具有较好的抗衰老作用。动物实验结果表明，黑木耳多糖能明显延长果蝇成虫的平均寿命，降低果蝇体内脂褐质的含量，并能提高小鼠的耐缺氧和抗疲劳能力。

黑木耳可制作多种菜肴，当作主料或配料皆宜，多用来凉拌、炒菜、做汤或甜羹，入口柔脆滑爽，肉质细腻，风味独特。选购黑木耳时要选择朵大适度、体轻、色黑、无僵块卷耳、有清香气、无混杂物的干黑木耳。黑木耳不应混有其他杂物。可以取适量黑木耳入口略嚼，应感觉味正清香。如果有涩味，说明用明矾水泡过；有甜味是用饴糖水拌过；有碱味是用碱水泡过。黑木耳中常见掺伪物有食盐、盐卤、矾、碱、糖、淀粉糊、尿素、木屑、砂土等。掺入黑木耳中的盐卤、矾、尿素等对人体健康有害；盐卤中的硫酸钠会影响食物的消化吸收；矾的主要成分硫酸铝钾会刺激胃黏膜，引起呕吐；尿素可变成亚硝酸盐，进而引起高铁血红蛋白中毒。如果亚硝酸盐与胺类结合，形成致癌物质亚硝酸胺，则隐患更为严重。因此，不能食用掺假的伪劣黑木耳。大便常稀溏者不宜食用黑木耳。

57. 吃香菇可以延缓衰老吗

香菇享有“食用菌皇后”的美称。香菇不但味美，而

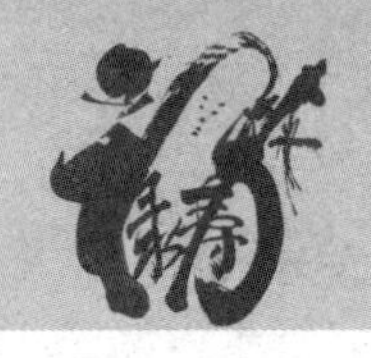

且营养丰富，每100克干品中含有蛋白质20克，脂肪1.2克，膳食纤维31.6克，碳水化合物30.9克，胡萝卜素20微克，维生素$B_1$0.19毫克，维生素$B_2$1.26毫克，烟酸20.5毫克，维生素C 5毫克，钙83毫克，磷258毫克，铁10.5毫克，锌8.75毫克。另外，香菇中含有30多种酶和18种氨基酸，人体必需的8种氨基酸中，香菇就含有7种。因此，香菇可作为人体酶缺乏症和补充氨基酸的首选食品。

香菇性平，味甘，具有益气补虚、健脾养胃、托发痘疹等功效。适用于年老体弱、久病体虚、食欲缺乏、气短乏力、吐泻乏力、小便频数、痘疹不出、高血压病、动脉硬化、糖尿病、佝偻病、高脂血症、便秘、贫血、肿瘤等。研究结果表明，香菇中含有干扰素诱生剂，可以诱导体内干扰素的产生，具有防治流感的作用。香菇中还含有一种核酸类物质，可抑制血清和肝脏中的胆固醇增加，有阻止血管硬化和降低血压的作用。对于胆固醇过高而引起动脉硬化、高血压病、急慢性肾炎、尿蛋白症、糖尿病等患者，香菇无疑是食疗的佳品。香菇中含有麦角固醇，经人体吸收后可转化为维生素D，因而可以防治佝偻病和贫血。香菇中含有抗癌物质香菇多糖，动物实验证明，香菇多糖抑制肿瘤的作用与其能增加机体的细胞免疫和体液免疫功能有关。香菇中还含有1,3-β-葡萄糖苷酶，能提高机体抑制癌细胞的能力，间接杀灭癌细胞，阻止癌细胞扩散。所以，癌症患者手术后，如每日持续用10克干品香菇，有防止癌细胞转移的作用。民间常用香菇煮粥食用，这对治

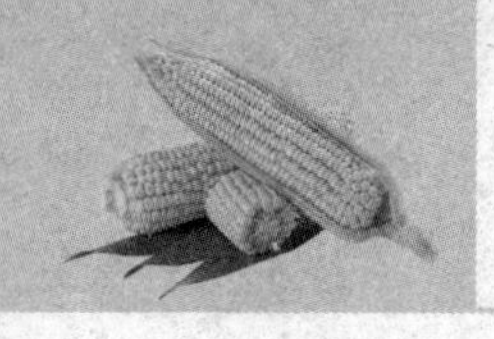

疗消化道癌症、肺癌、宫颈癌、白血病有辅助治疗作用。研究人员发现，健康人食用香菇，未见提高免疫功能。但在患癌症后，免疫功能受抑制时，食用香菇能使免疫功能增强。

香菇宜荤宜素，是烹制珍馔佳肴的绝好原料，适宜于卤、拌、炝、炒、烹、炸、煎、烧、炖等多种烹调方法，用香菇可做出许多美味可口的菜肴，主要用于配制高级荤菜和冷拼、食疗菜肴。香菇肉质嫩滑，鲜爽香隽。有些毒蕈与香菇类似，如在野外采集应注意区别，以防止中毒。野生香菇与毒菇容易混淆，毒菇有80余种，有毒成分为毒蕈碱、毒蕈溶血素等，食之会中毒，严重者可死亡。

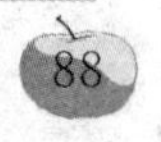

58. 吃鱼可以延缓衰老吗

常见的高脂肪鱼主要有大麻哈鱼、金枪鱼、三文鱼(鲑鱼)、鳗鱼、鲱鱼、鲐鱼、沙丁鱼、带鱼、鲥鱼等海水鱼，以及白鲳鱼、边鱼、胡子鲶等淡水鱼。其中金枪鱼所含的高度不饱和脂肪酸二十碳五烯酸(EPA)和二十二碳六烯酸(DHA)含量在所有鱼类中最高。价廉物美的淡水白鲳鱼，其鱼肉含脂肪达7.8%，总脂肪为3.98%，其中除饱和脂肪酸占1.5%外，均富含人体必需的不饱和脂肪酸。

营养学家研究结果发现，鱼鳞是特殊的保健食品。鱼鳞占鱼体重的2%～3%。鱼鳞含水量为16.4%～17.8%，平均为17.5%。鱼鳞含有较多的卵磷脂，有增强大脑记忆力、延缓细胞衰老的作用，并含有丰富的蛋白质、脂肪和多种维生素，还有铁、锌、钙和多种人体必需的

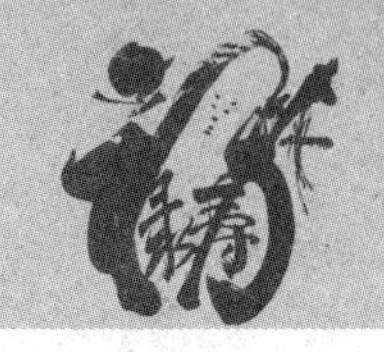

微量营养素，其中钙、磷的含量很高，能预防小儿佝偻病及中老年人骨质疏松与骨折。专家们发现，鱼鳞中所含的多种不饱和脂肪酸，可以在血液中以结合蛋白质的形式帮助传递及分解脂肪，减少胆固醇在血管壁上沉积，具有防止动脉硬化、高血压及心脏病等多种作用。

鱼鳞是鱼真皮质的胶原质生成的骨质，学名为鱼鳞硬蛋白，其提取物6-硫代鸟嘌呤，临床用于治疗急性白血病的有效率为70%～75%。并对胃癌、淋巴腺瘤亦有奇效。鱼鳞中含有大量的胶原蛋白，是当今经常出现的一个美容热点话题，从外用化妆品到口服液、胶囊，可以说到处都能见到它的影子。皮肤是由表层、真皮、皮下脂肪等组成的，皮肤的本体是真皮，胶原蛋白占真皮细胞中蛋白含量的70%以上。皮肤的健康有两大关键——抗皱和保湿，胶原蛋白使细胞变得丰满、完整、保持皮肤弹性与湿润，有效防止老化。鱼肉中所含有的脂肪多为不饱和脂肪酸，易被人体消化吸收，消化率在95%左右，消化吸收后在血液中可与血胆固醇结合，把胆固醇从血管中带走，可预防冠状动脉粥样硬化性心脏病(冠心病)。此外，鱼肉更易被消化吸收，某些矿物质和维生素含量也比猪肉高，所以要经常吃鱼。海水鱼的钙、碘含量高于淡水鱼。多食鱼类鱼油有降低胆固醇，防止冠心病的作用，是饮食保健品中营养丰富，且无促发心血管病的食品之一。中老年人多食些鱼类，对身体有好处。

每周至少吃2～3次鱼，最好是多脂肪的鱼这样可以保护细胞受衰老性破坏，鱼是一种特别的食品，脂肪多的

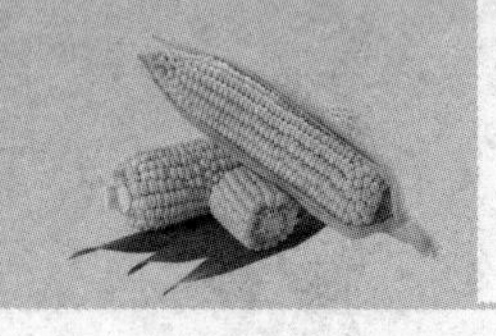

鱼反而对健康更有好处。衰老得过快的原因还可能有一个是食谱中的海产品过少，这样细胞中鱼油的含量也就较低，体细胞就会发病并传递大量的不正确的信息，从而损坏关节，形成动脉栓塞，造成疼痛并促进癌症的发展。换句话说，也就是加速身体的损坏和死亡。研究结果表明，多吃鱼的人能够在较大程度上避免衰老性疾病，如心脏病、癌症、关节炎、糖尿病、银屑病、支气管炎等。另一方面，从世界范围来看，多吃鱼的人也更能长寿。世界上人均寿命最长的国家是日本，日本人吃鱼的数量比美国人要多3倍。所有的海产品，当然特别是多脂肪的鱼，如沙丁鱼、大马哈鱼、金枪鱼和鲐鱼，都含有一种特别的脂肪。这种鱼油的主要功能是通过“稀释血液”来保护动脉血管，就像阿司匹林的作用原理一样，可以预防心肌梗死和脑卒中。这种鱼油还可能降低血压和减少三酰甘油的含量，使心律恢复正常，使衰老的动脉恢复弹性。鱼油还有助于中断一些感染的过程，这些过程会引起关节炎、癌症、银屑病、糖尿病等。海产品中同样还含有大量的抗氧化物。

据研究显示，高脂肪鱼所含的多为高水平的多聚不饱和脂肪酸，这种脂肪酸能使人体内的胆固醇含量降低，使三酰甘油下降，可降低血压，促进血液循环，防止动脉硬化。据有关资料记载，鱼的脂肪甚至比玉米油、葵花子油等对人更有益，鱼脂肪中含有一种称为ω-3的化学物质，它进入人体内，能够缓解脑血管痉挛，减轻恶性偏头痛的疼痛程度和发作次数，能使血液中前列腺素的成分

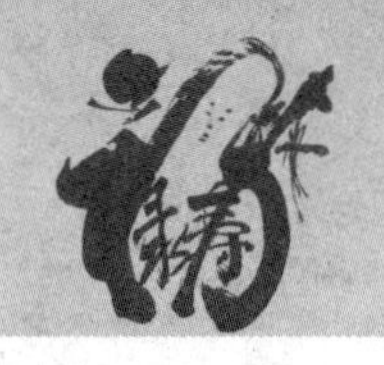

增加，提高机体的抗炎能力。鱼中的脂肪能减轻风湿性关节炎患者局部疼痛。从某些鱼油中提炼出的一种水溶性化学物质，可有效治疗糖尿病。鱼脂肪中的ω-3的化学物质还可以阻止某些乳腺癌细胞的生长。鱼肉中所含有的丰富牛磺酸，可强化心脏循环系统，并对肝脏功能、神经系统也有益。海水鱼中的多聚不饱和脂肪酸及ω-3的化学物质、牛黄酸等比淡水鱼要高。因此，多吃高脂肪鱼尤其是高脂肪海水鱼，对人体健康极为有益。

多吃鱼肉有助于缓解心情抑郁及朗读困难。人脑需要某种脂肪才能正常运转。一些鱼肉中富含的ω-3脂肪酸可以帮助改善心情忧郁的状况，缺乏ω-3脂肪酸有可能导致心情抑郁、患上孤独症、出现朗读困难及精力不能集中。压力过大、过度饮酒、吸烟及摄入过量咖啡因都会导致ω-3脂肪酸含量降低。ω-3脂肪酸还有助于改善肌肤、头发及指甲的状况。

59. 吃素可以延缓衰老吗

多吃水果和蔬菜、少吃肉类能够延缓衰老并延长寿命。素食者体重较轻，血液胆固醇和血压较低，患心肌梗死和癌症的概率较小，免疫系统功能较强，因而比肉食者更为长寿。英国科学家们对6 000名素食者进行了研究，结果发现素食者比肉食者患心脏病的比率要低28%，患癌症的比率要低39%。即使是吸烟的或是肥胖的素食者，他们死于这两种原因的比率也比吸烟或肥胖的肉食者要低。如果说全社会的人都转向遵循素食者的食谱，

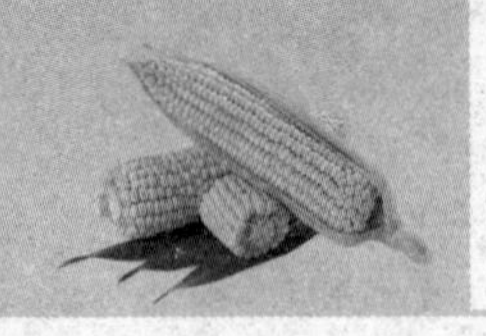

那么动脉粥样硬化将消失得无影无踪。

女性素食者中患乳腺癌和卵巢癌的人似乎较少。研究结果发现,食肉的妇女体内雌激素的循环水平比素食妇女高。这可能与肉类中饱和类的动物脂肪有关,而雌激素会导致乳腺癌和卵巢癌。素食者患结肠癌的概率较小,患2型糖尿病、胆结石、肾结石、骨质疏松和关节炎的人也较少。素食者的免疫系统功能较高,这使他们从总体上可以少受衰老和中老年疾病的侵害。素食者血流中含有大量的来自植物中的抗氧化物,这些物质能够抗衰老和防治慢性疾病。他们身体免疫系统的功能较强,能够更好地抗感染和对付与免疫有关的疾病,包括癌症。他们摄入的主要集中在肉类中的铁较少,而铁会刺激破坏细胞的游离基的活动。

中老年人的胃肠功能、心和肾功能均不如青年时期,所以食物应以清淡、少油腻、少糖和少盐、烹调得适口为宜。西方国家在一个时期内曾提倡高蛋白、高脂肪、高热能饮食。结果表明,肥胖者和心血管疾病患者日益增多,心血管疾病的死亡人数在各类疾病中占首位。植物性食物含有丰富的维生素、纤维素、矿物质,能加速肠道蠕动,可清除肠道中的胆固醇、毒素和致癌物,减少血液中的脂肪酸,且有保护血管和减少中老年人的肥胖及心血管疾病、便秘、直肠癌的发生。此外,素食还可以使人保持皮肤的健美,防止早衰。提倡中老年人多吃素食,并不是要像佛教徒那样禁食荤腥,而是从延年益寿的角度出发,多吃些素食,少吃些荤腥。在食用素食的同时,每日还要喝些牛奶,

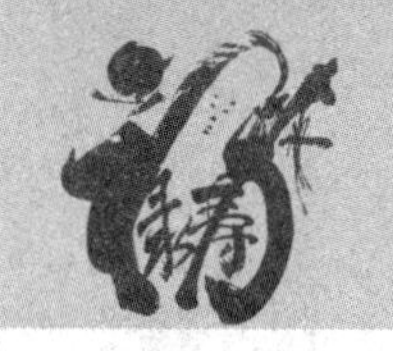

多吃豆腐，适量食用鸡、鸭、鱼、肉、蛋等，特别要吃些含脂肪少的兔肉、牛肉、鸡肉、鱼肉。这是营养平衡所需要的。总之，中老年人的膳食应当荤素搭配，精细混食，干稀结合，使食物尽量多样化，以取长补短，满足机体对各种营养素的需要。

吃素的好处众所周知，不过吃得不对同样有害无益。例如，吃了加工程序过多的加工品，不但营养素少了，其内含的化学物质及色素也会对人体造成影响。烹调时使用过量油脂，反而造成人体负担。因此，烹煮素食时，就不要使用太复杂的烹调程序，多食用新鲜蔬菜，油一定要适量，选择原始粗糙的素材（传统豆腐就比盒装豆腐好，芝麻也比芝麻糊含糖低、营养高），经常更换米饭种类，偶尔吃点糙米，或在米饭内加五谷、燕麦等，以达到均衡营养。由于吃素者减少了动物性食品的摄取，在饮食上就更需要掌握如下几项原则：①应以全麦面包、胚芽面包、糙米等代替白米饭、白面。②肉类蛋白质含量高，但豆类如黄豆、毛豆、绿豆，或豆腐等豆类加工品亦含丰富蛋白质，可补充因未摄食肉类而缺乏的部分营养，且多吃豆类无胆固醇过高之忧。③多摄取腰果、杏仁等核果类，其丰富油脂可补充人体所需热能。④青菜最好能有四五种变化，肉类所含铁质可由多摄取高铁质的水果如西红柿、猕猴桃、葡萄来补充。⑤别为了让素食更有味而多用油脂来烹调，应掌握素菜清淡、少盐、少糖的原则，如此才符合素食之健康取向。⑥长期吃素者易缺乏维生素 B_{12}，多吃复合维生素可予以改善。

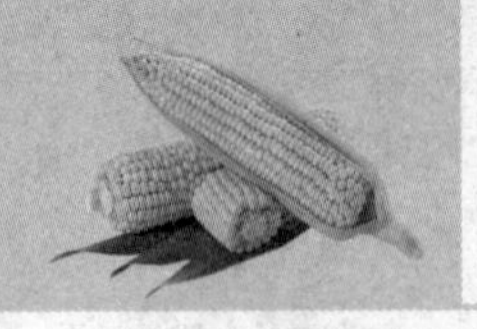

60. 少吃盐可以延缓衰老吗

少吃盐,也是“少吃增寿”的又一重要方面。唐代《保生铭》中指出,“咸多促人寿,不得偏耽思”。说明多吃盐,可使人寿命短促,所以不要偏食。我国民间谚语也有“菜饭宜清淡,少盐少病患”之说。食盐是我们人体不可或缺的物质,因为盐的组成部分钠离子和氯离子几乎参与人体所有的生理活动。然而,食盐过多,对人体又是有害的,会引起高血压,并对心、脑、肾等主要生命器官造成损害。日本北方居民每日食盐 26 克,高血压的发病率为 40%;非洲部分地区的土著人,每日食盐 10 克,发病率为 8.6%;爱斯基摩人每日吃盐低于 4 克,人群中未发现高血压。故欧美发达国家曾在 20 世纪 50 年代发起“抗盐运动”,要求人们少食盐。

调查表明,我国北方人喜吃咸,南方人喜淡食,所以北方高血压患者多。这是因为食盐能促使血管收缩,水钠潴留,加重心脏负担,引起高血压。一系列动物实验结果表明,人体随钠盐摄取量的增加,胃癌、食管癌、膀胱癌的发病率亦会增加。增加钾的摄取量,胃癌的发病率则成比例地下降。因此,若人们尽量少吃盐(中老年人每日限制在 5 克以下),同时多吃富含钾的水果和蔬菜,消化系统的癌症发病率就会大大降低。瑞典学者还发现,糖尿病、高血压、骨质疏松症患者,在饮食中摄入钾和镁,并以此取代钠盐,这些疾病的症状大都可以得到缓解。日本学者发现,尿中含盐量与人的平均寿命有关。他们采

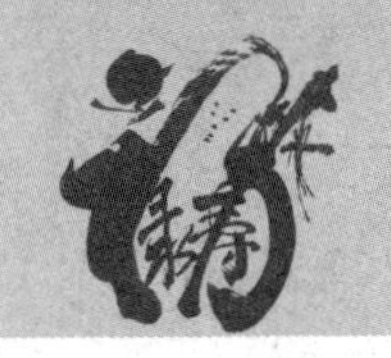

集并分析了从青森县至冲绳县共7个县各100人(50～54岁)一日的尿液,认为一日摄取食盐量每增加1克,该地区人平均寿命便缩短半年。与食盐摄取密切相关的是胃癌,吃盐过多,会增加胃癌的死亡率。他们还发现,食盐能促进胆固醇的吸收量,导致动脉硬化,引起心脑血管病而缩短寿命。

世界卫生组织建议,一般人群每日食盐量为6～8克。我国居民膳食指南提倡每人每日食盐量应少于6克。每日食盐的摄入量如何计算呢?下面介绍一个粗略估算的计算方法:如买500克食盐后,记下购买食盐的日期,当这500克食盐吃完后,再记下日期,那么你就知道这500克食盐吃了多少天,用所吃食盐量除以吃盐的天数,再除以家中就餐人数,就可得出人均粗略的食盐摄入量。另外,还要注意一个问题,就是酱油也是我们膳食中盐的另一主要来源。所以在计算食盐量时,也应加上食用酱油所摄入的食盐量,计算方法同上。但要说明一点,酱油中食盐含量为18%左右,只要将酱油用量乘以18%,即得出人均食用酱油而摄入的食盐量。将此量加上食盐量,便是家中每人日均的食盐量。

我国高血压患者人数约2亿,每5个成人就有1个患高血压。钠盐的过多摄入是高血压发病的重要危险因素之一。一个人每日多吃2克食盐,收缩压和舒张压将分别升高2毫米汞柱和1毫米汞柱。调查显示,我国平均每人每日食盐摄入量达到12克,其中北方地区每人每日摄入食盐量为15～18克,南方地区每人每日摄入食盐量约

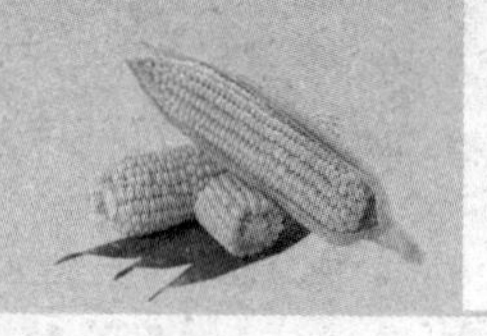

10克。高盐导致高血压已经成为我国公众健康的“无声杀手”，因此全国人民应“减少食盐摄入，预防控制高血压”。食盐的主要成分是氯化钠，它在人体内主要以钠离子和氯离子的形式存在于细胞外液中，与存在于细胞内液中的钾离子共同维持细胞内外的正常平衡状态。当人摄入食盐过量时，由于渗透压的作用，引起细胞外液增多，血容量随之增多，同时增加了回心血量、心室充盈量和心排血量，结果使血压升高。此外，细胞外钠离子浓度加大，将使细胞外钠离子和水分跑到细胞内，使细胞发生肿胀，当小动脉壁的平滑肌细胞肿胀后，一方面使小动脉内径变狭窄，增加了外周血管阻力，另一方面增强了小动脉壁对血液中收缩血管的物质的反应性，引起小动脉痉挛，使全身各处的细小动脉阻力增加，导致血压升高。高盐摄入还会引起细胞外的钙流入细胞内，并抑制钠-钙交换，使细胞钙排出减少，最终导致血管平滑肌细胞内钙离子浓度升高，引起血管平滑肌收缩，外周血管阻力增加，导致血压升高。

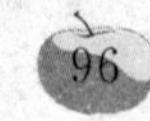

亚洲人属食盐敏感型，血压会随着盐摄入量的增加而明显升高。少吃钠盐能预防健康人群患高血压，对已有高血压的患者而言，能大大提高其药物控制高血压的效果，进而使他们患心脏病的可能性变小。这些盐要么是由我们自己加到食物中，或者由食品公司加到了其生产的食品中，然后成为我们餐桌上的食物。因此，公众应有选择地食用食品，避免摄入过多的盐。应少食腌制的食品，如酱、酱菜、咸肉、熏肉、午餐肉、香肠等；少食含钠

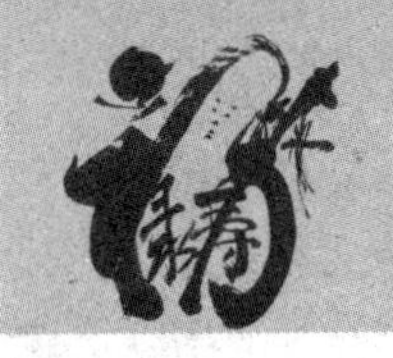

量高的食物，如添加了亚硝酸盐的火腿肠、加入了小苏打的面食和糕点等；少食咸味浓的快餐，如汉堡包、油炸土豆等；少食用面包屑包裹、油炸、熏制、罐装、盐浸的鱼；注意含盐饮料等。除腌制食品、熟肉制品、方便快餐和零食中含盐高外，味精、酱油、西红柿酱、甜面酱、黄酱、辣酱和腐乳等调味品中也有大量“藏起来”的盐，因此烹饪食物时，最好用醋、芝麻酱、咖喱、黄酒、香料来调味，加入蒜、姜、葱和胡椒等来提味。

餐时加盐法这种少吃盐又照顾到口味的用盐新法可解决以上的问题。餐时加盐法即在烹调或起锅时少加盐或不加盐，而在餐桌上放一瓶盐，等菜肴端到餐桌上时再放食盐，这是少吃盐的有效措施。因为就餐时才放盐，此刻盐主要附着于食品和菜肴的表面，还来不及渗入其内部，但吃起来咸味已够了，与先放盐的口感也一样。这既照顾到口味，又可在不知不觉中控制了用盐量。此法既适用于健康人，也适用于那些“口重”的人，更适用于已有高血压、肝硬化的患者和无水肿的肾炎及无心功能不全的各类心脏病患者。另外，还可避免碘盐在高温烹饪中的损失。烹调时间越长，温度越高，盐中碘的损失便越大。烹调时过早地放入盐，还容易使碘溶进汤中，从而减少人体对碘的摄入。

61. 吃海藻可以延缓衰老吗

海藻是海带、紫菜、裙带菜、石花菜等海洋藻类的名称，几十年来一直被公认是有效治疗佝偻病和甲状腺功

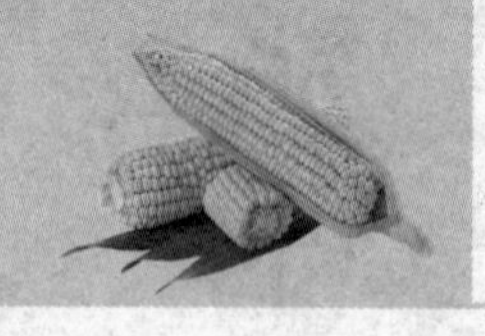

能障碍的食品。而当今科学家进一步发现,“海藻”还是预防中老年性疾病的“良药”,尤其对心脏病、高血压病、高脂血症及某些癌症,有较好的防治作用,因而在延缓人体衰老中有特殊的功效。研究结果发现,导致人体衰老的血浆低密度脂蛋白中胆固醇含量的增多,并不是唯一的病理因素。植物油脂中含有较多的N-6型不饱和脂肪酸,同样会促使血浆中低密度脂蛋白氧化导致血栓形成、动脉粥样硬化和血流瘀滞。而海藻中含有大量的N-3型不饱和脂肪酸,可与植物油脂中的N-6型不饱和脂肪酸发生作用,阻断低密度脂蛋白的氧化作用。美国和日本的科学家在研究中还发现海藻具有惊人的抗癌作用。海藻的这种抗癌功效,是因其能防止血液酸化,而且含有较多的硫酸多糖和食物纤维,有助于废物和毒物的排泄。女性由于生理原因,往往造成缺铁性贫血,多食海藻可有效补铁。缺碘可引起甲状腺肿大,还会诱发甲状腺癌、乳腺癌、卵巢癌、宫颈癌、子宫肌瘤等,因此建议妇女要适时补碘,多吃些海藻食品。

海藻中含有大量的能明显降低血液中胆固醇含量的碘,常食有利于维持心血管系统的功能,使血管富有弹性,从而保障皮肤营养的正常供应。海藻中的蛋氨酸、胱氨酸含量丰富,能防止皮肤干燥,常食还可使干性皮肤富有光泽,油性皮肤可改善油脂分泌。海藻中所含维生素丰富,可维护上皮组织健康生长,减少色素斑点。海藻提取液蛋白多糖类可对抗各种病毒,其中包括艾滋病病毒和致癌的RNA病毒。藻胶酸可与放射性元素锶结合成

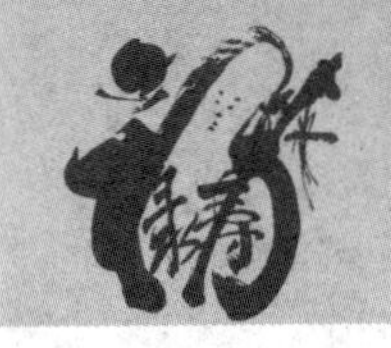

不溶物排出体外，使锶不致在体内引起白血病等。海藻一般人群均适合食用，但脾胃虚寒者忌食。

海藻中有一种称为海藻酸的胶状物质，因为它多存在于褐色海藻中，因此也称为褐藻酸。海带用水一泡，表面会有一层黏糊糊的胶状物，那就是海藻酸。导致人血压升高的一个重要因素是人体中的微量元素钠和钾失去平衡。因为吃盐的缘故，人每日都要吃进一些钠，但不一定能补充进足够的钾。因此，许多人特别是高血压患者经常处于钾低钠高的状态。能够给人体补充钾而减少钠，显然是防治高血压的一种有益方法。海藻中的海藻酸实际上是包裹着钾、钙、镁等金属离子的混合物。海藻酸有一特性，在酸性环境里，会与钾、钙、镁等金属离子分离，在碱性环境中，又与金属离子结合。那么海藻进入人的胃以后，在胃酸作用下，海藻酸释放了所含的钾等金属离子。但由于海藻酸不能被胃消化吸收，所以它要继续在人体内旅行。海藻酸进入肠道后，由于肠道是碱性环境，它又要寻找金属离子结合，由于人每日都吃盐，肠道里钠离子最多，于是海藻酸就大量地与钠离子结合，并将其牢牢包裹直到排出体外。由此看来，吃海藻正好可以补充钾和清除多余的钠。

海藻酸还能降低人体内的胆固醇。首先，海藻酸进入消化系统后，其胶质会包裹部分胆固醇，使这部分胆固醇无法被吸收。其次，人消化吸收脂肪是靠自身分泌的胆汁酸，胆汁酸越多吸收的脂肪越多。一些胆汁酸分解脂肪后会被肠壁再吸收和利用，而海藻酸的胶质弥漫在

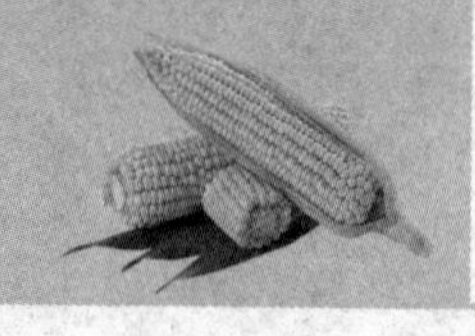

肠壁上,可以阻碍胆汁酸的再吸收,使消化道内胆汁酸数量减少。这时,人体会自动合成新的胆汁酸来补充,而合成胆汁酸的原料正是肝脏内的胆固醇。这就是说,为了合成胆汁酸,肝脏内的胆固醇将被大量消耗,而血液中的胆固醇含量也随之被降低。通过上述阻碍胆固醇的吸收和促进肝脏内胆固醇消耗,海藻酸起到了良好的降血脂作用。

在海藻的吃法上也有讲究,对预防心血管病较为有效的吃法是,在含动物脂肪的膳食中掺点海带等海藻食品。这样会使吃下去的脂肪在人体的皮下和肌肉组织中积存,而很少在心脏、血管、肠系膜上积存,因而也不会导致血管的粥样硬化。除了在日常膳食中做配菜经常食用外,也可用海带9克加决明子5克,水煎煮,喝海带汤,对心血管病的治疗有较好的效果。当然,海藻的好处不只这些,它还含有丰富的人体所必需的氨基酸、矿物质、维生素等。海藻类食物无论凉拌还是做汤都是非常可口的。

62. 饮茶可以延缓衰老吗

茶叶为山茶科植物茶的芽叶,经炒制而成。由于炒制的工艺不同,可分为绿茶、红茶、乌龙茶、花茶和紧压茶五大类。俗话说:“好茶一杯,精神百倍。”茶能减肥,又可醒酒、解烟毒,还可减轻头痛和缓解胆绞痛,因而饮茶对抗衰老有利。但由于茶的特性,饮用时应注意适时适量,茶水不要太浓和空腹少饮。一般适合中老年人的饮茶方

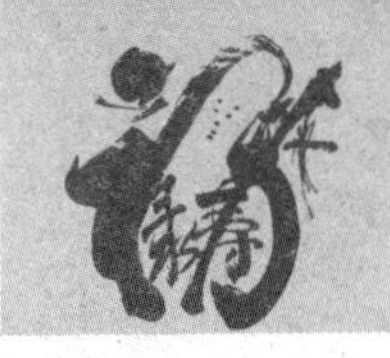

法，是在早晨泡茶一杯，陆续加水饮用，到中午时，茶水渐淡，下午就逐渐成为白水。从而可避免引起晚间失眠、多尿、便秘等现象。茶叶味甘苦而涩，绿茶性凉，红茶性温，具有清热除烦、利尿止渴、提神醒脑、生津止渴、降火化痰、消食解毒等功效。适用于心烦口渴、食积痰滞、多睡善寐、头痛目昏、疟疾等。研究结果表明，适量饮茶可以消脂减肥，美容健身，还具有抗菌解毒、抗御原子能辐射、增强微血管的弹性、预防心血管病、兴奋神经系统、加强肌肉收缩力等功效。

茶多酚具有很强的抗氧化性和生理活性，是人体自由基的清除剂。据有关部门研究证明，1 毫克茶多酚清除对人机体有害的过量自由基的效能相当于 9 微克超氧化物歧化酶（SOD），大大高于其他同类物质。茶多酚有阻断脂质过氧化反应，清除活性酶的作用。据日本奥田拓勇试验结果证实，茶多酚的抗衰老效果要比维生素 E 强 18 倍。茶同时具有提神和养神两方面的作用，提神作用可以使大脑清醒灵活，而养神作用则具有抑制、安神的作用。同样的茶却能导致这样两种相反的作用，是什么道理呢？当茶叶刚泡开 3 分钟左右时，茶叶中大部分的咖啡碱就已溶解到茶水中了，这时的茶就具有明显的提神功效，使人兴奋。而再往后，茶叶中的鞣酸逐渐溶解到茶水中，抵消了咖啡碱的作用，就不容易再使人有明显的生理上的兴奋。有些人一到下午就不敢碰茶了，怕晚上睡不着觉。其实，如果把第一泡冲泡大约 3 分钟的茶水倒掉，再续泡的水提神效果已经不会很明显了。

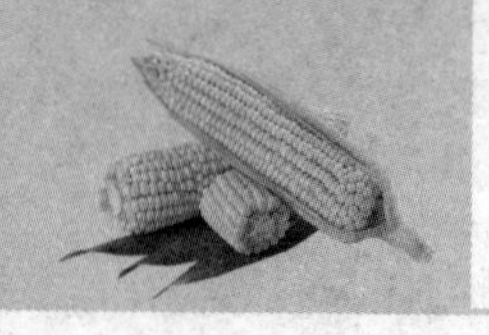

研究结果表明，喝茶的人比不喝茶的人患龋齿的要少。因茶中含有氟与牙齿中的氢氮磷灰石结合为氟磷灰石，有抗酸防龋能力。因能减弱牙本质内神经纤维的传导，对牙齿过敏有脱敏作用。对牙周炎、口腔溃疡、咽炎、喉炎也有抗炎功能。中老年人饭后温茶漱口，有利于保持口腔清洁，保护牙齿。饮茶对减轻动脉粥样硬化的形成，也有一定作用。因茶中的咖啡碱、维生素等，能兴奋高级神经中枢，扩张血管及冠状动脉，增强血管弹性，改善血液循环的功能。饮茶能增进食欲，帮助消化和防治一些消化道疾病。一般逢年过节，会餐饱食后，常喜饮浓茶，感觉舒适。因茶中有芳香化合物和鞣酸能促进胃液分泌，溶解脂肪。又因有收敛功能，可凝固沉淀蛋白质，减轻和抑制大肠埃希菌、葡萄球菌的毒性。临床上茶能止泻，患溃疡性结肠炎者也可用茶水煎剂灌肠，有一定效果。经动物实验研究证明，茶对痢疾杆菌的作用与黄连素相似。

饮茶可加强利尿和防止尿道结石。茶中有能抑制肾小球再吸收的咖啡碱，其代谢产物经去甲基和氧化作用，以甲尿酸形式排出体外，故可利尿。另外，茶中含有枸橼酸和盐能防止钙盐结石在尿道中形成。绿茶含有儿茶素与β-胡萝卜素、维生素C、维生素E等，多项试验证明，绿茶能清除自由基、抗衰老、预防癌症。常喝绿茶可以防止细胞基因突变、抑制恶性肿瘤生长、降血脂、降血压、防止心血管疾病，还可以预防感冒、龋齿及消除口臭等。上午喝绿茶，可以开胃、醒神。

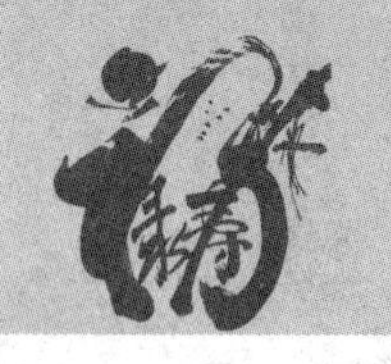

中医学认为,春夏秋冬四季饮用的茶都应有所不同。就是应该根据各种茶的性味,在不同的季节喝相适应的茶。红茶能暖胃、醒神,还能帮助消化,在寒冷的冬季饮用甘温的红茶是最适宜的。绿茶性味苦寒,冬天饮用容易造成胃寒,还可能影响食欲。而夏季炎热时,喝绿茶正好可以取其苦寒之性,消暑解热,生津止渴。许多人喜欢在大鱼大肉饱餐一顿之后喝些茶,这样也对健康不利。茶中的大量鞣酸,会与蛋白质结合生成鞣酸蛋白,这种物质有收敛作用,使肠道蠕动减弱,从而延长食物残渣在肠道内的滞留时间,进而导致大便干燥。所以,饱餐后最好先不要喝茶。

播放电视时,荧光屏会发出一些射线,这些射线对人体有害,尤其是长时间地看电视,能引起人们的视觉疲劳和视力衰退,试验结果表明,连续看电视四五个小时,人的视力会暂时减退30%。为了减轻荧屏射线和电脑辐射对眼睛和身体的影响和损害,看电视或面对电脑时常喝杯茶,不失为弥补的好办法。茶中的维生素A,有利于恢复和防止视力衰退;维生素B_2对眼睑、眼结膜和角膜有保护作用,缺了它常会引起流泪、视物模糊;维生素C是眼睛晶状体中的重要营养成分,不足时会使晶状体受损,变得混浊;维生素D直接参与眼视网膜的杆状细胞内视紫质的合成,以维持视觉的正常;微量元素锌则是维生素A在人体内运转的必需物质,如果维生素D或者锌不足,会减弱眼睛的适应力和辨色能力。另外,茶中还含有β-胡萝卜素、钙、脂多糖、茶多酚类物质,它们也有减轻视觉疲

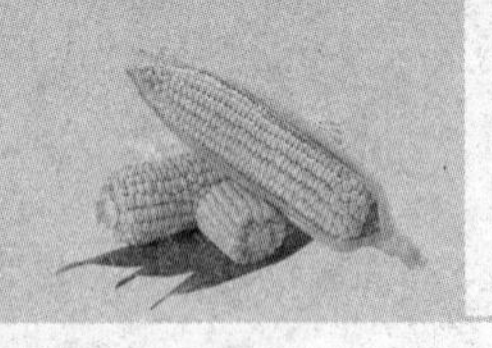

劳和防辐射的效用。屏幕射线和电脑辐射对人体的损害不仅仅是视力，还会对神经、免疫力、心血管系统等都有不利的影响，只是表现不似视力那么直接罢了。饮茶对减轻屏幕射线和电脑辐射的危害很有益，最直接的一个作用就是饮茶能够增加排尿，将毒素排出，"净化"了身体环境。所以，当看电视或操作电脑时，一杯清茶入口，既是享受，又能防病。

一般来说，饮茶忌过浓；忌空腹饮茶；饮茶忌过量；进补后忌立即饮茶；忌饮有异味的茶；忌饮隔夜茶。

63. 饮酸奶可以延缓衰老吗

酸奶是一种既美味、营养，又健康美容的饮品。酸奶的妙处不胜枚举，已成为人们生活中不可缺少的营养伙伴，酸奶被公认为是最有抗衰老价值的健康食品之一。它富含钙质、磷、维生素 B_2 和维生素 B_{12}。这些物质均有助于神经系统健康，恢复肠蠕动并加强免疫系统的功能；还能通过调节消化系统，排除废气，治疗腹泻或便秘。酸奶可成为过于甜腻的饭后冰激凌和奶油的替代型营养食品。其所含的钙质和磷有助于保护牙齿和骨骼，避免龋齿和骨质疏松。虽然酸奶是通过低热灭菌法制成的，但它依然是一种天然食品。它具有以下优点：可避免有害细菌在小肠内的扩散，从而防止肠道传染病，有效化解由消化问题引起的废气；有抗生素作用，能够减少肠道内的细菌，从而有助于肠道功能；对经常腹泻的人也有好处，有些研究者认为，酸奶可预防急性结肠病或结肠癌。此

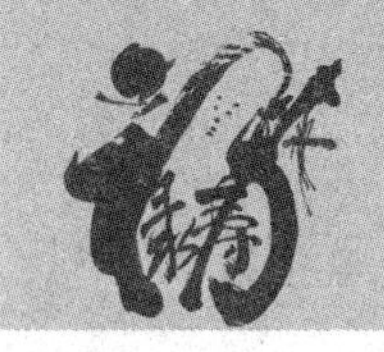

外，酸奶还可改善肤质；所含可溶解纤维的酸奶（如水果、蜂蜜酸奶）还可降低胆固醇，因此是一种抗衰老食品。

在断食期间内，早、中、晚三餐只喝定量的酸奶，则一定要选品质好、质量有保证、口味轻淡（如无糖）的酸奶，或者也可加一些香草精或柠檬汁改变一下味道。断食时间一般安排在周末的一两日即可，让肠胃得到休息，体内环境得到清理。平时，因为我们吃得过多，所以体内经常囤积大量的消化物，有便秘烦恼的人也越来越多，肠胃24小时不间断地工作，过于疲劳，排泄能力就相应地减弱。酸奶断食法是在肠胃得到休息的同时，清理一下胃及因为饮食过量和不规则的饮食习惯打乱的肠内环境。此外，对便秘也有明显的改善效果，而且实行断食还能调整自主神经的平衡性。

现代人因为不规则的生活和各方面的压力，破坏了自主神经的平衡，如果平衡得到了调整，代谢功能也就变得活跃起来，所以脂肪也容易燃烧，那么就能自然而然地取得减肥的效果。相比其他断食法，断食会因为没有吃下固体食物而觉得难受。但是，“酸奶断食法”却有“吃”的感觉，所以是一种比较能够轻松进行的断食法。酸奶断食法适宜于高血压、高脂血症、早期冠心病、便秘患者，以及肥胖者、经常感冒的人，最适宜于那些不进食不行又嫌做饭很麻烦还要减肥的人。不适宜人群有贫血、低血压、低血糖患者。除了特别饿的时候，酸奶可以在任何时候饮用。餐前喝酸奶能在一定程度上抑制饥饿感，还可以为人体补充营养。用餐时饮酒的朋友在餐前喝酸奶，

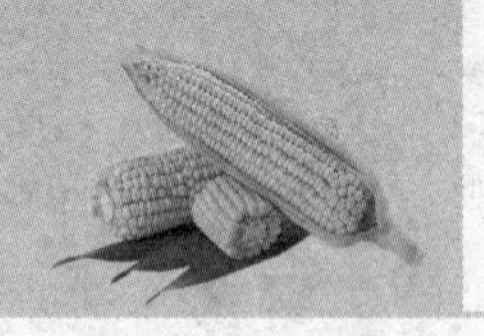

可以保护胃黏膜和肠道免受酒精侵害，缓解酒精对身体的刺激。如果是消化不良、胃酸过低的人用餐时喝酸奶，有促进消化的作用。这个作用是酸奶中双歧杆菌这种益生菌发挥的，双歧杆菌能抑制肠内腐败物质的产生，保护身体不受病原菌的感染；促进肠道的蠕动，防止便秘的发生；维持肠道内菌群平衡，预防和治疗腹泻。用餐时，不少朋友喜欢吸烟、饮酒，这个时候喝些酸奶对身体是很有好处的。因为酸奶中的嗜酸乳杆菌能够抑制腐败菌产生的有害物质，减轻肝脏负担，增进肝功能；有效地降低胆固醇，减轻肝脏和肾脏的负担，延缓人体各项生理功能的老化过程。用餐时饮用酸奶，不仅可以保健身体，还可以为我们带来多重味觉的享受。

酸奶中益生菌的存活与胃肠道中的酸碱度密切相关。研究结表明，嗜酸乳杆菌在 pH 值 5.4 以上的环境中生长繁殖良好，从而能最大限度地发挥作用。用餐后 0.5～2 小时，此时胃液的 pH 值一般已升至 5 左右，较适宜于益生菌的存活与生长，从而有利于发挥其独特的保健功效。由此可见，无论用餐前、用餐时，还是用餐后，酸奶和活性乳酸菌饮料都会为我们营造最佳的体内环境，让我们舒服用餐，享受美食。酸奶的蛋白质成分能促进铁的吸收，因此把西红柿和酸奶搭配在一起榨出的西红柿酸奶汁能提高体内铁元素的良好吸收，起到有效的补血作用。

64. 饮红葡萄酒可以延缓衰老吗

红葡萄酒中含有较多的抗氧化物，如酚化物、鞣酸、

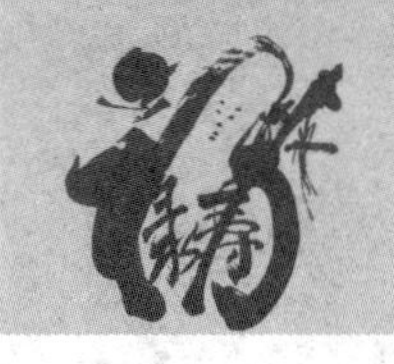

黄酮类物质、维生素C、维生素E和微量元素硒、锌、锰等，能消除或对抗氧自由基，具有抗衰老防病的作用。所以，多喝红葡萄酒能够抗衰老。在法国最大的葡萄酒产地波尔多鲁萨克的圣爱美伦村，这里的老年人经常像年轻人一样骑着自行车自如地穿梭在市场，而这些老年人的年龄大部分在70～90岁，他们看上去都红光满面。对于这里的村民们来说，每餐必不可少的就是红葡萄酒，他们一直都相信是红葡萄酒让他们身心得以健康。原来，我们人体就像放置在空气中的金属，在大自然中会逐渐被“氧化”。人体氧化的罪魁祸首不是氧气，而是氧自由基。这种不成对的电子很易引起化学反应，损害脱氧核糖核酸(DNA)、蛋白质和脂质等重要生物分子，进而影响细胞膜的运转过程，使各组织、器官的功能受损，加速机体老化。而红葡萄酒中含有较多的抗氧化物，能消除或对抗氧自由基。此外，波尔多地区的村民们一直认为，在冬天饮用红葡萄酒就像吃人参一样，不仅可以促进全身血液循环，还为身体带来生气和活力。

红葡萄酒含有丰富的葡萄糖、果糖、维生素C和B族维生素等营养物质，常喝红葡萄酒具有软化血管、保护心脏的特殊功效。红葡萄酒中的儿茶酚等物质可以防止动脉硬化的发生。美国哈佛大学的研究结果表明，适量饮酒能够使心血管病的发病率降低20％～40％。人的血液中有两种脂蛋白：低密度脂蛋白和高密度脂蛋白，低密度脂蛋白可以被通俗地称为不良脂蛋白，因为它们的结构容易断裂，使胆固醇沉积物随血液流动，并最终黏附在动

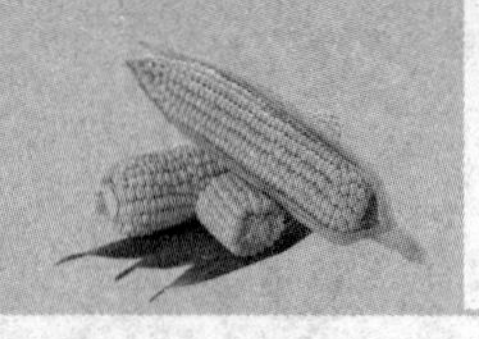

脉壁上，增加了罹患心脏病的危险。红葡萄酒能使血中的高密度脂蛋白升高，而高密度脂蛋白的作用是将胆固醇从肝外组织转运到肝脏进行代谢，所以能有效地降低血胆固醇，防治动脉粥样硬化。不仅如此，红葡萄酒中的多酚物质，还能抑制血小板的凝集，防止血栓形成。红葡萄酒能够明显减少动脉粥样硬化斑块的出现。葡萄酒中的化合物在机体不受低密度脂蛋白氧化侵害方面比维生素E有更强的效果。葡萄酒中的化合物不但是天然成分，而且种类繁多，非常有利于健康。在饮酒之后，葡萄酒中的多种酚类化合物被吸收到血液中，可迅速提高血液的抗氧化水平。

白藜芦醇是许多植物中的天然成分，在葡萄、花生、桑葚等许多植物中都有。植物利用白藜芦醇提高自身对抗病害的能力，对植物本身是一种天然的保健物质。葡萄果实中的白藜芦醇主要来自果皮，果肉中也有，但含量较少。红葡萄酒是带皮发酵，果皮和果汁的接触时间长，果皮中相当数量的白藜芦醇能够进入葡萄酒中，而白葡萄酒是不带皮发酵，进入酒中的白藜芦醇就少得多，红葡萄酒中这类保健物质的含量明显高于白葡萄酒。白藜芦醇能够抑制血小板聚集，形成血块并黏附在血管壁上，从而抑制或减轻了心血管病的发生和发展。白藜芦醇还能够调节血液中的胆固醇水平，它的化学结构与一种雌激素己烯雌酚很相像，能够起相同的作用，对血管壁状况及血液中胆固醇含量进行调节。白藜芦醇还能够降低血液中低密度脂蛋白的含量，同时增加高密度脂蛋白的含量，

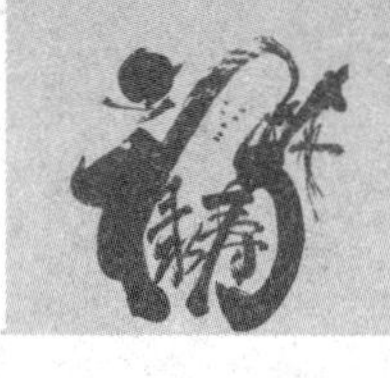

从而预防动脉粥样硬化和冠心病的发生。葡萄酒比其他酒精饮品都更加保健。酒精本身就有一定的保健作用，葡萄酒中的酚类化合物与酒精结合在一起时，有利作用被扩大。

红葡萄酒能防衰抗老，也包括延缓皮肤的衰老，使皮肤少生皱纹。除饮用外，还有不少人喜欢将红葡萄酒外搽于面部及体表，因为低浓度的果酸有抗皱洁肤的作用。虽然，饮用红葡萄酒的好处非常多，然而也有量的限制。饮用红葡萄酒，按酒精含量12%计算，每日不宜超过250毫升，否则会危害健康。

65. 吃药膳可以延缓衰老吗

药膳抗衰老是选用滋补强壮、扶正固本的中药，配合一定的食物，经烹调而成的药膳食品。此类药膳具有调整阴阳、补养气血、维护血管弹性、调节血压、增强机体免疫能力、预防疾病、延年益寿的功效。适用于各种年龄的人，尤其适宜于中老年人。我国药膳食疗源远流长，在滋补强身、抗衰防老、延年益寿方面有独创之处。早在西周时期药膳食疗就有了较大的发展，当时已有“食医”的专门医生。《神农本草经》载药365种，表明具有“不老、轻身、延年”功效的品种达133种，其中有枣、藕、山药、蜂蜜等食物。《素问》所谓“谷肉果菜，食养尽之，无使过之”及“五谷为养，五果为助，五畜为益，五菜为充，气味合而服之”为药膳食疗的理论奠定了基础。唐宋以后，药膳食疗学得到了全面的发展，孙思邈的《千金要方》和《千金翼

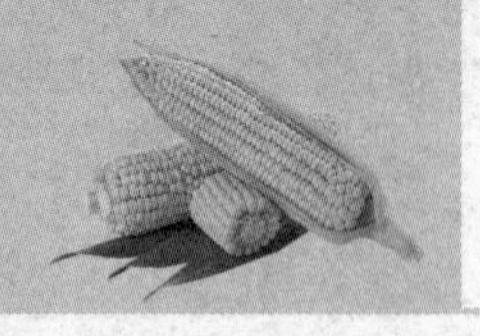

方》中分别记载有“食治”与“养老食疗”专节，认为“食能排邪而安脏腑，悦神爽志以资血气”。以后的《食疗本草》《养老奉亲书》《饮膳正要》《本草纲目》等著作中均记载了不少药膳食疗治疗中老年病的方剂和方法，为抗衰老提供了丰富的借鉴依据。

(1)补气药膳：黄芪片20克，子母鸡1只，葱、生姜、食盐、黄酒、味精、花椒水各适量。将子母鸡宰杀后，去毛和内脏，剁成1寸见方的小块，放入沸水锅内煮3分钟捞出，洗净血水，装入汽锅内，加入葱、生姜、食盐、黄酒、味精、花椒水及洗净的黄芪片，放入汽锅内盖上盖，上笼蒸3小时取出，拣去葱、姜、黄芪即成。可作为正餐食之。具有补中益气的功效。适用于中老年女性脾气虚弱证，症见身疲乏力、气短懒言、面色无华、大便溏泻等；也可用于中老年女性子宫脱垂等疾病。

(2)养血药膳：当归10克，党参10克，山药10克，猪腰500克，酱油、醋、姜丝、蒜末、香油各适量。将猪腰切开，剔去筋膜、肾盂，洗净后入锅内；当归、党参、山药装入纱布袋内，扎紧口，同放入锅内，加水适量，清炖至猪腰熟透，捞出猪腰，冷却后，切成薄片，放在盘子里，拌入酱油、醋、姜丝、蒜末、香油调味即成。佐餐食用。具有养血、益气、补肾的功效。适用于中老年人气血亏损兼肾亏证，症见心悸、气短、腰酸痛、失眠、自汗等；也可用于围绝经期综合征、卵巢早衰、围绝经期抑郁症等疾病。

(3)滋阴药膳：银耳10克，黑木耳10克，冰糖30克。将银耳、黑木耳用温水泡发，并摘除蒂柄，除去杂质，洗净

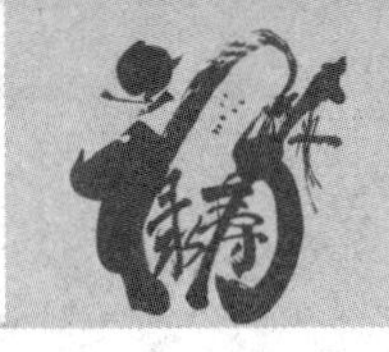

后放入碗内，加水适量，放入冰糖置于蒸笼中，中火蒸1小时，待木耳熟透即成。食银耳、木耳，喝汤，每日2次。具有滋阴、补肾、润肺的功效。适用于中老年人肺肾阴虚证，症见头晕目涩、耳鸣腰酸、阴道干涩、皮肤粗糙等；也可用于中老年人皮肤衰老、早老性痴呆、卵巢早衰、中老年女性阴道炎、慢性外阴色素减退病等疾病。

(4)助阳药膳：肉苁蓉10～15克，精羊肉60克，大米60克，食盐、葱白、姜片各适量。将肉苁蓉、精羊肉分别洗净后切细，肉苁蓉入砂锅内，水煎煮取汁去渣，入羊肉、大米同煮，待煮沸后，加入食盐、葱白、姜片，煮为稀粥即成。早晚分食。具有补肾助阳、健脾养胃、润肠通便的功效。适用于中老年人肾阳虚衰证，症见腰膝冷痛、小便频数、夜间多尿、平素体质羸弱、恶寒怕冷、四肢不温、性欲低下等；也可用于中老年人性功能减退、卵巢早衰、便秘等疾病。

(5)补气血阴阳药膳：当归10克，党参15克，鳝鱼500克，黄酒、葱、姜、蒜、味精、食盐、酱油各适量。将鳝鱼剖脊背后，去骨、内脏、头、尾，切成丝备用。当归、党参装入纱布袋内扎口，与鳝鱼同入锅内，放入黄酒、葱、姜、蒜、食盐，加水适量，先用大火煮沸，去浮沫，再改用小火煎熬1小时，捞出药袋不用，加入味精调味即成。早晚分食。具有补益气血的功效。适用于中老年女性气血不足证，症见久病体弱、神乏无力、面黄肌瘦等；也可用于中老年人外阴色素减退、卵巢早衰等疾病。

(6)健脾利水药膳：鹌鹑5只，薏苡仁10克，黄芪5

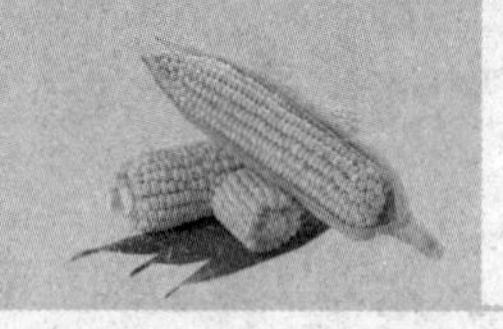

克，姜片、葱段、酱油、胡椒粉、猪油、肉汤各适量。将薏苡仁洗净，黄芪洗净并切片；鹌鹑宰杀后去毛、内脏及脚爪，洗净后入沸水锅中汆去血水，对剖成两块。净锅置火上，加入猪油烧至六成热，下入姜片、葱段煸出香味，放入肉汤、鹌鹑、黄芪、薏苡仁及酱油、胡椒粉，大火煮沸，去浮沫，改用小火煨至肉烂，用大火收汁，装盘即成。佐餐食用。具有益气健脾、行水祛湿的功效。适用于中老年人脾胃气虚证，症见身疲乏力、小便不利及水肿等；也可用于中老年人特发性水肿、围绝经期综合征等疾病。

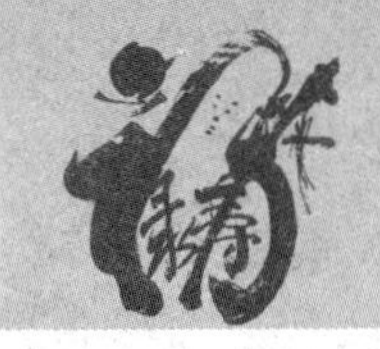

三、中老年人的饮食宜忌

66. 中老年人不宜常吃的食物有哪些

(1)油炸类:油炸食品含脂肪量甚高,一次摄入较多的高脂肪食物,胃肠道难以承受,容易患消化不良,还易诱发胆囊、胰腺疾病,或使这类疾病复发、加重。另外,油炸类食品产热能高,中老年人常食可导致体内热能过剩。

(2)熏烤类:食物在熏烤过程中,可产生某些致癌物质。中老年人本来就比一般人容易患癌症,如果经常吃熏烤类食品,则会增加患癌特别是胃癌的危险性。

(3)腌渍类:腌渍食品一般含盐量高,维生素含量甚低,不适于中老年人经常食用。

(4)酱制品:包括酱油、大酱和各种酱菜,它们普遍含盐量极高,会加重心血管和肾脏的负担。

(5)冰镇类:在炎热的夏天,冰镇食品入胃后会导致胃液分泌下降,容易引起胃肠道疾病,甚至会诱发心绞痛和心肌梗死,对患心血管疾病的中老年患者尤为不利。

(6)甜食类:甜食类含糖量高,中老年人多喜欢吃,但糖摄入量过高可引起肥胖,并能引起血脂增高,对已有动脉硬化倾向和糖尿病的中老年人尤为不利。

(7)动物内脏类:动物脑、肝、肾等含胆固醇甚高,会导致中老年人血胆固醇增高。

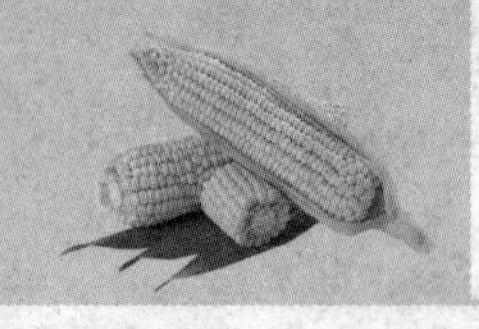

(8)动物血类:动物血含胆固醇较高,中老年人不可常食,但可以偶尔食用一两次,并一次量不宜过多。

(9)方便食品:方便食品含有的维生素等营养较少,如把它们当主食来吃,容易出现维生素缺乏症,对中老年人的健康十分不利。

(10)过期食品:中老年人有存放食品舍不得吃的习惯,食物存放过久会发生霉变,产生各种有害物质,容易引起食物中毒或致癌。

67. 中老年人的食谱为什么宜经常变化

中老年人的食谱要勤于变化。每日最好安排 30 种食物以备选择,至少也要吃 14 种食物才能达到膳食平衡的目的。中老年人早餐应坚持低糖低脂的原则,选择瘦肉、禽肉、蔬菜、果汁、低脂奶,辅以谷物、面食。午餐以高蛋白食物为主,原因在于蛋白质进入体内后会分解出酪氨酸,进入脑后转化成使人振奋的多巴胺与去甲肾上腺素,从而使人精力充沛。晚餐应以高糖、低蛋白食物为主,糖类会增加血清素的分泌,可防止失眠。肉类、蛋类等高蛋白质的食物宜加以限制。

一年四季气候变化很大,故中老年人食谱更应有所不同。春季要选择温补阳气类食物,如葱、蒜、韭菜等蔬菜。夏季首先要注意补足水分和钠、钾、钙、镁等矿物质,以及含氮物质及 B 族维生素、维生素 C 等;蔬菜每日不少于 500 克,豆腐不少于 100 克,鸡蛋 1 个,少量瘦肉,应少吃油腻食品;夏季苦味食物(如苦瓜等)值得推荐。秋季

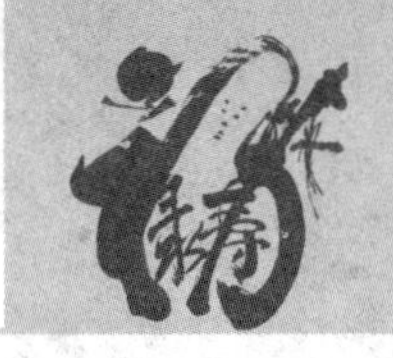

易使人产生“秋燥”症状，中老年人对秋天气候变化的适应和耐受力较差，饮食调养可起到预防作用，应以“清润”为宜。秋季易伤津液，故平时要多饮些开水、淡茶、豆浆及牛奶；还应多吃些萝卜、番茄、豆腐、柿子、香蕉等；暮秋时节，精气开始封藏，进食滋补食品较易被机体消化、吸收和藏纳，有利于改善脏器的功能，增强素质；对体弱多病的中老年人，更有康复、祛病和延年之效，这时可适当吃些鸡、鸭、牛肉、猪肝、鱼虾等，以及莲子、大枣之类的食品。冬季天气寒冷，是闭藏之令，进食要多吃敛阳护阴的食物，如芝麻、龟、鳖、莲藕等。

68. 为什么中老年人的饮食不宜过于清淡

中老年人吃过分清淡食物会降低抵抗力，疾病反而更容易侵袭人体。即使患有心脏病的中老年人，也不可强求饮食必定要清淡。长年吃素，从饮食中摄入的蛋白质、脂肪就会严重不足，而不能满足机体代谢的需要。在素食中，除了豆类含有丰富的蛋白质外，其他食物中的蛋白质含量均很少，而且营养价值较低，不易于被人体消化吸收和利用。而诸如鸡、鸭、鱼、肉之类的荤食，却能够成为营养的重要来源。

其实，人身体健康的主要因素不在于吃荤还是吃素，而在于吃什么和吃多少，也就是人体所需的营养成分是不是全面、是不是适量。从食物中所摄取的成分及其分量，正是人体生理及生活运作中需要的，为正确的营养摄取最基本的原则之一。荤素相间的饮食可促进人体的新

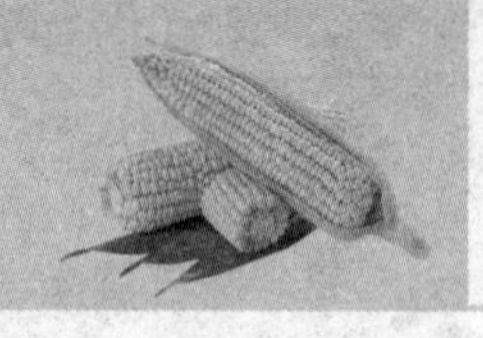

陈代谢，促使组织细胞的结构完全，以提高抗病能力，并延缓衰老及增进健康长寿。

中老年人可以大米、面粉或杂粮为主食，每日喝豆浆或牛奶。菜肴以瘦肉（每1～2日50克左右）、蛋禽、鲜鱼虾等荤食及各种蔬菜为主。中老年人适当控制动物脂肪的摄入是必要的，但长期不进荤油或其他动物脂肪类食物，会降低机体免疫功能，易发生营养不良、贫血、感染和癌症。所以，中老年人应科学地食用油类，一般以吃植物油为主，适当地吃些动物油，按2∶(0.5～1)的比例，可使两类脂肪酸的摄入恰到好处。

69. 为什么中老年人不宜厚味

进入中老年期后，随着整体功能的减退，饥饿觉、渴觉、视觉、嗅觉和味觉的功能都下降，中老年人对食物的需求、欲望及进食的愉快感减低。中老年人因身体老化而导致的吃饭不香，不应用求“厚味”来解决。那么，该怎样合理解决中老年人进食无味的问题呢？

(1)要改进食物的色香味，在烹调时设法将不同颜色、味道的食品，适当调配组合成为色彩诱人的美味食品，做到“色美味鲜”。

(2)改善进食环境，注意饭前卫生，不酗酒，不吸烟，少喝水，以减少对消化道的刺激和避免冲淡消化液。

(3)吃饭要定时定量，尤其不要“零食不离口”，以免使胃肠道得不到片刻的安宁，打乱定时进食的习惯，导致食欲的减退。

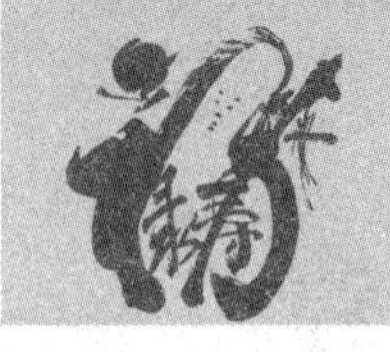

(4)每吃一口饭要细嚼慢咽，不少食物尤其是动物性食品，在细嚼的过程中可使肉食中的氨基酸释放出来，以增加鲜味。细嚼的同时还可刺激产生大量唾液，既能润滑食物，便于吞咽，清洗口腔，又可将淀粉分解成甘甜爽口的麦芽糖，从而提高口感，有利于吸收。细嚼慢咽还可保护胃肠道不受损伤，并能反射性地引起胃腺、胰腺等的分泌，增强消化功能，达到旺盛食欲之目的。最后一点，不应再把味美作为饮食的目的，应为健康而食。

70. 为什么中老年人宜喝牛奶

牛奶含有蛋白质、脂肪、糖类、矿物质、维生素和水等营养素，对于中老年人来说，是一种理想的完全食品。因此，多喝牛奶对中老年人大有好处。牛奶中含有3.3%～3.5%的乳蛋白质，消化吸收率可高达96%。牛奶中含有赖氨酸、蛋氨酸、色氨酸等多种人体必需却又不能在体内合成的氨基酸。蛋白质是维持身体进行正常新陈代谢的必要物质，因此中老年人多喝牛奶可保证足量蛋白质的摄入。

多喝牛奶不仅可以让中老年人从其他食物中摄入的脂肪适量，也可以从牛奶中获得如亚麻酸和花生四烯酸等人体必需的不饱和脂肪酸。亚麻酸有显著的降低血胆固醇作用，花生四烯酸可以降低三酰甘油。这对于防止动脉粥样硬化和高血压都有好处。中老年人喝牛奶可以补充维生素，特别是维生素A和维生素B_2。

乳糖能促进人体肠道内有益的乳酸菌生长，维持肠

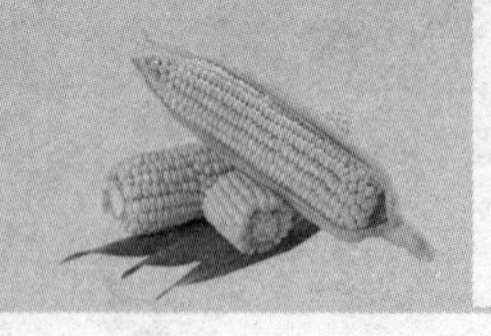

道的正常消化功能。乳糖有利于中老年人对钙的吸收，可防止机体因缺钙而产生的骨质疏松等病症，乳糖消化后变成葡萄糖可以补充能量。与其他食物相比，老年人更易吸收和利用牛奶中的钙和磷。患有高脂血症的中老年人可以饮脱脂牛奶，牛奶中乳清酸可以清除附在血管壁上的胆固醇。轻度肾功能损害的中老年人喝牛奶，可以提高肾脏的排泄功能。高尿酸血症和痛风的中老年人可以喝牛奶，因为其乳蛋白不含嘌呤。

71. 为什么中老年人的食物不宜烂和精

不少中老年人由于牙齿不好及消化功能减退，喜欢吃些软烂精细的食物，并认为软烂精细的食物好消化。殊不知，中老年人并不宜吃软烂精细的食物，因为这些食物对中老年人的健康并无益处，反而有害处。吃软烂的食物，对中老年人健康最不利的是会造成营养的缺乏。这是因为，软烂的食物不需要用力咀嚼就可以咽下，但是不经过在口腔中反复咀嚼的食物，唾液酶的分泌减少，不利于消化吸收。无论中老年人的牙齿好与不好，有牙还是没有牙或是假牙，都应该用牙或牙床来咀嚼食物。经常用牙齿咀嚼食物，尤其较硬的食物，可以锻炼牙齿和牙床，使牙床发达，从而使牙齿坚固。即便是假牙，也要经常用它来咀嚼。

中老年人也不宜吃精细的食物（如精米、白面等），在加工过程中，所含的各种营养素如蛋白质、维生素、矿物质和纤维素等都受到不同程度的破坏。如小麦在加工前

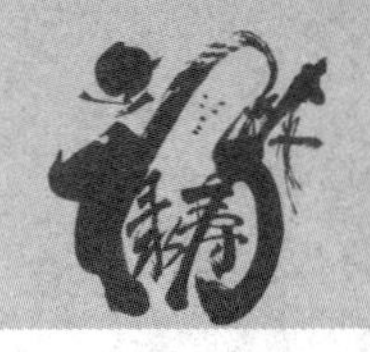

后，它所含蛋白质的生理价值和维生素 B_1 都受到了破坏：小麦加工前其蛋白质的生理价值是67，加工成面粉后，蛋白质的生理价值为52，降低了15%；标准粉维生素 B_1 含量是0.46，富强粉维生素 B_1 含量仅为0.13。由此表明，很多原料加工越精细，所含营养成分受到的破坏也就越大。尤其中老年人本来进食就不多，如果经常吃这些精细食物，更会导致营养素的缺乏。

72. 为什么中老年人宜常吃带馅食物

中老年人常吃带馅的水饺、蒸包、馄饨等各种带馅食品，既能增加各种营养，又有益于身体健康，好处是很多的，大概有如下好处。

(1)菜馅食物可提供丰富的维生素和矿物质：蔬菜是人体需要的多种维生素和矿物质的重要来源，但中老年人多有不爱吃青菜的习惯。如能将青菜做成馅儿，再放入少量的肉和其他作料，中老年人不仅爱吃，还可从中得到充足的多种维生素和矿物质。而且青菜里含有的纤维至少有通便、降血脂、防止动脉硬化和预防癌症的功效。

(2)肉馅易于消化：中老年人最好每日都能吃少量的肉类，而油腻大的肉块不易被消化，炒肉又容易炒得发硬，也不易消化。若将肉做成肉馅儿，不但味道鲜美，还容易消化吸收。

(3)吃带馅的食物可以防止中老年人偏食：鸡蛋、胡萝卜等做成馅，与一些喜欢吃的食物搭配在一起，能够使中老年人得到原来得不到的营养物质，并逐步纠正偏食。

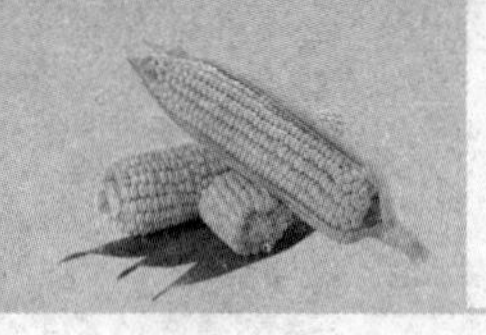

73. 为什么中老年人宜多吃虾皮

虾皮营养极为丰富,以蛋白质为例,1 千克虾皮所含蛋白质相当于 2 千克鲤鱼、2 千克牛肉、6 千克巧克力、3 千克鸡蛋、12 千克优质牛奶所含的蛋白质数量。如果用人体非常需要的钙来衡量,虾皮就更是遥遥领先了。据测算,每 100 克虾皮中含有的钙竟高达 2 000 毫克,而鲤鱼只有 25 毫克,相差 80 倍;大黄鱼只有 33 毫克;牛奶只有 120 毫克。

除上述营养物质以外,虾皮内还含有丰富的钾、碘、铁、磷等微量元素及维生素、氨茶碱等成分,且其肉和鱼一样松软,易消化,不失为适合中老年人食用的营养佳品,对健康极有裨益。尤其值得一提的是,中老年人常食虾皮,可预防因缺钙所致的骨质疏松症。因此,中老年人在做菜时放一些虾皮,对提高食欲和增强体质都是有好处的。

虾皮物美价廉,用途广泛,可汤、可炒、可馅、可调味,家常菜中的虾皮豆腐、虾皮油菜、虾皮韭菜、虾皮小葱、虾皮萝卜汤等,均为鲜美的下饭佳肴。虾皮虽然美味,但对少数中老年人来说,却是一种禁忌食品。某些过敏性疾病,如过敏性鼻炎、支气管哮喘、反复发作过敏性皮炎、过敏性腹泻等,约有 20%可由虾皮引起发作。因此,对虾皮过敏的人,不论在缓解期或发作期都不要进食虾皮。

74. 为什么中老年人不宜多吃葵花子

节日期间,走亲串友,谈天说地,看看电视,人们总喜

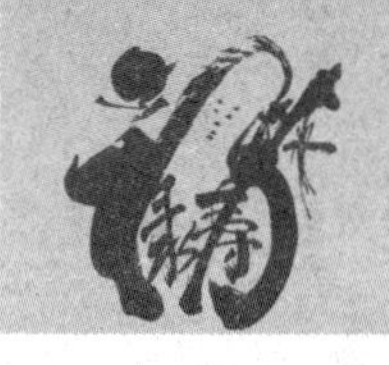

欢用葵花子来打发时间，但对于中老年人来说，则不宜多吃。葵花子含油量高，而且这些油脂大多属于不饱和脂肪酸，若进食过多，则会消耗体内的胆碱，使体内脂肪代谢失调，脂肪沉积于肝脏，将会影响肝细胞的正常功能，易造成肝功能障碍，或者结缔组织增生，严重者还可能诱发肝组织坏死或肝硬化。有些葵花子在炒制时，需要一些香料，如桂皮、大茴、花椒等，它们对胃都有一定的刺激作用，尤其是桂皮中含一种黄樟素的物质，动物实验证实其有致癌作用。中老年人肝脏解毒功能下降，吃得太多，肝脏负担加重，有可能诱发肝炎而危害人体健康。葵花子在加工过程中，还需要较多的食盐，水、食盐是一对孪生姐妹，食盐摄入过多，可使水在血管内潴留，使血管阻力增加，血压升高或使高血压病患者症状加剧，严重者还会诱发脑卒中或心绞痛。因此，中老年人不宜多吃葵花子。

75. 为什么中老年人饮食上宜重视补铁

中老年人容易发生缺铁性贫血，表现为面色苍白、气急、心悸、睡眠多梦、容易疲劳等，这些症状与贫血、缺铁、低血红蛋白、携氧功能降低、组织供氧不足有关。中老年人容易发生缺铁性贫血的原因如下：①中老年人进食量少，蛋白质和铁的摄入量相对减少。②中老年人为预防动脉粥样硬化及胆固醇过高，往往以素食为主，肉类和动物内脏吃得少，对植物性食物中的铁吸收利用率差。③中老年人的消化功能减退，影响了对铁的吸收作用。

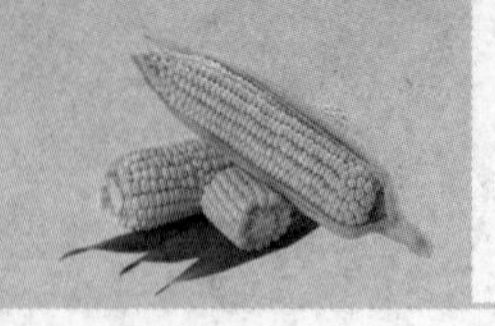

④维生素B_{12}、维生素C的不足也影响铁的吸收和利用。

预防老年性缺铁性贫血的发生，可以在注意膳食中营养素平衡的同时，多吃含铁丰富的黑色食物，如黑米、黑豆、黑芝麻、黑木耳等。鸡血、鸭血及猪肝中含血红素铁高，又有蛋白质，其吸收利用率高，可达到20%，并且不受肠胃道中其他膳食因素的影响。所以，在控制胆固醇的摄入量每日少于300毫克的条件下，中老年人适当地多吃一些猪肝，对补铁有益处。对膳食进食量无法满足需要的中老年人，也可适当补充一些铁的制剂，以血红素铁的制剂为好。

76. 为什么中老年人宜多吃含铜食物

铜是人体中不可缺少的一种微量元素，对于维持人体正常生理功能起着非常重要的作用。中老年人由于胃肠道消化吸收功能下降，对摄入的食物中铜的利用率降低，另外中老年人牙齿脱落，对食物咀嚼不全，也影响了铜的吸收，因而容易发生铜缺乏症。

当人体内缺铜时，脑细胞中色素氧化酶减少，活力下降，从而使人出现记忆力减退、思维混乱、反应迟钝、步态不稳、运动失常等。另外，心血管中的弹性蛋白和胶原蛋白的生成，有赖于铜离子的催化和激活，人体若长期缺铜，就会造成动脉硬化，导致冠心病的发生。近年来医学研究还发现，铜元素在抗衰老、保护皮肤及头发、防治流行性感冒和癌症等方面均有一定的作用。

要预防中老年人铜缺乏症，关键在于饮食上更多摄

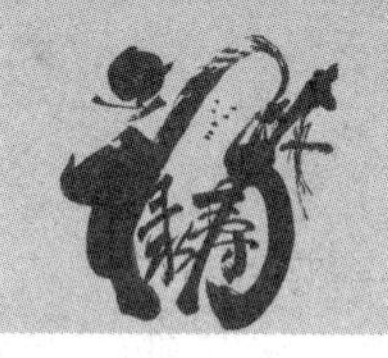

入一些富含铜的食物，如虾、牡蛎、海蜇、鱼、蛋黄、番茄、豆类及果仁等。食物要嚼碎，以利于铜的吸收，不吃或少吃制作过精的食物。同时，在饭后不要立即服用维生素C，因维生素C会妨碍铜的吸收。

77. 为什么中老年人饮酒不宜过量

中老年人少量饮用酒精浓度在20%以下的果酒、葡萄酒、黄酒、米酒、啤酒等，对身体健康有益。葡萄酒可以作为某些疾病的辅助治疗剂，尤其对中老年人或身体虚弱、患有失眠症、精神不振的人是良好的滋补剂，每次饮用葡萄酒的量不宜超过100毫升。适量饮酒还可以提高血液中高密度脂蛋白的含量，减少脂类在血管壁上的沉积，对防治动脉粥样硬化有一定作用。

有的中老年人嗜酒如命，饭可以一日不吃，酒却不可一日不饮，这对身体是有害的。因为酒精进入人体后，首先通过胃肠道进入血液循环，其中90%要经过肝脏代谢，其他10%则通过肾脏、肺脏等代谢。因此，长期或大量饮酒都会影响肝脏功能，损伤肝细胞，造成老年性肝功能衰退或肝脏萎缩。调查表明，长年大量饮酒者当中，患脂肪肝的人有30%～50%，患肝硬化的人为10%～20%。

心脏病患者过量饮酒更为有害，因为酒精可以造成心动过速，从而增加心脏耗氧量，使心功能异常。对患有冠状动脉粥样硬化的老年人，过量饮酒，则会导致心肌缺血，发生心绞痛、心肌梗死、心律失常，甚至危及生命。此外，中老年人在服药前后，以及服药同时切不可饮酒。因

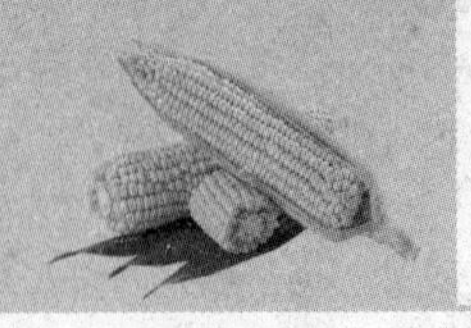

为，酒精能影响药物疗效，甚至产生严重后果。总之，大量或长期饮高度酒，对身体健康十分有害。中老年人为健康长寿着想，应改掉不良的饮酒习惯，即使是饮低度酒，也应适量。

78. 为什么中老年人喝茶宜早、少、淡

喝茶有益于健康，但中老年人喝茶应该以早、少、淡为原则，那种每日与浓茶相伴的习惯不利于健康。

第一，茶叶中富含咖啡碱有刺激机体兴奋的作用，这在中老年人表现得更为明显。随着年龄的增长，人的心脏功能逐渐减退，中老年人的心脏承受能力不比当年，长期喝浓茶会使心脏增加额外负担，导致心动过速和心律失常，甚至诱发和加重多种心脏疾病。

第二，茶叶的兴奋作用发送到人体各组织器官后，会带动肌肉和血管相应地紧张和收缩，从而导致血压迅速升高。中老年人本身就容易患血管硬化和高血压等疾病，因此喝茶不适当有可能导致脑卒中等危急症候。

第三，喝茶也会影响中老年人的睡眠，俗话说得好，前 30 年睡不醒，后 30 年睡不着。进入中老年期以后，人的睡眠时间减少，睡眠质量不高，茶的兴奋作用也会维持得更长久。中老年人哪怕是午后喝茶，也可能引起夜晚失眠，使原本难以获得的足够休息时间变得更短，第二日必定精神萎靡。如果此后再通过喝茶提神，就会陷入恶性循环。

第四，人到中老年，胃的消化能力本身已经降低，而

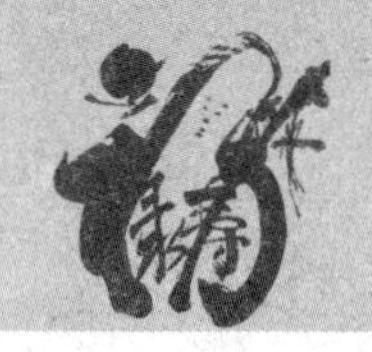

喝茶时所摄入的大量鞣酸会使食物蛋白形成不能消化的沉淀,并影响维生素和微量元素的吸收,容易造成营养不良,还会加重中老年习惯性便秘的临床症状。

79. 中老年人宜吃的明目食物有哪些

(1)老花眼:经常食用富含维生素 B_1 的食物对防治老花眼有一定的作用,如杂粮、豆类、谷类、干果、瘦肉、蛋类、芹菜、莴苣等。

(2)中老年白内障:宜多喝温开水,每日饮水至少1 500毫升。多吃富含维生素 C 的绿色蔬菜和含微量元素硒多的食物,如海产品和动物肾、肝、肉,以及整粒的谷类(如小麦、玉米、小米等),不喝过多的牛奶,以每日 250～500 克为宜,因牛奶中含有较多的乳糖,会促成白内障。

(3)原发性青光眼:特征是眼压高,因此青光眼患者要选低盐饮食。口渴时不饮过多的水、茶或咖啡,防止眼压升高。膳食中应注意给予杂粮、蔬菜和水果,因这些食物含纤维素较多,可以防止便秘。青光眼患者要保持大便通畅,防止因大便用力引起眼压升高。

(4)视网膜病:可多吃一些具有明目作用的食品,帮助恢复视力,如芝麻、梨、柑橘、番茄、南瓜、豆类、蜂蜜等。

(5)眼干燥症:适当多喝茶、蔬菜水果饮料,多吃蔬菜与水果、鸡、鸭、鱼、蛋、牛奶等食品,对减轻眼干燥有一定帮助。

另外,玉米、蛋类、胡椒、红葡萄和南瓜等食物也有利于保护中老年人的视力,并可以延缓衰老。

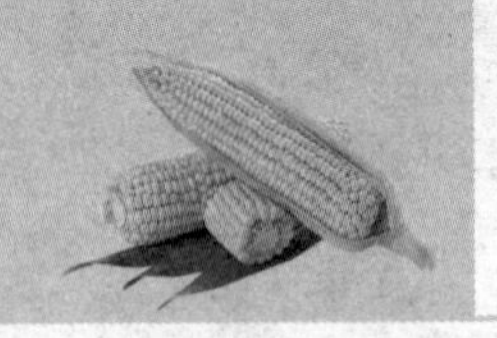

80. 有老年斑者宜吃什么

老年斑形成的原因是人体在代谢过程中，会产生一种称为“游离基”的物质，即脂褐质色素，这种色素在人体表面聚集，即形成老年斑。青壮年时期，人体内有天然的抗氧化剂和抗氧化酶，这些抗氧化物质会使游离基变为惰性化合物，不能生成过氧化脂质，故不能对细胞有所破坏。随着年龄增长，体内的抗氧化功能逐步减退，到了老年时体内游离基便会起破坏作用了。

脂褐质色素不仅能聚集于皮肤上，而且还能侵扰机体内部，如果沉积在血管壁上，会使血管发生纤维性病变，导致动脉硬化、高血压、心肌梗死；积存于脑细胞时，会影响脑功能，加速脑衰老过程，引起老年人记忆、智力障碍及抑郁症等，甚至老年痴呆症。

多吃蔬菜和水果能有效地减少老年斑的发生，尤其是常吃洋葱效果更好。洋葱中含有硫质和必需维生素等营养成分，能消除体内不洁废物，使机体保持洁净。研究结果表明，最理想的抗氧化剂是维生素 E，它在体内能阻止不饱和脂肪酸生成脂褐质色素，自然也就有较强的抗衰老功能。因此，老年人除可遵医嘱服用一定的维生素 E 外，还应多吃含维生素 E 丰富的食物，如植物油就是维生素 E 最好的食物来源。此外，大豆、芝麻、花生、核桃、瓜子、动物肝脏、蛋黄、奶油、玉米及黄绿色蔬菜等，均含有丰富的维生素 E。通过吃，不但能“吃”掉老年斑，而且还能吃出健康长寿来。

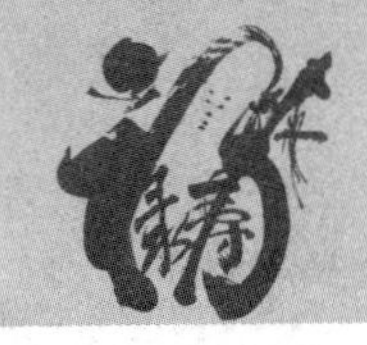

四、中老年疾病的饮食宜忌

81. 中老年动脉粥样硬化患者的饮食宜忌有哪些

（1）食量适当，勿过多，过饱，力戒暴饮暴食；60岁以上的人尤其要注意体重控制在正常范围，防止超重或肥胖。体胖者容易患动脉粥样硬化，且会促使病情发展。

（2）主食要多样化，可以适当多吃些粗粮、杂粮，大约占主食的20％，这样对动脉粥样硬化症患者有益。

（3）平时可多吃些水产海味食物，如鱼、虾、海带、海蜇、海米、紫菜等都是优质蛋白质和含有不饱和脂肪酸的食物。中医学认为，水产海味食物具有软坚散结作用，经常食用，可软化血管。

（4）戒烟限酒。嗜酒酗酒可促使肝胆固醇的合成，引起血浆胆固醇及三酰甘油浓度的升高；烟内含烟碱和尼古丁，能促使血管痉挛、降低大脑皮质的功能，也可促使肾上腺素分泌增加，导致动脉硬化症的发展。

（5）重视维生素和矿物质的补充，特别是维生素C和维生素P。维生素C可促使胆固醇羟基化，减少胆固醇在血液及组织中的蓄积；维生素P能保持细胞和毛细血管壁的正常通透性，增加血管的韧性和弹性。已知微量元素中锰的缺乏和铬的不足可促使动脉硬化的形成，中老年人应经常适量补充。

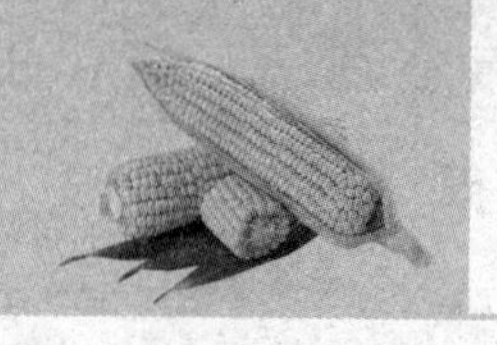

(6)针对老年性动脉粥样硬化症患者，宜在日常餐饮中食用植物蛋白(如豆制品等)、植物油及复合碳水化合物(如淀粉等)。维生素C及维生素P含量多，具有防治动脉粥样硬化的食物有：红枣、柿子、橙子、柚子、橘子、刺梨、猕猴桃、芒果、橄榄、柠檬、樱桃、菠萝、水芹、鲜豌豆、油菜、紫茄、菜花、苋菜、荠菜、菠菜、豇豆、荞麦、淡菜、辣椒等品种。也可长期食用山楂、桑葚、槐花、莲子、向日葵子、何首乌等药食兼用之品配制的食疗、药膳。

82. 中老年冠心病患者的饮食宜忌有哪些

(1)中老年人饮食宜微饿而食，主动饮水，每餐八成饱，必需时，可适量增加一餐。

(2)禁烟忌酒。冠心病患者饮酒能引起心绞痛或心肌梗死，就是一般的低度米酒，也要严格限量，每日应控制在20毫升以下。美国曾对100多万名患者进行调查，结果表明，吸烟男性中冠心病的死亡率是不吸烟者的2.81倍，女性吸烟者，其冠心病的死亡率为不吸烟者的2倍。

(3)冠心病患者的日常饮食，总热能不宜过高，中老年人还要多选用豆类和坚果类植物蛋白；多吃蔬菜和水果，以补充足够量的维生素C、维生素P及微量元素铜、锌、硒等。研究结果表明，相对的或绝对的铜、锌、硒缺乏，是冠心病致病的重要因素，这类微量元素在维持心血管系统正常结构和功能上，具有特殊作用。

(4)中老年冠心病患者饮食宜清淡，用盐量每日须严

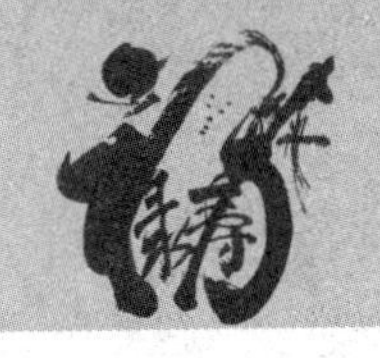

格控制在4克以下,含钠多的食品,如榨菜、酱豆腐、咸菜、香肠、咸鸭蛋等,应少吃或不吃。

(5)对中老年冠心病患者宜长期适量进食以下食品:豆腐皮、玉兰片、慈姑、花生、莲子、海带、淡菜、马兰头、金花菜、豌豆苗、胡萝卜、菠菜、油菜、猪瘦肉、牛肉、鸡肉、鸭肉、淡水鱼、海鱼、海虾、紫菜、白萝卜、茄子、大白菜、扁豆等。由人参、红茶、山楂、槐花、灵芝、桂圆肉、薏苡仁、黑芝麻、桑葚、枸杞子、红枣、黑木耳、无花果、蛹虫草、刺五加、黄芪等药食兼用之品配制的食疗、药膳方,均可长期适量食用。

83. 中老年高血压病患者的饮食宜忌有哪些

(1)节制饮食,避免进餐过饱,减少甜食,控制体重在正常范围。

(2)避免进食高热能、高脂肪、高胆固醇“三高”饮食;适当限制饮食中的蛋白质的供应量,每日每千克体重蛋白质的供应量应在1克以内。

(3)食用油宜选择植物油,忌食荤油。

(4)多吃维生素含量丰富的新鲜蔬菜及瓜果;戒烟、忌酒和浓茶;少吃辛辣调味品。

(5)限制食盐量,每日食盐在4克以内。

(6)适宜长期进食的降压食物有:芹菜、大蒜、洋葱、荠菜、马兰头、绿豆、玉米、胡萝卜、西瓜、地瓜、茭白、茼蒿、菊花脑、冬瓜、海带、昆布、紫菜、海参、玉兰片、蘑菇、黑木耳、芝麻、虾米、香蕉、番茄、柿饼、苹果、向日葵子、

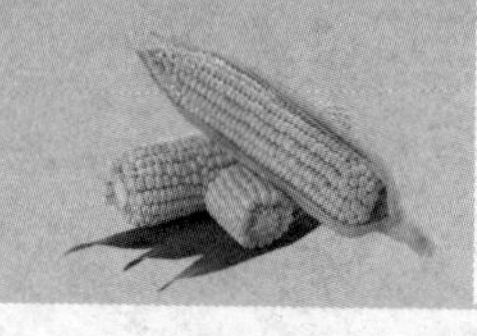

梨、蜂蜜、蜂王浆等品种。由菊花、决明子、野菊花、杜仲、葛根、槐花、玉米须、枸杞子、天麻、山楂等药食兼用之品制成的药膳、饮料也可长期食用。

84. 中老年慢性支气管炎患者的饮食宜忌有哪些

(1)在日常生活中,禁烟忌酒,慎用辛辣刺激性食品,避免刺激呼吸道黏膜而诱发咳嗽。

(2)平时食物宜清淡不宜咸,饮食太咸了,钠离子浓度增高,可使已有炎症的支气管黏膜更加水肿充血,加重刺激气道产生咳嗽、气喘等症状。

(3)中老年慢性支气管炎外感咳嗽及内伤咳嗽急性发作时,饮食宜多食新鲜蔬菜、水果和一些粗粮,饮食以清淡可口,易于消化为原则,忌过早用补法或食肥腻敛邪之品。

(4)忌海腥油腻,尽量少吃黄鱼、带鱼、虾、蟹、肥肉、动物内脏及油煎食品等。

(5)要重视补充各种维生素和矿物质,补充机体所需的蛋白质,可在饮食中交替选择食用大白菜、菠菜、萝卜、番茄、油菜、胡萝卜、青菜、紫菜、海带、海蜇、黄豆及豆制品等;具有止咳化痰、健脾补肾、养肺益心的药食兼用的食物有莲子、梨、枇杷、怀山药、核桃仁、木耳、红枣、白果、栗子、松子、金橘饼、橘子、百合等。

85. 中老年支气管哮喘患者的饮食宜忌有哪些

(1)支气管哮喘是一种消耗较大的病症,因此在日常

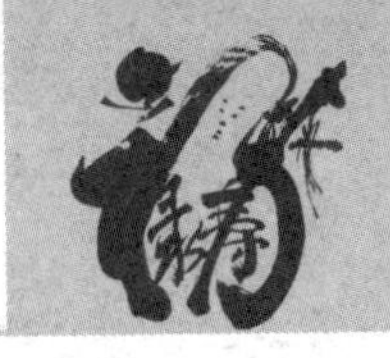

膳食中要有充足的碳水化合物类食物,以保证机体的热能供应。蛋白质则要选择生理价值高的食品,如乳类、蛋、淡水鱼、家禽等,也可多吃些豆类及豆制品。

(2)体质过敏或有遗传素质者应忌食引起发病的过敏性食物,如虾、蟹、海腥、牛肉、巧克力等;尽量少食黄鱼、带鱼及肥腻的动物内脏等。

(3)禁忌吸烟、饮酒。吸烟能导致支气管炎,诱发并加重支气管哮喘病症;饮烈性白酒和曲酒能助火生痰。

(4)哮喘发作期,特别是对持续发作一两日至数日者,食疗中宜进流汁或半流汁食物,要鼓励中老年疾病患者适量多饮水,以期稀化痰液,有利于排出。

(5)饮食以清淡为原则,忌食滋腻厚味煎炸之品,可常吃新鲜绿叶蔬菜、萝卜、丝瓜、南瓜、刀豆等;还有新鲜水果,如梨、橘子、枇杷、核桃仁等果品,均宜食用;蜂蜜、麦芽糖等也相当好。喘证属虚者,饮食宜滋补,以增强体质,减少发作,常可选用紫河车、狗肉、核桃仁、芡实、鸡肉、鹌鹑、鲤鱼、海蜇、鸭、燕窝、冬虫夏草、百合、无花果、黑芝麻等食品。并且,可有针对性地使用一些有定喘疗效的药食佳品如紫河车、蛤蚧、银杏、猪肺、核桃仁、丝瓜汁、紫苏叶等,以及党参、黄芪、怀山药、红枣所配伍的食疗方、药膳及饮料。

86. 中老年慢性肺源性心脏病患者的饮食宜忌有哪些

(1)慢性肺源性心脏病患者绝对禁忌吸烟,忌饮烈性白酒和曲酒。

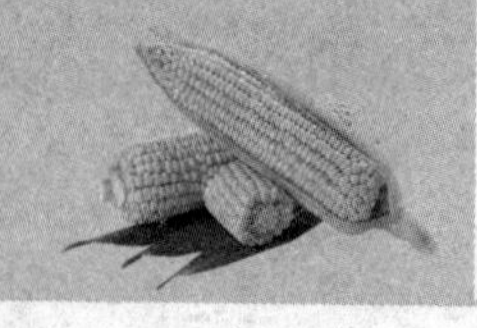

(2)饮食宜清淡,忌食辛辣燥腻之品;日常餐饮中,少量多餐,每日可分4~5次摄取,以减少餐后胃肠过度充盈和横膈抬高,避免心脏受压及工作量的增加。

(3)低盐饮食,水量也应控制,一般来说,每日食盐量应限制在3克以内;如伴有肺、心功能衰竭的患者,应以无盐饮食,各种咸食如咸菜、酱菜、咸肉、咸鱼、酱油和一切腌制品如话梅、咸金橘等,都应禁忌。

(4)食物要选用易于消化的,在急性发作期间,以流质和半流质为好,食疗中常用粥膳、藕粉羹、蛋花汤、酸牛奶、细面条;避免吃坚硬生冷、容易产气的食物,如土豆面、红薯、南瓜等,以免增加胃肠道的负担。

(5)当患者急性发作期,应根据其寒热属性,辨证给予清热解表、祛痰平喘或疏风散寒、降气平喘等食物。

(6)疾病缓解期是食疗进补强身的好时期,其主要表现为肺、脾、肾、心虚损,宜进食补脾肾、益心肺之食物,如莲子、杏仁、核桃仁、怀山药、茯苓、牛奶、冬虫夏草、芡实、扁豆、薏苡仁、桂圆肉、红枣、百合、党参、柿饼、梨、枸杞子、蛤蚧、花生、紫河车、山楂、苹果等。食疗当菜佐餐食用的菜蔬、食品也很多,如猪瘦肉、牛肉、排骨、鸭肉、鸡肉、淡水鱼、蛋类、乳类、豆类和新鲜蔬菜,以及猪肝、羊肝等。

87. 中老年病毒性肝炎患者的饮食宜忌有哪些

(1)中老年急性肝炎强调早期卧床休息,因其食欲差,恶心呕吐,舌苔厚腻,饮食应以适合患者口味的清淡

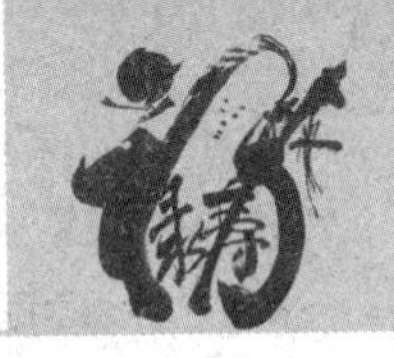

食物为宜，不能片面强调三高一低。食疗中可选用牛乳、稀粥、豆浆、面条等，少量多餐，待食欲好转后，再逐渐增加蛋白质、碳水化合物及维生素类食品。

(2)绝对禁酒。酒精对肝细胞有毒性作用，肝炎患者再饮酒，可导致慢性肝炎，甚至发展成肝硬化。应做到忌烟，避免辛辣刺激，忌油腻，少食或不食油炸、坚硬不易消化的食物，忌海腥、生冷食品。

(3)要十分注重饮食的定量、定时、适量和稳定。饮食要适合本人食量，其营养成分也要按需调整，以求合理、均衡、有效。必须给予充分的维生素、纤维素，以促使大便通畅。

(4)中老年性肝炎有黄疸者，多属湿热郁结、黄疸难退，宜食具有清热、利湿、退黄的食品及药食兼用的佳品，应对症选用有利于消退肝肿、肝功能异常、肝痛、腹胀、腹水、出血倾向等症状的有效食物，如大米、小米、赤小豆、薏苡仁、豆腐、蛋羹、冬瓜、西瓜、蜂蜜及新鲜蔬菜、水果等。

(5)对中老年慢性迁延性肝炎患者，一般宜多食具有健脾、补肾、养肝、益气血之食物。在餐饮食疗中可选用黄芪、党参、当归、枸杞子、女贞子、西洋参、莲子、芡实、怀山药、红枣等药食佳品，佐餐配伍的食物有牛乳、瘦肉、鸡、甲鱼、蚬肉、蚌肉、泥鳅、草鱼、鲫鱼、银鱼、鹌鹑蛋、香菇、兔肉、荸荠、豆腐、蒋白、金针菜、芹菜、木耳、玉米须、冬瓜、赤小豆、绿豆等。

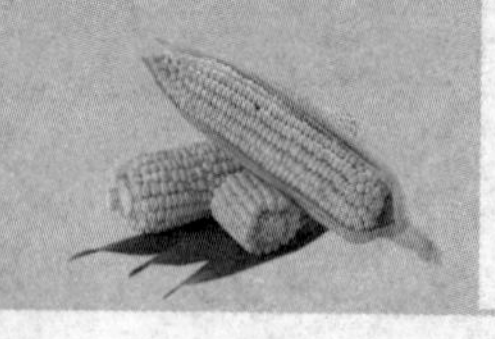

88. 中老年脂肪肝患者的饮食宜忌有哪些

(1)祛除病因是重要的环节，因其他疾病引起的脂肪肝要注意原发病的治疗，如糖尿病、高脂血症等；因药物引起的要停药，如四环素类；因营养不良引起的则要改善饮食结构，合理加强营养；因长期饮酒而诱发形成的，必须绝对戒酒。

(2)控制总热能，限制脂肪的摄入，供给脂肪的标准为每千克体重0.5～0.8克。同时要限制高胆固醇类食品，如脑髓、鱼子、肥肉、动物内脏等，蛋黄每日不应超过1个，以免增加肝脏负担。烹调方法忌用煎炸，可采用蒸、炖、熬、煮、拌等少油或不用油的烹饪食品法，如凉拌萝卜丝、小葱拌豆腐、煮豆腐干丝等；烹饪用不饱和脂肪酸为主的植物油。

(3)保持足量优质蛋白的供给，蛋白质能帮助肝内脂肪运转，因此摄入量要高，按标准体重每千克为1.2～1.5克。食疗中可选用脱脂牛奶、少油豆制品，如豆腐、豆腐干，以及牛瘦肉、鸡肉、兔肉、淡水鱼、虾等。

(4)适量多食粗纤维食物，这样将有助于减少脂类吸收，特别是胆固醇在肠道的吸收，又有助于大便顺畅。同时，纤维素食物体积大，热能低，可以充饥，促使减肥。

(5)食疗中，可多食有利于消除脂肪肝的药食兼用之妙品，如魔芋、萝卜、兔肉、干贝、海米、淡菜、小米、芝麻、菜花、油菜、菠菜、甜菜、莜麦面、蘑菇、芹菜、山楂、荷叶、茶叶、山药、茯苓、陈皮、枸杞子、菊花、决明子等。

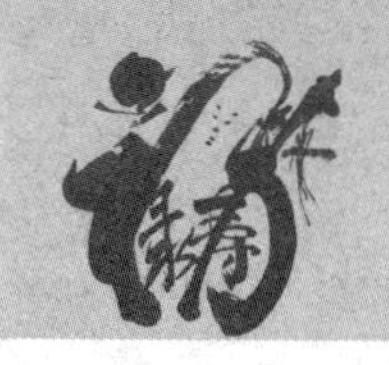

89. 中老年慢性胃炎患者的饮食宜忌有哪些

(1)饮食宜多样化,需选用易消化并富含维生素等营养成分的食物。戒烟、忌酒,避免滥用对胃有刺激的药物。

(2)慢性肝病、肝硬化、糖尿病、甲状腺功能减退、自身免疫性疾病常可发生慢性胃炎,因而应积极治疗上述疾病。

(3)中老年慢性萎缩性胃炎,常见胃阴不足,津液匮乏,宜优先考虑养阴益胃,酸甘化阴。食疗中宜选加山楂、乌梅、赤芍、田七、蒲公英、草莓、酸枣、苹果酱、红果酱、醋等药食妙品,对促进修复和改善临床症状,提高治疗效果有明显的作用。

(4)少量多餐(每日 4~5 次),平时可选用具有消食、导滞、理气、和胃的食物。

(5)粥饮食疗,在防治老年性慢性胃炎中具有特别重要的意义,常配伍成有效的粥疗药食佳品有大米、糯米、牛奶、酸牛奶、土豆、薤白、鲫鱼、狗肉、猪肚、干姜、莱菔子、陈皮、佛手、神曲、百合、莲子、桃仁、梅花、甘松、党参、沙参、茯苓、黄精、白豆蔻、肉桂、陈茶叶、甘草、葱白、芦根、红糖、山药、麦冬、石斛等。

90. 中老年消化性溃疡患者的饮食宜忌有哪些

(1)中老年人平时注意饮食卫生,避免过饥、过饱,切勿暴饮暴食。进餐定时、定量,少食刺激性食物,忌酒,戒烟。

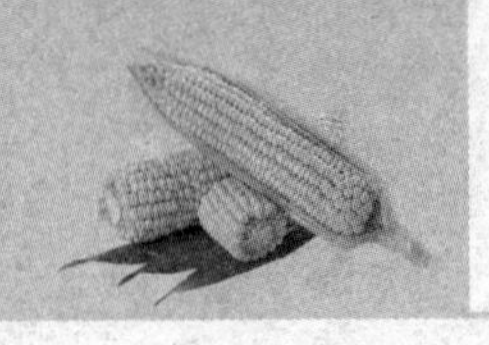

(2)宜吃营养丰富且易于消化的食物，主食以粥类、软饭、馒头、面条为主。副食可选用牛奶、豆浆、鸡蛋、鸡汁、薏苡仁、红枣、扁豆、山药等。牛奶最适宜中老年人，可平补血脉，益心气，长肌肉。现代药理研究表明，奶中含有前列腺素E，有防止溃疡形成及促进溃疡愈合的作用，使人身体健康强壮。

(3)避免吃过甜、过咸、过酸、过辣食物。质硬的干果，含纤维素多的食物如粗粮、蚕豆、芹菜、竹笋、泡菜、韭菜等不易消化的食物要少吃。

(4)在烹调上，应以烧、煮、蒸、炖、烩为主。油煎、熏炸、腌腊、生拌等方法制作的菜肴，多不易消化，且在胃内停留时间较长，增加胃肠负担，不宜多食，溃疡病发作期间更不宜吃。

(5)要重视治疗消化性溃疡中粥膳的特殊作用，以大米、小米、赤小豆、绿豆、薏苡仁为粥疗的基质，选用有疏肝理气、健脾和胃、升阳益气、养阴清热的药食佳品配伍，以增强祛邪强身功效，如牛奶、豆浆、白扁豆、羊肉、狗肉、猪肚、萝卜、薤白、干姜、党参、沙参、黄芪、生地黄、山药、桃仁、红枣、枸杞子、核桃仁、松子、麦冬、百合、陈皮、佛手、蜂蜜、木香、蛋壳粉、金橘饼、砂仁、肉桂、猴头菇、海螵蛸、白及等。

91. 中老年慢性腹泻患者的饮食宜忌有哪些

(1)在急性发作期，有时需要暂时禁食，古有“真痢饿泻”之说，因此食疗配方宜以量小清淡、稀软易吸收、少渣

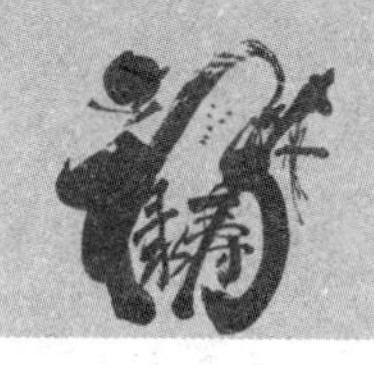

少油为原则，可减轻脾胃的负担。

（2）泄泻停止后，宜食用如蛋羹、肉末、菜泥、软饭等，切忌油腻及粗硬生冷等难以消化之品。中老年性慢性腹泻患者可经常选用下列食物煮粥，如薤白、葱、大蒜等。苹果去核，连皮切细、煮烂食用；山药、莲子、芡实、菱肉、藕、扁豆、百合等煮食，或磨粉蒸食。

（3）中老年慢性腹泻，食疗中忌肥肉，可食用蛋类、鱼虾类、豆制品，适量食用猪瘦肉等，这些食物的脂肪含量相对较低，含有生理价值高的蛋白质，有利于机体康复。烹饪中少用油或不用油，以烧、炖、蒸、卤、炒等烹饪方式为宜。

（4）食疗应用中，少渣膳食往往缺乏维生素（特别是维生素C、维生素E等），可用些过滤菜汤、果汁、番茄汁等，以防止腹泻伴有出血或加强组织修复。

（5）在中老年慢性腹泻中要十分注重辨证施食，若因感受寒湿出现泄泻病症的，宜吃有温中散寒、健脾利湿作用的食物，如鲫鱼、红糖、姜、花椒等；若因感受湿热所致，宜吃有清热利湿、健脾作用的食物，如黄瓜、车前子、扁豆花等；若因食滞肠胃而泄泻，则宜吃健脾消食的食物，如山楂、荞麦苗等。在食疗防治中老年慢性腹泻中，马齿苋、乌梅、茶叶、薏苡仁、苹果、橄榄、生姜、红枣等，在不同病期阶段均可适量应用。

92. 中老年便秘患者的饮食宜忌有哪些

（1）适当增加含粗纤维素多的食物，如粗粮、蔬菜、水

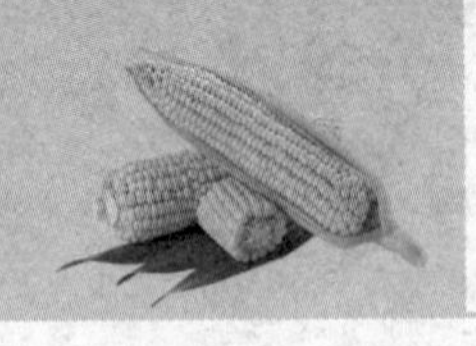

果。因粗纤维不易被消化而增加食物残渣,可刺激肠壁,促进肠道蠕动,便于排出粪便。

(2)炒菜时适当增加烹调油,平时多进食核桃仁、芝麻等含油脂性的食物,因油脂有润肠通便作用。

(3)平时适当增加饮水量,以使粪便变软。尤其在清晨起床后,饮温开水,或淡盐冷开水,或蜂蜜水一杯,均可促进肠蠕动,润肠排便。

(4)多吃富含B族维生素的食物,如粗粮、麦麸、豆类、瘦肉等。因B族维生素有保护胃肠神经及促进肠蠕动的功能,有利于排便。

(5)适当进食红薯、萝卜、蜂蜜、果汁、果酱、土豆汁等产气的食品,以刺激肠道蠕动,促使排便。

(6)戒烟及忌酒、浓茶、咖啡、辣椒等刺激性食物,以免促使粪便更加干结。

(7)多吃润肠通便的食物,如蜂蜜、芝麻、马铃薯、魔芋、菠菜、蕹菜、芹菜、萝卜、青菜、韭菜、莴苣、黄瓜、竹笋、海带、海蜇、玉米、麦麸、荞麦、百合、松子仁、核桃仁、葵花子、花生油、香油、菜油、豆油、茶子油、香蕉、梨、椰子、无花果、荸荠等。多食药食兼用的食物如桑葚、决明子、牵牛子、当归、黄芪、火麻仁、郁李仁、杏仁、莱菔子、枇杷叶、槟榔、肉苁蓉、瓜蒌仁、蒲公英、桑白皮等配制的药膳及保健品,也可结合使用。

93. 老年性阳痿患者的饮食宜忌有哪些

(1)老年性阳痿患者,一般消化力较差,膳食以软食

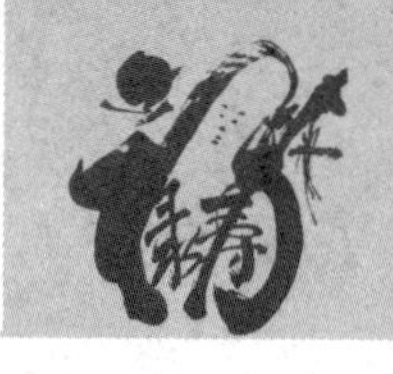

为主，应摄入热能较高、滋养性强，以及蛋白质、脂肪、碳水化合物等含量较高的食物。

(2)对于精神性(功能性)阳痿患者，就避免刺激性食物，如咖啡、烟、酒等能使中枢神经兴奋，对性功能的稳定不利。

(3)对于性器官障碍的阳痿患者，也可服用滋补药品，特别是具有活血化瘀，增强性器官血液供应的药膳，可促使患者早日康复。同时，可适当进食滋养性食物，如骨汤、蛋类、红枣、莲子、核桃仁、桑葚等。食疗选用豆类可养肾，栗子可助肾，羊肉可补肾，韭菜可利肾，均可配伍佐餐食用。

(4)除湿热下注者外，宜用壮阳类食物及药食佳品，常用的补阳壮阳类食物有核桃仁、黑枣、荔枝干、肉桂、茴香、丁香、韭菜、干姜、黄牛肉、羊肾、羊肉、狗肉、牛鞭、狗鞭、海参、海虾、淡菜、鳗鱼、鹌鹑、鸡肠、大虾、雀卵、狗肾、韭菜子等。常结合使用的保健中药有人参、党参、鹿茸、冬虫夏草、蛹虫草、蛤蚧等。

(5)对于老年性阳痿属肾阴虚者，食疗中宜服食滋阴清热除烦之品，如菠菜、竹笋、枸杞头、小米、黄瓜、绿豆、白菜、紫菜、蚌肉、苹果、甘蔗等。忌食大燥大热之物。

(6)老年性阳痿在采用饮食治疗中，应因势利导，缓以图功，不能治病心切而过于急躁。

94. 老年性尿失禁患者的饮食宜忌有哪些

(1)老年性尿失禁患者在加强肌张力上，应考虑综合

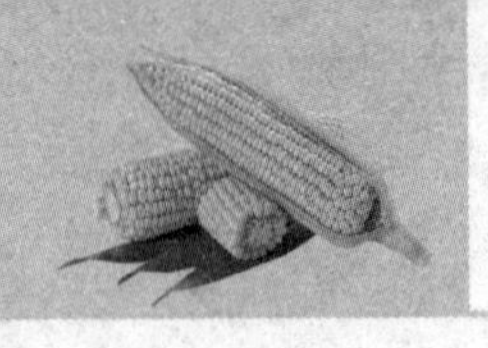

治疗原则，如进行“提肛运动”等。同时，有水液不能固摄的因素，因此饮食上要注意，不宜多饮茶水、汤、果汁、咖啡等，以免加重症状。

(2)尿失禁患者，在平时可适量食用酸涩及有收敛作用的果品，如石榴、山楂、杏、乌梅、桃、荔枝、莲子、芡实、鲜枣、樱桃、柿子等，发挥其酸涩固缩小便的作用。

(3)因虚寒所致尿失禁者，在老年人则不宜食用寒凉滑泄之品，如冬瓜、豆腐、芹菜、冬苋菜、马齿苋、白萝卜、豆浆、海带、香油、香蕉、甘蔗、西瓜、绿豆等。而应食用有温热、补益作用的食物和药食妙品，如羊肉、狗肉、雀卵、山鸡、虾、韭菜、韭菜子、红枣、核桃仁、白果、芡实、莲子等。

(4)因湿热下注膀胱者，饮食要适合老年人的特点，宜清淡可口，可食用黄豆芽、莲藕、莴苣、冬瓜、西瓜、薏苡仁、车前草、鱼腥草、茯苓等清利湿热之品，湿热祛除，则小便自调。

(5)应用饮食疗法积极治疗老年慢性咳喘、便秘等疾病，对纠正老年性尿失禁也十分重要。

95. 中老年前列腺增生患者的饮食宜忌有哪些

(1)中老年前列腺增生的发生是由于气虚和湿热下注，有内热时症状加重，因此饮食调理上应以补气为主，辅以利湿清热，有时可用活血化瘀药膳，以利于排尿通畅。

(2)忌热性食物，禁用烟酒、生姜、葱、韭类蔬菜等。

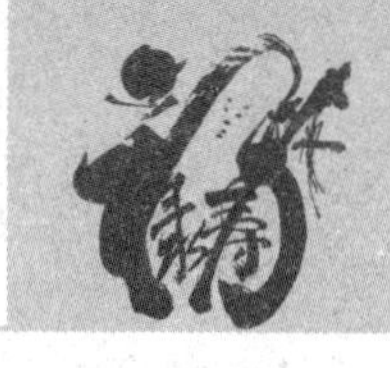

这些食物会使前列腺血管扩张而体积增大，加重梗阻症状。

（3）湿热证患者，饮食宜偏清凉，除一般主食外，食疗中宜选用芹菜、黄花菜、荠菜、马兰头、菠菜、蕹菜、慈菇、莴苣、茭白、黄瓜、冬瓜、西瓜、鲜藕、绿豆、赤豆、南瓜子、蚯蚓、香椿叶、田螺等。

（4）中老年肾虚者，食疗中可选用牛奶、蔗汁、蜂蜜、羊肾、猪肾或猪肺、瘦肉、鲤鱼、赤豆、羊肉、狗肉、核桃仁、莲子、山药、栗子等，配伍成美味菜肴或药膳，以发挥其补肾壮阳，滋阴通窍的独特功效。

96. 中老年糖尿病患者的饮食宜忌有哪些

（1）现代研究结果表明，中老年糖尿病患者，不论病情轻重，都必须合理地节制饮食。选择合适饮食疗法及相应的情志调理。

（2）要控制患者的主食量，严格做到定时、限量。一般患者每日主食量250～350克，如饥饿难忍时也只宜选用含碳水化合物量低的蔬菜补给。要防止过分严格控制饮食而影响其体力及引起思想上的种种疑虑。

（3）忌食肥甘、厚味，以防助湿生热；要控制蛋白质、脂肪、碳水化合物的总摄入量。蛋白质过多会引起代谢异常，中老年糖尿病易并发高脂蛋白血症及动脉粥样硬化，故总脂肪量摄入每日应控制在50～60克为宜，并给予高比例的不饱和脂肪酸。

（4）轻型、肥胖型糖尿病患者单独应用饮食疗法，即

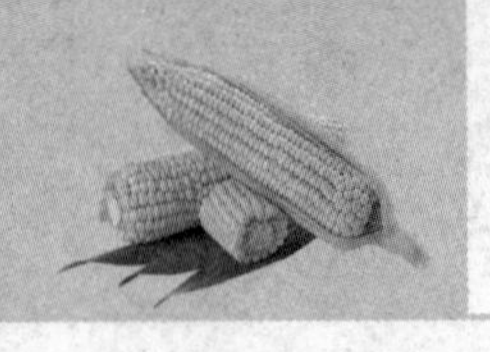

可收到明显效果。饮水可不必限制。

(5)对于中老年糖尿病患者,近年来国内外都主张用全谷类、豆类和蔬菜等食品,增加植物纤维的摄入量,以利于控制血糖。具体地说,主食最好多吃薏苡仁、青皮嫩南瓜、赤豆、玉米、粟米等;副食中应多食芹菜、卷心菜、韭菜、菠菜、小白菜、大白菜、油菜、青菜、鸡毛菜、莴苣、空心菜、莲藕、白萝卜、冬瓜、黄芪、番茄、各种豆制品、豆芽、茄子等新鲜蔬菜,以及猪、牛、羊、鸡、鸭、鱼的瘦肉部分。在食疗配伍粥饮、菜肴和药膳中,可选用具有消渴降糖功效的药食妙品,如山药、黄芪、蚕蛹、枸杞子、芦根、芡实、黄鳝、泥鳅、玉米须、南瓜粉、猪肚、猪胰、麦麸、果皮、玉米麸、南瓜子、西瓜皮、冬瓜皮、绿豆、苦瓜、香菇、鲜甘薯叶、马兰头、菊花脑、青豌豆、豇豆、魔芋、生地黄、天冬等。

(6)中老年糖尿病患者应禁食的食物有:各种食糖、糖果、糕点、果酱、奶油、土豆、甜食、甜饮料、蜂蜜、动物脂肪、酒、油炸食物及含碳水化合物高的水果等。

97. 老年性肥胖患者的饮食宜忌有哪些

(1)减肥的最好"良方"是饮食控制加运动,坚持适量的体育锻炼,可以增加脂肪消耗,降低血脂,减轻体重。循序渐进,持之以恒。同时深刻认识到,防治老年性肥胖症的首要措施是合理节食。保证膳食中的日总热能减至患者能安全忍受的最低限度。

(2)要少吃糖果和甜食,控制米、面等碳水化合物的摄入量,尤其是晚餐不宜过饱;要改变餐后进食(如吃苹

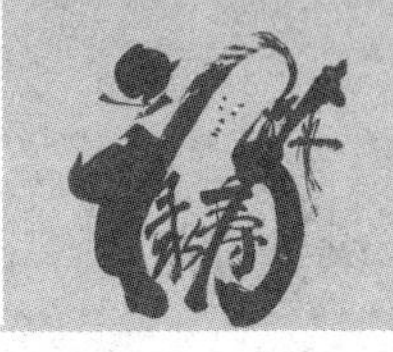

果等），睡前吃点心，饭后立即睡眠等行为；并要注意饮食习惯，适应低盐烹调，禁忌咖啡和力戒烟酒等。

(3)在日常节制饮食中，也不宜过分采用“饥饿疗法”，以免引起营养不良、贫血、低血糖、溃疡病等疾病。

(4)平时，可适量噙化带酸味的食品，如话梅、酸梅、杨梅、杏干、山楂及制品，既有助于消食化积，又有利于降脂减肥。

(5)老年性肥胖症患者应少食甘肥厚味的食物，饮食宜清淡，避免高热能的食物，可多进食一些能消除饥饿感但又不增加热能的食物。如菠菜、黄瓜、番茄、莴苣、茄子、大蒜、洋葱、薤白、竹笋、草菇、猴头菇、香菇、海带、紫菜、冬瓜、萝卜、木耳、茶叶、兔肉等。历代医家推崇，并为现代医学研究证实的减肥食物，如山楂、赤豆、荷叶、萝卜、黄瓜、冬瓜、竹笋、木耳、茶叶、茯苓、葛根、薏苡仁、玉米粉、泽泻、黑豆、玫瑰花、荸荠、海蜇、西瓜、雪梨、兔肉等，可结合具体情况配伍成粥食、茶疗、药膳，充分发挥其减肥健身的作用。

98. 中老年单纯性消瘦患者的饮食宜忌有哪些

(1)防止中老年人消瘦要注意食物多样化，不要单纯地食素，这样会导致人体某些氨基酸、微量元素和维生素的缺乏，并由此引起代谢障碍。

(2)中老年人饮食中，要注意食物的色、香、味，做到烹调可口，容易消化，提高食欲。少吃粗纤维食物，以免影响消化吸收。

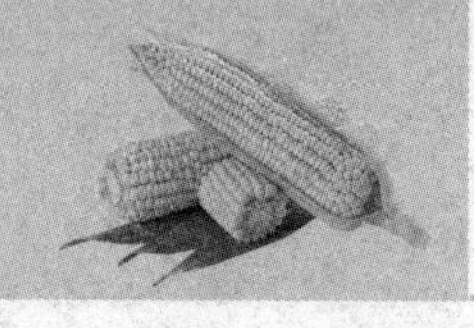

(3)中老年人生活要有规律,少吃多餐,定时进餐,按时作息,根据四时八节、阴阳不同的变化,进行调养。

(4)只要不是高血压、高脂血症,且胃肠功能正常,适当吃些高热能、高蛋白和高维生素食物是必要的。有种说法:“有钱难买老来瘦”,这是很片面的认识。要知道,中老年人形体过瘦,生理代谢“支出大于收入”,往往成为“疾病源”。因此,中老年消瘦症原则上没有禁忌的食物。

(5)中老年羸瘦者,在平时要注意增加饮食营养,要保证身体需要的营养供给,增加蛋白质的摄入量,如多吃瘦肉、鸡蛋、牛奶、鱼类、虾、禽类、豆制品等。要适当增加碳水化合物和脂肪类食品,多供热能,以增加体重。食疗有明显改善中老年消瘦的作用,可因人适时地应用增肥功效的药食兼用的妙品和食物,如米油、人参、党参、黄芪、当归、山药、枸杞子、白茯苓、冬虫夏草、红枣、莲子、薏苡仁、芡实、桂圆、百合、银耳、黑木耳、蘑菇、牛奶、猪肚、乌骨鸡、羊肉、鸡肉等。

99. 中老年痛风患者的饮食宜忌有哪些

(1)在防治中老年痛风中,要重视防止肥胖,及早诊疗肥胖症,少吃高蛋白、高脂肪的食物。绝对忌酒,避免过度疲劳及精神紧张,饮酒过度可使体内嘌呤过多而产生尿酸,日积月累,常可导致严重疾病。

(2)忌吃酸性含嘌呤高的食物,如各种动物血、动物内脏、肉类、家禽、鸟类等。海味如海参、海鱼、紫菜等,鱿鱼、墨鱼、虾、蟹均应少吃或不吃。

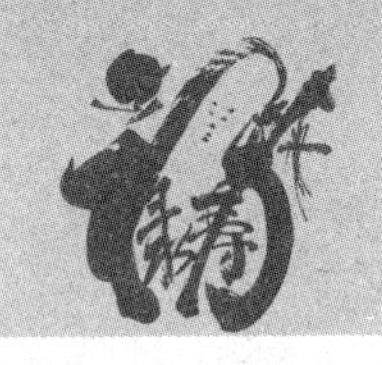

(3)食疗中应重视食物的烹调,近代研究结果表明,嘌呤是亲水物质,只要经过水的浸渍、煮沸,嘌呤即可溶出。如黄豆属高嘌呤含量的食物,痛风患者就不宜多吃,但经加工制作成豆腐后,嘌呤即大量流失,再经烹调成美味可口的菜肴,适量吃些是可以的。采用炖、焖、煨、煮等烹调方法,荤食中的嘌呤物质有50%溶于汤中,对中老年痛风患者来说,为补充必需的营养,可吃其肉而不喝其汤。一些经过加工的香肠、火腿、腊肉、鱼肉罐头等均可视为不属于高嘌呤食品,也可适量食用。

(4)中老年痛风患者,平时宜吃偏碱性食物,碱性食物使人体血液呈碱性,从而使尿酸溶解并排出体外,且碱性食物含嘌呤少。这类食物有白菜、花菜、茄子、芹菜、南瓜、黄瓜、番茄、土豆、竹笋、莴苣、萝卜、洋葱、百合、胡萝卜、慈菇、桃子、梨、杏、栗子、香蕉、苹果、柑橘、樱桃、葡萄、咸梅、酿造醋、海藻等。鸡蛋、牛奶、植物油等虽属酸性食物,因含嘌呤少,一般不忌吃。此外,平时还可经常使用防治中老年痛风有特殊功效的药食兼用妙品,如蛇粉、露蜂房等。

100. 中老年高脂血症患者的饮食宜忌有哪些

(1)饮食要合理,食量应控制,控制体重在正常范围,防止肥胖,不宜采用饥饿疗法来减轻体重,降低血脂含量。

(2)禁忌暴饮暴食,以免妨碍血脂的调整,增加心脏的负担;力戒吸烟及酗酒,以利于增高的血脂恢复至正常

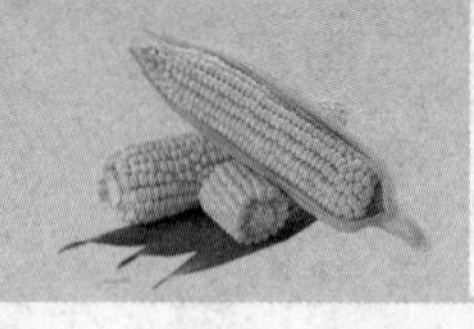

水平。

(3)饮食清淡，肥肉、猪内脏等肥甘厚品应限制食用。食糖及糖类食品应限量食用。

(4)不宜长期吃素，荤性食物中鱼类等水产品及动物瘦肉既可补充蛋白质等营养的需要，又不会导致血脂增高，可以食用。

(5)食用油宜选择亚麻子油、豆油、菜油、玉米油等植物油，忌吃荤油。

(6)适宜长期食用的降脂食物有魔芋、茶叶、牛奶、大豆、绿豆、花生、生姜、蘑菇、香菇、黑木耳、麦麸、辣椒、大蒜、洋葱、芹菜、番茄、大白菜、菠菜、荠菜、海带、淡菜、红枣、柿子、荔枝、橘子、柚子、橙子、柠檬、橄榄、向日葵子、天然花粉等品种。由山楂、决明子、绞股蓝、银杏叶、酸枣仁、女贞子、菊花、何首乌、人参、黄精、冬虫夏草等药食兼用之品制成的药膳、饮料、食疗方也可长期食用。

101. 老年性关节炎患者的饮食宜忌有哪些

(1)老年性退行性关节炎的发病期间，饮食宜清淡，吃一些易于消化的食物，水分要充足。一般主食可选用大米饭、小米粥、馒头、蒸糕、高粱米粥等，可以青菜、黄花菜、芹菜、菊花脑、马兰头、荠菜、番茄、冬瓜、丝瓜、黄瓜等配伍成美味可口的菜肴佐餐。

(2)老年患者脾胃功能衰弱，配膳进食，要注意保护脾胃。除要配用清淡富有营养的膳食外，还要避免食用辛辣、肥腻、生冷、黏滑、坚硬等有伤脾胃或不易消化之物，而且饮

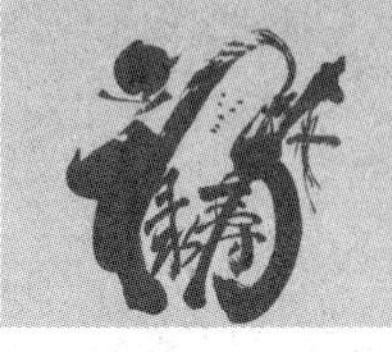

食要有规律,定时、适量。

(3)老年性骨性关节炎被认为是关节老化的延续。在40岁以上的人群中做X摄片普查,有资料报道,发现约90%的人有关节改变,但有症状者为极少数。对于已经出现的气血亏虚,除补心、肝、脾、肾外,也要及早配伍补气血的药膳食疗,如选用有疗效的药食妙品黄芪、枸杞子、五味子、杜仲、刺五加等,可缓解、改善上述症状,阻止病情发展。

(4)本病进程缓慢,病程迁延,给患者带来很多痛苦,常常需要中西医结合治疗。有些轻症患者,如能单用食疗使症状得到缓解,就应坚持食疗而停止其他疗法,这是最为理想的。在久病体虚,病情迁延不愈时,进行综合治疗的同时,宜适当增加滋补食品,如排骨汤、猪腰汤、瘦肉、蛋类、乳类等,以增强体质,有助于早日康复。

(5)老年性骨性关节炎患者,在日常饮食疗法配伍中,可多用黄芪、人参、党参、牛膝、当归、蹄筋、黄鳝、猪肤、枸杞子、骨碎补、威灵仙、鹿茸、狗骨、木瓜、红花等。

102. 老年性骨质疏松症患者的饮食宜忌有哪些

(1)老年原发性骨质疏松症,饮食疗法总的治则是补肾壮骨,在辨证配餐中要注意:属肾阴虚者,施以滋补肾阴的膳食;属肾阳虚者,则应施以温补肾阳的膳食。

(2)老年性骨质疏松症饮食疗法中,要给予高蛋白质饮食,补充维生素D、维生素C及钙盐,改正不适当的饮食习惯,并鼓励进行适度活动、防止骨折等。

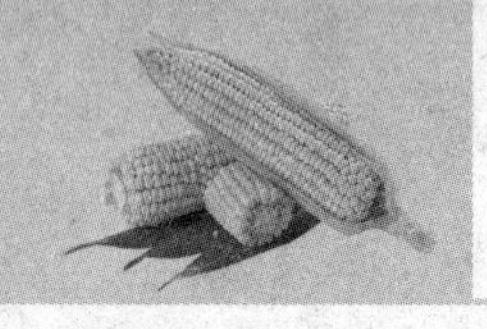

(3)老年性骨质疏松症患者,常伴有神经衰弱的症状,所以要忌烟、忌酒等。平时餐饮中应避免过咸、过甜和过于辛辣等刺激性食物。

(4)对于老年人,从物质代谢角度看,骨质疏松症的特征是骨质的丢失大于补充。钙盐和蛋白质是骨骼的主要成分,维生素D、维生素C在骨骼代谢上起着重要的调节作用。因此,在食疗配餐中,应着重适量地多采用有这方面功能的食物及药食兼用的神奇妙品,如牛肉、羊肉、牛奶、羊奶、鸭蛋、鸡蛋、虾皮、银鱼、羊骨、猪大排、牛骨髓、肉皮、猪蹄、牛蹄筋、蚌肉、动物肝脏、海带、海蜇、紫菜、淡菜、黄豆、豆腐、蘑菇、猪骨粉、田螺、柿子椒、菜花、苦瓜、卷心菜、油菜、荠菜、青蒜、香椿、雪里蕻、芫荽、韭菜、菠菜、甘薯、苋菜、蕹菜、黄芪、牡蛎、茯苓、山药、龟甲、核桃仁、枸杞子、鲜枣、橙子、桂圆肉、山楂、鹿角胶、山茱萸、芝麻、苜蓿子等。

103. 中老年类风湿关节炎患者的饮食宜忌有哪些

(1)类风湿关节炎在急性发作期应卧床休息,直到症状基本消失。饮食以富含蛋白质和多种维生素的食物为主,供应要充分,足量的蛋白质(如肉类、骨汤、蛋类等)可以增强机体的抗病能力,维生素的不断补充可促进新陈代谢,有助于关节局部炎症的吸收。

(2)中老年类风湿关节炎患者常合并有贫血现象,饮食中应注意到补充铁剂、维生素B_{12}以纠正贫血,改善症状。含铁丰富的食物如动物的肝脏、骨汤;绿叶菜如菠

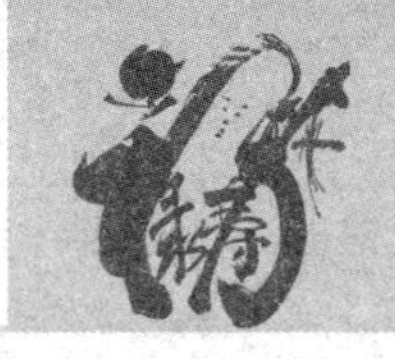

菜、番茄、马兰头、荠菜、油菜、苋菜等;水果如红枣、桃子、李子、杏、橘子等。

(3)中老年类风湿关节炎多迁延难愈,反复发作,药膳食疗宜长期坚持,不可求急,而且所选药膳应性味平和,不损脾胃,以利于长期使用。此病患者晚期常因有多关节僵直,影响行动,且食欲下降,在食疗配餐中要重视食物的色、香、味、形和食品的多样化,以期增进食欲。同时,可适量增加含纤维素多的食物,以助于患者排便。

(4)痹证属风湿热型,食疗中宜多吃清凉食品,如金银花露、菊花茶、薏苡仁粥、绿豆、芦根等;同时以北黄芪等药食兼用之品在食疗中配餐或水煎内服,往往可在半个月左右控制症状,使关节肿痛消失或减轻,关节功能改善。

(5)痹证属风寒湿型,食疗中宜食用性温热之品,以祛除寒湿,如猪、牛、羊肉及骨汤等;还宜食用具有补气血、益肝肾与祛风湿之功为一体之药食兼用之品,如蛇肉、狗肉、鳝鱼、桂枝、黄芪、黄精等。

(6)中医中具有特殊功效的蛇虫类药食妙品,如乌梢蛇、腹蛇、全蝎、蚯蚓、僵蚕等,一般以浸酒、研末单味或复方做成药膳食疗,对改善类风湿关节炎肿痛等症候有一定疗效。对于有高血压、胃病和不宜饮酒的人,慎用其浸酒类药膳食疗。

104. 中老年颈椎病患者的饮食宜忌有哪些

(1)颈椎病多发于中老年人,是随着年龄的增长,肾

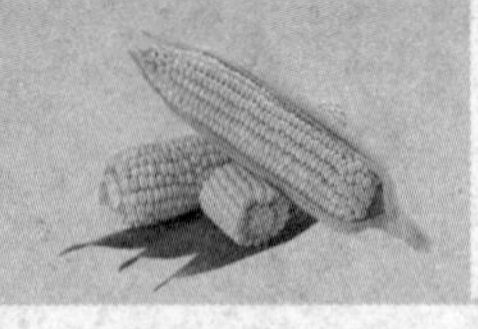

气渐衰而发生的病症，不是一朝一日的治疗就能完全愈好的，缓解病症要有一个过程，要根据中老年人的特殊情况，制定长期的、适宜的药膳、食疗食谱。

(2)中老年颈椎病患者，平时要在食疗中配用清淡而富含蛋白质、维生素和微量元素的食物用餐，特别要重视协调补充对钙吸收有特殊作用的维生素及微量元素锌、碘、磷，以促进人体骨组织的正常新陈代谢。

(3)中老年人在饮食调理中，要注意卫护脾胃功能，餐饮要有规律，切实做到定时适量；尽量避免辛辣、生冷、坚硬、肥腻之物，减少伤及脾胃。

(4)中老年颈椎病临床上女性多于男性，常合并有更年期综合征，在食疗中应全面考虑，兼顾妇女养护的特点，配制合理的药膳餐饮补益菜肴及方剂。

(5)颈椎病饮食疗法中应立足于本，补肾益肝，兼顾理气养血，祛风抗邪，可供选用配餐的食物与药食兼用的妙品很多，如猪肾、羊肉、羊肾、狗肉、鳝鱼、鸽蛋、鸡蛋、鹌鹑蛋、小麦、芹菜、荠菜、黑大豆、猪脑、蚌肉、淡菜、乌贼鱼、龟肉、鳖肉、刀豆、栗子、葡萄、樱桃、核桃仁、黑芝麻、白芝麻、桑葚、枸杞子、五味子、覆盆子、茶叶、罗布麻、牡蛎肉、红枣、桂圆肉、荔枝、木耳、银耳等。

105. 中老年腰椎病患者的饮食宜忌有哪些

(1)中老年腰椎病患者常伴有骨质疏松症，脾胃也多虚弱。由于中老年人胃酸分泌减少，影响钙的吸收，要在日常餐饮中，常吃含钙量丰富的食物，如酸牛奶、虾皮、软

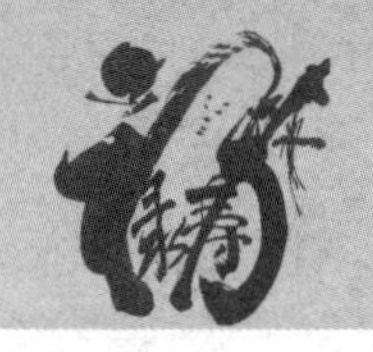

骨、蛋、排骨、豆类及豆制品。一些含胶原蛋白的食物，如猪肤、牛蹄筋、猪蹄等也可适量多吃点。

(2)中老年腰椎病患者多为肾虚劳伤者，一经确诊，须睡硬板床和充分注意休息，食疗中用味厚滋补之品的同时，应配餐消导通理之物，如山楂、麦芽、莱菔子、赤豆、白菜等。

(3)中老年腰椎病在久病多虚情况下，应重视益气养血，补肾强筋，食疗中宜多用薏苡仁、红枣、蜂蜜、山药、枸杞子、桑葚等妙品。

(4)平时，可多吃些新鲜蔬菜、水果，保证充足的维生素和微量元素的供给，并且配以足够的蛋白质等，以提高机体的抗病能力，增强机体的修复功能。

(5)中老年腰椎病患者要在食疗中加强补肾的药膳餐饮，可供选用的食物及药食兼用之品相当多，如羊肉、羊肾、猪肾、鳝鱼、龟肉、鳖肉、蛇肉、龙虾、墨鱼、刀豆、黑豆、芝麻、枸杞子、桑葚、山茱萸、五味子、覆盆子、五加皮、薏苡仁、山药、蘑菇、陈皮、蛤蚧、党参等。

106. 中老年贫血患者的饮食宜忌有哪些

(1)中老年贫血患者饮食要多样化，做到不偏食、不挑食。要吃高蛋白、易于消化吸收的食物。若牙齿脱落，要及早矫治，使餐饮膳食正常化。消化功能低下时，可将部分菜肴做成菜泥(如菠菜泥、猪肝泥)或汤羹食用。

(2)烹饪时须用铁锅，世界卫生组织就曾推荐使用我国铁锅烹调食物。

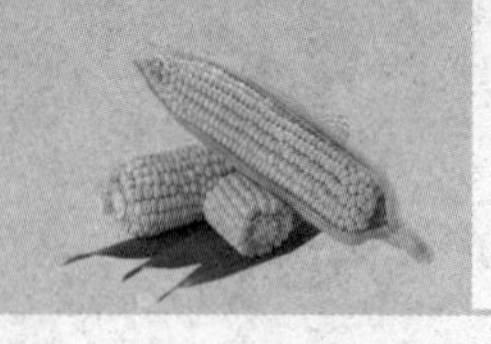

(3)防治中老年人贫血,要重视B族维生素和维生素C的补给。维生素C能使三价铁还原成二价铁,游离的二价铁比三价铁易被人体吸收,因而在饮食中配餐食疗时要选择富含维生素C的食物和果品,如柿子椒、菜花、荠菜、雪里蕻、香油菜、香椿、卷心菜、菠菜、苦瓜、青蒜、韭菜、苋菜、鲜枣、山楂、刺梨、鲜桂圆、橙子等。

(4)忌食油腻和刺激性食物,如高度白酒、烟、咖啡、浓茶等。茶叶中鞣酸能使铁沉淀,影响铁的吸收,因此防治中老年人贫血必须忌饮浓茶。

(5)中老年贫血患者往往胃酸缺乏,食欲缺乏,消化不良,因而在饮食烹调中使餐饮菜肴色、香、味、形俱好,从而增进食欲,促进消化。

(6)在中老年人贫血的防治药膳食疗中,在配伍药粥及菜肴时,可选择常用的补血食物和补血的药食妙品,如动物血、鸡肉、牛肉、鹌鹑、猪肝、猪蹄、芹菜、菠菜、番茄、香菇、当归、阿胶、熟地黄、何首乌、桑葚、枸杞子、桂圆肉、红枣、荔枝等。

107. 中老年白细胞减少症患者的饮食宜忌有哪些

(1)中老年人白细胞减少症属中医虚证范围,药膳食疗中应以补肝肾、益精血为主,兼顾补气以生血,常用的补益佳品有猪蹄、牛蹄筋、猪肤、花生、党参、黄芪、当归、灵芝、黄精等。

(2)平时饮食中,应增加必需的营养素,若缺乏维生素B_6、维生素B_{12}、叶酸等,则应及时、足量补充富含这些

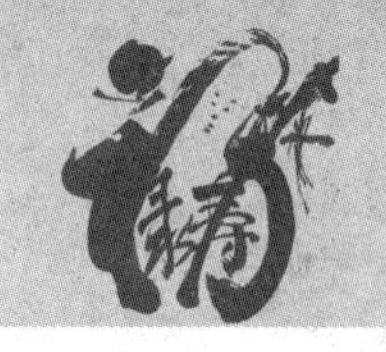

成分的食物，如绿叶蔬菜、谷类、蛋类、酵母、动物肝及肾、牛肉、羊肉等。

(3)中老年人多虚劳，餐饮中应以滋补性食物为主，主食可为软饭、馒头、粥食、发糕、奶茶等，且应经常变换形式供给。中老年患者又多脾胃虚弱，食欲缺乏，因此要忌食生冷、寒凉之物，饮食中也不宜过于厚腻，忌食油腻及黏滞的食品等。

(4)“脾胃为后天之本”，是中老年人白细胞减少症得以康复的基础，只有饮食有节，少量多餐，调理均衡，才能达到有效的程度。切勿暴饮暴食，以免损伤脾胃。辛辣燥热食物，也应该尽量少食或不吃。

(5)中老年人白细胞减少症多属气阴两虚、脾肾阳虚，在药膳食疗配伍中，可选用的食物和药食兼使的佳品相当多，如蘑菇、番茄、冬瓜、黄瓜、西瓜、动物肝、动物肾、牛肉、蜂王浆、黄精、黄芪、西洋参、太子参、人参、花生仁、核桃仁、桂圆肉、灵芝、红枣、党参、山药、茯苓、莲子、枸杞子、阿胶、荠菜、木瓜、牛骨髓、海参、冬虫夏草等。

108. 中老年血小板减少性紫癜患者的饮食宜忌有哪些

(1)中老年血小板减少性紫癜患者，应供给高蛋白饮食，饮食中宜多选用牛奶、瘦肉、鱼类、蛋类、豆类等食品。

(2)中医学认为，血热则妄行，出血属热者，宜选用性偏寒凉食物。蔬菜水果中性凉者，多对止血有利，可在饮食配餐中应用，尤其是荸荠、莲藕、荠菜、黑木、梨、鲜枣等更佳。

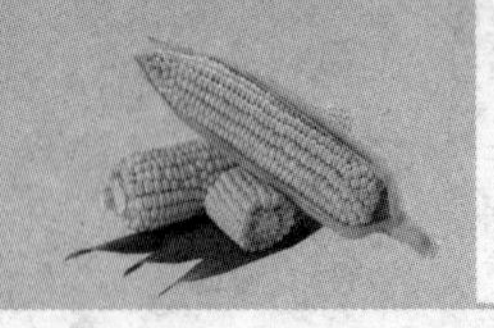

(3)若中老年血小板减少性紫癜患者同时伴有贫血，则宜在饮食中进食含铁丰富的食物，如动物肝、猪肚、动物肫、瘦肉、蛋黄。蔬菜中含铁量较高的有马兰头、油菜、荠菜、芹菜、大头菜、黄花菜、苋菜、菠菜、番茄等。面筋、麦麸、银耳、蘑菇、香菇等也可在烹饪菜肴中应用。

(4)中老年血小板减少性紫癜当其出血少而渐停时，则食疗调治中宜以健脾、益气，摄血为原则，此时选择药食妙品红枣、花生(带衣)配制药膳、烹饪菜肴最好，也可以每日适量噙化、嚼食。无花果、葡萄干，也可经常食用。

(5)属久病气虚、神疲乏力者，食疗中还常可用黄芪、红枣、山药、花生仁、枸杞子、桂圆肉、党参、藕节、墨旱莲、仙鹤草、羊骨、花生衣、黑豆、猪肤、扁豆、核桃仁等药食佳品煲粥、煨汤或煎汁食用，对中老年血小板减少性紫癜尤为适宜，且有较好的治疗作用。

(6)患病期间，忌食可疑食物；忌油腻、戒烟；对于酒糟类食品要尽量少吃或不吃。

109. 中老年脑卒中患者的饮食宜忌有哪些

(1)首先要注重预防为主的原则，加强对高血压病、动脉粥样硬化的防治，其防治中的饮食原则可参考“动脉粥样硬化症、高血压病、高脂血症”等患者的饮食宜忌。

(2)不吃刺激性过强的食物，嗜烟酗酒均可诱发脑卒中，因此必须严格禁烟，忌饮高度白酒，还有如辛辣之品及咖啡等，也须严格控制食用。

(3)在临床中发现，脑血栓患者多在早晨6:00～9:00

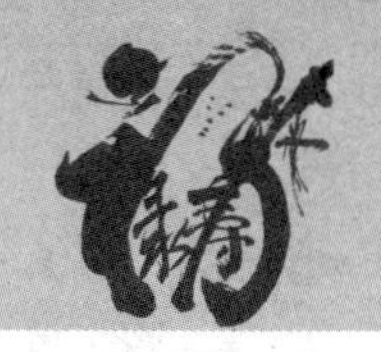

时发病(称其为“脑危时刻”),约占全日发病的47.4%。为了防止出现“脑危时刻”,清晨可喝点热粥、热面汤、热牛奶、热红枣莲子饮和热茶、温开水等。

(4)日常饮食中,可多吃山楂果及山楂制品,山楂有活血、消栓的作用。

(5)脑卒中在先兆阶段,如中老年人出现明显头晕目眩、肢体麻木等,饮食宜清淡、易消化,可多吃些新鲜蔬菜、水果及水产品,如青菜、萝卜、海带、紫菜、淡菜、香蕉等。食物纤维要足够,以保持大便的通畅。禁食肥甘、油腻、厚味食物,禁食生痰动火的食物。在恢复过程中,以粥类及蔬菜汁、果汁为主。恢复期宜食补益气血、滋补肝肾的食物,如鱼类、蛋类、瘦肉、新鲜蔬菜、水果等。

(6)对于瘫痪在床的中老年患者,由于活动少,胃肠功能差,且常便秘,饮食中须供给营养丰富和易于消化的食物,如乳类、蛋类、豆制食品、鱼类、兔肉等。同时,应进食富食维生素C、维生素B_6、维生素E等食物,以及含钾、镁、铬、硒、锰等元素较多的食物。

(7)脑卒中发病半年以上不愈者进入后遗症期,常遗留半身不遂,失语或言语謇涩,采用饮食疗法有助于康复。

110. 中老年短暂性脑缺血患者的饮食宜忌有哪些

(1)对短暂性脑缺血发作患者在采取各种应急措施的同时,要绝对戒烟和忌用烈性酒,因为两者均可增加脑卒中的危险性。烈性酒可使血脂蛋白增高,从而加重脑

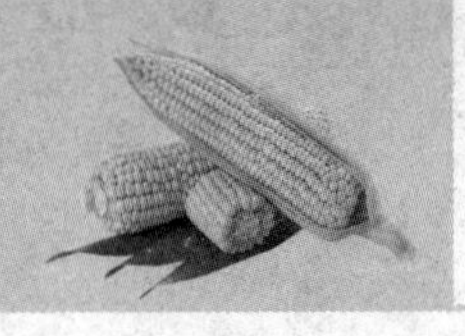

血管硬化，促发脑梗死。

(2)饮食中，切忌过咸甘甜，摄入盐过多可引起组织水肿，血压增高。甜食吃得过多可引起高脂血症，促使血管硬化提早发生，从而诱发脑卒中。正常人每日食盐控制在6克以内，高血压动脉硬化者每日食盐必须严格控制在4克以下。

(3)对中老年患者，当其有意识障碍或有吞咽困难时，就早置胃管鼻饲流质如多维生奶等，以维持生命所需的营养成分。

(4)中老年人患病期间，用力排便能诱发或加重脑出血。为保持患者大便通畅，可让患者适量多吃些香蕉、香油等润肠软便的食物。

(5)饮食宜清淡，易消化吸收；宜补气益血，补肝益肾。可在餐饮中多吃一些鱼类、蛋类、瘦肉、新鲜蔬菜、水果等食物，但应忌过于油腻。试验结果表明，葛根、川芎、丹参等具有扩张血管、减少血管阻力、增加脑血流量、改善微循环、降低血小板聚集性及提高脑部缺氧耐受性的作用，因而以葛根、川芎、丹参等佳品制成的药膳、饮料、食疗也可长期食用。

111. 中老年帕金森病患者的饮食宜忌有哪些

(1)中老年人帕金森病(又名震颤麻痹，是最常见的神经退行性疾病之一)常因情绪变化而诱发，因此让患者保持心情舒畅、愉快是重要的。日常饮食调理中，饮食宜清淡，易消化，并注意少食多餐。平时，忌白酒、浓茶、咖

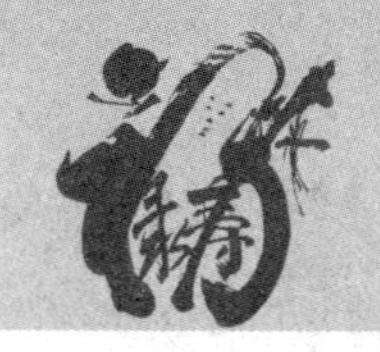

啡和辛辣食品，以免神经受刺激，加重脑负担。

(2)鼓励患者尽可能吃一些猪瘦肉、鱼类，特别是每周进食1～2次海鱼或以海鱼为原料制成品的食物，有助于保护脑组织。同时，经常进食绿叶菜、瓜果、豆类及鸡汁、鸭汁等。

(3)中老年震颤麻痹综合征的食疗防治中，要十分重视锌、铜、锰、钼等微量元素及铁元素的充分补充，要在饮食中多进食富含上述元素成分的食物，如动物的肝、肾、胰，以及蛤蜊、河蚌、牡蛎、淡菜、荠菜、茄子、芋头、苜蓿、小胡桃、葡萄干、芝麻、桂圆肉、黑豆、红枣、南瓜子、西瓜子、松子、黄豆、木、香菇、麦麸、面筋、红糖、蜂蜜等。

(4)针对中西医结合防治震颤麻痹中经常使用左旋多巴、美多巴等药物，通过食疗减轻有关药物的不良反应，采取有效的调理措施，协同并增强其治疗作用。在配餐食疗中，可辨证地应用以下药食妙品，如枸杞子、红枣、何首乌、蚌粉、决明子、白菊花等。

(5)中医在辨证施治震颤麻痹病症上，所用的药膳、方剂配伍的药食佳品也相当多，如黄芪、党参、当归、桂圆肉、茯苓、怀山药、熟地黄、陈皮、生牡蛎、全蝎等。

112. 中老年神经症患者的饮食宜忌有哪些

(1)多进食富含维生素E的食物，如荞麦、麦胚、芝麻、枸杞子、蜂蜜、蛤蜊、海产品、海鱼等。

(2)日常饮食中，每日宜喝一碗米油粥，进食一瓶酸奶，配餐中多采用益脑食物，如沙丁鱼、蛋黄、菠菜、胡萝

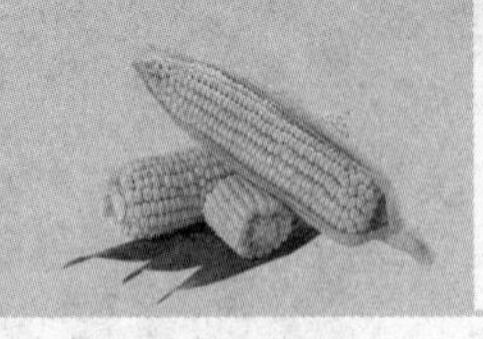

卜、橘子等。

(3)中老年神经症在食疗中应侧重补益脾、肺之气，同时也要兼顾心肾之气，常用的补气类食物，如大米、小米、糯米、大麦、黄豆、扁豆、栗子、山药、红枣、刀豆、蘑菇、牛肉、鸡肉、鲢鱼、田蛙肉等，可配伍成粥羹佳肴经常食用。

(4)烟、酒、浓茶、咖啡均属兴奋之品，中老年神经症特别是中老年期抑郁症与神经衰弱患者，应自觉少吃或不吃，因为这类食物会造成睡眠不宁，神疲乏力，甚至搅乱心绪，加重病情。

(5)当病久伤及气血阴阳者，膳食应以补益扶正为原则，传统中药中有许多药食妙品对中老年神经症的防治有独特的功效。因而，可在食疗药膳中，有针对性地辨证施治充分地使用，这些药食佳品如山药、人参、当归、党参、桃仁、酸枣仁、枸杞子、桑葚、决明子、白菊花、代代花、玫瑰花、百合等。

113. 老年性痴呆患者的饮食宜忌有哪些

(1)饮食疗法对老年性痴呆稳定病情，改善症状有重大作用。由于老年性痴呆患者多系高龄老年人，主食应柔软、熟烂，并以糕、粥、羹等食物为宜。

(2)要进食优质蛋白质，如牛奶、乳类、鸡蛋、鹌鹑蛋、鱼类(尤以海鱼为佳)、豆制品，其摄入量应不低于所需蛋白质总量的60%。每日蛋白质摄入总量按0.8～1.0克/千克体重计，用以强化大脑功能，防治老年性痴呆。

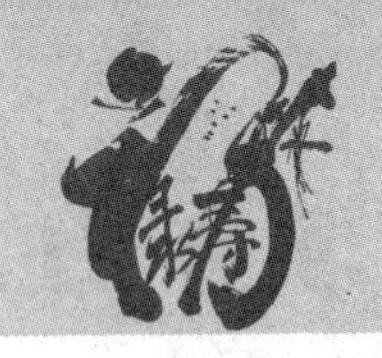

(3)对老年患者来说,若伴有高血压、脑血管硬化等病症,要严格限制动物脂肪的摄入。平时,要多吃新鲜蔬菜,特别是黄色、绿色蔬菜以补充足够的维生素C、维生素B_1、维生素B_2、维生素B_6等。

(4)必须做到禁忌烟酒,烟中所含的各种有害成分,可导致人体小动脉及脑部微小动脉的收缩、狭窄,对病情的康复不利。

(5)坚持每日喝含微量元素锌、铜、锰、钼、锗及铁元素的矿泉水和适量蜂蜜。

(6)由于老年性痴呆多为本虚标实,食疗中也多采用标本兼治的方法。传统延缓衰老的药食妙品,有许多均能改善患者的智力、精神和行为,有的还能改善脑代谢、促进脑细胞的恢复,甚至对神经生长因子受体有明显的增强作用。这类药食妙品很多,如黄芪、茯苓、枸杞子、桂圆肉、山药、党参、天冬、当归、生姜、人参等,可辨证配伍应用于老年性痴呆的药膳食疗方。

114. 更年期综合征患者的饮食宜忌有哪些

(1)更年期综合征患者肾气衰,食疗应以补肾为本。同时,更年期综合征患者容易发生心烦、多汗、潮热等自主神经系统不稳定症状,在餐饮中宜多用健脾、养心的粥疗调理。忌食刺激性大、兴奋性强的食物,忌烟酒。

(2)更年期综合征患者多为体虚,常有躁动之征象,日常膳食中宜服食柔润之品,而要慎用刚燥煎炸之饮食,以免重伤其阴而加重病情。

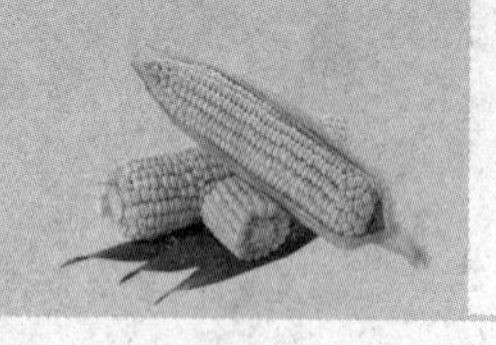

(3)食疗中应注重足够量的维生素和微量元素的摄入,如维生素 B_1,对维持神经系统的健康,增加食欲及帮助消化具有一定作用;补充足量维生素 C、维生素 P,能改善血管通透性和增强身体抵抗力;维生素 E 及锌、钼、硒等微量元素等有预防动脉粥样硬化的形成,延缓衰老和增强细胞活力的功效。

(4)在食疗配餐中,主食可选用粗粮为主(如小米、玉米、麦片等),辅以动物的肝、肾、脑,以及瘦肉、牛奶、鱼类、蛋黄、豆类及豆制品等。多吃新鲜蔬菜和水果,如芹菜、菠菜、油菜、荠菜、番茄、胡萝卜、黑木耳、山楂、橘子、鲜枣、香蕉、梨、苹果等。

(5)防治更年期综合征的药食佳品很多,许多都可配伍成粥羹药膳,有的还可以搭配成用餐时的佳肴,而且有很满意的疗效。这些药食妙品选列部分如下:何首乌、山药、百合、荷叶、菊花、黄芪、当归、红枣、莲子、核桃仁、桑葚、蜂蜜、黑芝麻、茯苓、党参、桂圆肉、玫瑰花、银耳、芡实、薏苡仁、白扁豆、胡萝卜、五味子、灵芝、枸杞子、栗子等。

115. 老年性阴道炎患者的饮食宜忌有哪些

(1)对于老年性阴道炎,无论西药或中药治疗,均需在明确诊断后,在医生指导下应用为妥,切勿乱投药。应用食疗,也需遵守这一点。

(2)日常饮食中,应注意避免吃葱、姜、蒜、辣椒等刺激性食物,防止诱发瘙痒。要戒烟、忌酒。

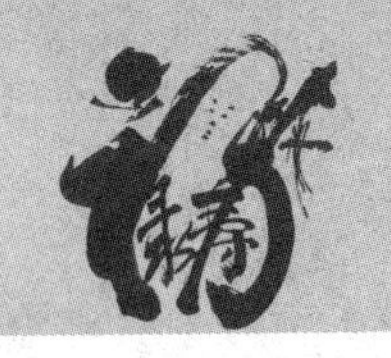

(3)老年性阴道炎患者,多以脾肾虚为主,因其脾胃功能较差,进补时饮食不宜过于滋腻,食物以稀软清淡为原则,多次少量为佳。可选用的健脾补益食物不少,如粬米、糯米、山药、扁豆、动物肝脏、蛋类等。

(4)在补脾益肾的食疗中,老年性阴道炎患者主食可选用软饭、馒头、发糕、粥食等。副食为牛肉、羊肉、猪瘦肉、青菜、荠菜、动物肝脏、蛋类等。还可适当食用百合、红枣、枸杞子、栗子、核桃仁、桂圆肉、莲子、黑木耳、黑芝麻、黑大豆、银耳、桑葚等佳品。

(5)老年性阴道炎食疗效方中,经常采用的药食妙品有扁豆花、莲子、薏苡仁、蚌肉、枸杞子、怀山药等。

116. 老年性白内障患者的饮食宜忌有哪些

(1)针对老年性白内障的病因,老年人所用药膳、食疗宜益精养血,和肝健脾。日常饮食配餐中,可多选用健脾、补肾、养肝的食物,如芹菜、芋头、马铃薯、莲藕、鳝鱼、竹笋、兔肉、山药、扁豆、豌豆、羊肉、黄鱼、海参、淡菜、虾、核桃仁、黑大豆、羊肝、乌龟、桑葚等。

(2)要给予富含氨基酸类的蛋白质食物,如瘦肉、鱼类、蛋类、乳类、豆类、坚果类等。

(3)多食含维生素C、维生素E丰富的食物,维生素C是活性很强的还原物质,能延缓白内障的发展;维生素E在体内具有抗氧化作用,对晶状体有保护作用。这类食物相当多,如红枣、山楂、柿子、核桃仁、芝麻、沙棘、柠檬、橘子、苹果、番茄、苋菜、苜蓿、蒜苗等。

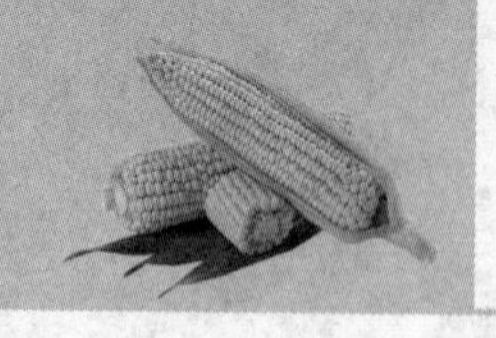

(4)在老年性白内障患者的膳食中，要特别注重锌、碘等微量元素的补足。瘦肉、动物肝脏、蛋类、乳类、谷类、黄豆、大白菜、萝卜、扁豆、茄子等含有较多的锌。碘可以吸收炎性与变性产物，对治疗白内障有一定疗效，海带、紫菜、发菜、海参、蛤蜊、蚶子、海虾、海鱼等含有丰富的碘。

(5)中医药治疗老年性白内障有很丰富的经验，在药膳、食疗中具有特殊功效的药食妙品也相当多，如黄芪、白术、党参、枸杞子、黄精、菊花、神曲、怀山药、蜂蜜等，均可辨证配伍地使用。

117. 中老年原发性青光眼患者的饮食宜忌有哪些

(1)青光眼急性发作常因风热上攻，阴虚火旺所致，治疗上则以清肝泻火、熄风明目、养血疏肝、活血清热为原则，饮食中宜清淡素食为主，切忌热性和过分油腻食物。

(2)严禁烟、酒及辛辣等刺激性食物，以防症状加剧。

(3)原发性青光眼在急性发作期，要采取有效的降眼压措施，饮食中切忌一次饮大量水，防止体液骤增，眼压升高。

(4)食疗餐饮中，要重视选配具有养血补肝、滋阴凉血、明目疏风、清热利尿的食物，如羊肝、猪眼、猪胆、鲤鱼胆汁、鳖肉(或鳖卵)、鲎肉、鲍鱼、蜂蜜、荠菜、赤豆、金针菜等。

(5)目前，西医的治疗效果尚不满意，近年来许多事

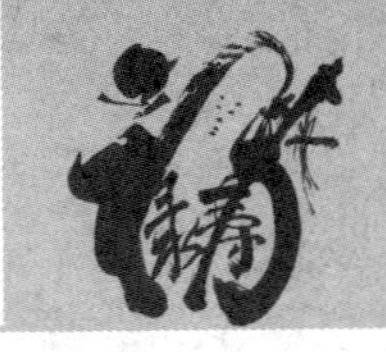

实证明，采用中西医结合治疗青光眼，可获得较显著的效果。应用药食兼施的佳品所配伍的药膳、食疗方剂，在防治中老年人原发性青光眼中，也发挥着较好的作用，常选用的有枸杞子、白菊花、茯苓、茯神、红枣、陈皮等。

118. 老花眼患者的饮食宜忌有哪些

(1)老花眼早期视近物模糊，尤其是在晚上及光线不足处更显得严重，须到医院眼科进一步检查，验光，选配自己适宜戴的老花镜；同时，加强补益肝肾、健脾和胃的饮食调理，饮食以富含多种营养成分，有抗老防衰作用的食物为宜。

(2)老年人往往伴发高血压病、动脉粥样硬化、高脂血症、糖尿病等症，因而老花眼患者不宜多食动物脂肪类较高的食物，宜多食用蔬菜类食物，如番茄、黄瓜、白菜、洋葱、菠菜、芹菜、苜蓿、蒜苗等。

(3)多食富含维生素E、维生素C的食物，维生素E、维生素C等在体内具有很强的抗氧化作用，且对晶状体有良好保护作用，这类食物相当多，常用的有红枣、核桃仁、芝麻、沙棘、刺梨、柿子、苹果、橘子、柠檬等。

(4)要多摄入高质量的蛋白质食物，如羊肉、牛肉、兔肉、鱼类、鸡蛋、鹌鹑蛋、硬果类、豆类及豆制品等。

(5)在老花眼的药膳、食疗配伍中，要重视微量元素铜、锌、硒、碘及铁元素的补充。以下药食妙品，也可经常有针对性地选择使用，如枸杞子、黄芪、党参、黄精、淮山药、菟丝子、菊花、玉竹、红枣、蜂蜜等。

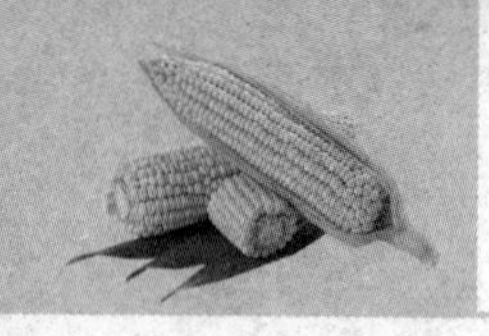

119. 中老年鼻出血患者的饮食宜忌有哪些

(1)中老年人鼻出血期间,饮食宜清淡,要十分重视补充对止血有利的维生素A、维生素E和维生素C等,宜多食新鲜蔬菜及水果,如荠菜、芹菜、马兰头、莲藕、柑子、橙子、橘子、苹果、酸枣等。

(2)要保持中老年人大便通畅,适量多进食富含粗纤维和水分的食物,同时,要在日常餐饮中补充足够的植物油脂类食品,如黑芝麻、香蕉、蜂蜜等。

(3)要忌烟酒,做到绝对不吸咽、少饮或不饮高度白酒,辛辣和油煎炙炸之物也应少吃或不吃,以免热毒上攻或炎症加剧。

(4)在纠正中老年人随便挖鼻孔等不良习惯的同时,加强病期与日常的药膳、食疗措施,可选用以下食品及药食妙品配伍调制。这类食物相当多,如莲藕(连节)、甘菊花、鲜蚕豆花、雪梨、萝卜汁、韭菜汁、西瓜子、马兰头、仙鹤草、甘草、白茅根、鲜芦根、山药、茯苓、阿胶、桂圆肉、当归、黄芪、花生衣、红枣、槐花、鱼鳞胶、绿豆、猪肤等。

120. 老年性耳聋患者的饮食宜忌有哪些

(1)老年性耳聋与肝、肾、脾关系密切,临床多见于虚证,制订食疗药膳时,一定要辨证择方而施治。

(2)老年性耳聋患者饮食宜清淡,为改善神经营养代谢及内耳的微循环,食疗配餐中要多进食富含维生素B_1、维生素E、维生素A、维生素C及溶解脂蛋白类的食物。

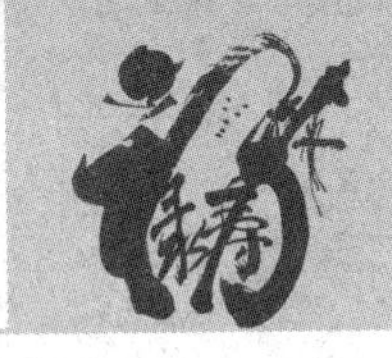

(3)平时要注意控制脂类食物，要戒烟忌酒，预防心血管疾病。烟中的尼古丁中毒及慢性酒精中毒，可直接损害耳蜗、听神经及神经中枢。烟酒造成的脑血管舒缩功能紊乱，可使内耳的血液供应不足，会严重影响听力。

(4)中医学认为，老年性耳聋与肾气亏虚尤为密切，治疗以补肾为主要方法，在药膳、食疗中，用于配膳的药食妙品和佳肴很多，宜食滋养性食物，如肉类、蛋类、豆类及豆制品、骨汤，猪肾、羊肾、甲鱼、鲍鱼、海参、黑大豆、枸杞子、桑葚、核桃仁、杜仲、肉苁蓉、黄精、龟甲胶、菊花、马蹄粉、莲子、红枣、党参、黄芪、山楂、桃仁、陈皮、栗子、芡实粉、羊脊骨、猪肤等。

121. 中老年眩晕患者的饮食宜忌有哪些

(1)中老年眩晕涉及的西医病种较多，中医临床辨证又有虚、实、寒、热之分，应根据临床诊断及辨证分型考虑药膳、食疗的配伍用餐。

(2)中老年眩晕患者应戒烟、忌酒，尽量少食生冷之品，以免胃肠道受寒，并应防止呕吐等病症，减少诱发眩晕的因素。

(3)辨证属虚证眩晕，饮食宜多样化，所用食物富含营养成分，且易于消化。烹饪调理上要适合患者的口味，鼓励多进食。平时可以瘦肉、鸡蛋、鸡汤、鱼类等清补为宜。气血亏虚、肾精不足之虚证者，可以动物肝、动物脑、鱼头、鹌鹑等煲汤，当作羹调补；还可以药食妙品如黄花、党参、山药、枸杞子、桂圆肉、冬虫夏草等，与清补食物配

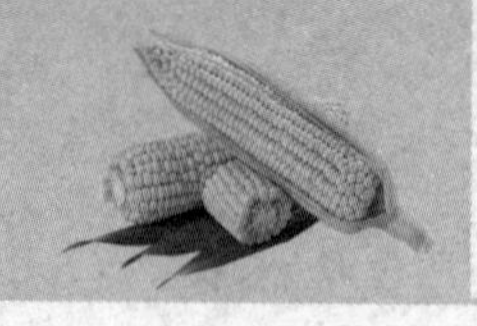

制成美味佳肴，应用于食疗餐饮之中。

(4)对于中老年眩晕属实证眩晕者，则在食疗中要注意少吃煎炸、炙烤、油脂、肥腻的食物，如羊肉、猪肉、荷包蛋等，不吃辛辣刺激之品，如葱、蒜、韭菜、洋葱、辣椒等，以免生痰火而加重病情。平时，宜以米、面、豆类等作为主食，多吃新鲜蔬菜、水果等。

(5)中老年眩晕兼有高血压病、动脉粥样硬化症、肥胖症、贫血、白细胞减少症、高脂血症、颈椎病、短暂性脑缺血等病症，其药膳、食疗配伍用餐可参考相应病症的饮食原则及其食疗经验方。

122. 中老年牙周病患者的饮食宜忌有哪些

(1)中老年牙周病患者要养成饮茶的习惯，因茶水既有杀菌消毒之功，又有利尿和清除肠胃积热之效。而且，茶叶(尤其是粗老茶叶)所含的氟对牙齿有特殊的保健价值，对牙周病有防治作用。

(2)中老年牙周病在日常饮食中，忌食烟酒及辛辣、腻厚之品，以免刺激牙周病变。

(3)中老年牙周病患者，要多食富含钙、磷、碘、氟和维生素 A、维生素 D 的食物，如鱼类、肝脏、蛋类、乳类、豆类及豆制品、瘦肉、虾、海产品、动物蹄筋、猪肤及新鲜蔬菜、水果等。

(4)牙周病缓解期，可多进食维生素 C、维生素 B_2、维生素 E 等有关食物，如小麦麸、金橘饼、乌梅、红枣、山楂、李子、皮蛋等。

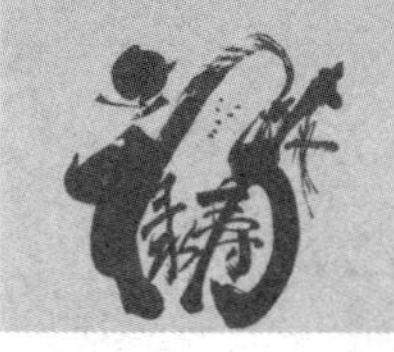

（5）中老年牙周病多属肾虚证，在药膳、食疗中应以补肾固齿为本，配伍餐肴中可选用的补益肝肾药食妙品也很多，如羊肉、羊肾、狗肉、猪肾、猪皮、鹿肉、鹿肾、鳝鱼、乌龟、甲鱼、淡菜、鸽蛋、葡萄、核桃仁、黑芝麻、栗子、桑葚、枸杞子、刀豆、黑大豆、山药、茯苓等。

123. 老年性瘙痒症患者的饮食宜忌有哪些

（1）老年性瘙痒症是一种与膳食关系非常密切的病症，要根据病证辨证分型，制定食疗方案。

（2）老年性瘙痒症患者，日常用膳餐饮中要少吃海腥、辛辣、厚腻之品，如虾、蟹、羊肉、狗肉、海鱼、葱、蒜、韭菜、辣椒、酒、鸭、鹅、鱿鱼等，以上诸食物常可诱发老年性瘙痒症及加重病情。

（3）老年人饮食以清淡为原则，多食易于消化的新鲜蔬菜及营养丰富的食物，如白菜、菠菜、青菜、苦瓜、丝瓜、番茄、红萝卜、荠菜、马兰头、菊花脑、油菜、土豆、豆腐、菜心，以及猪瘦肉、草鱼、鳙鱼等。

（4）老年性瘙痒症患者入夜瘙痒尤为明显，伴有情绪烦躁者，则宜选用镇静、宁心、安神的食物，食疗中常可配伍应用如莲子、百合、酸枣仁、牡蛎、木瓜、橙等。

（5）在防治老年性瘙痒症的药膳、食疗配伍用餐中，可供选用的药食妙品不少，经常使用的有当归、蒲公英、黄芪、红枣、薏苡仁、鲜山药、穿山甲肉、生姜、金银花等。

124. 老年斑患者的饮食宜忌有哪些

（1）老年斑反映细胞代谢功能减弱，抗氧化能力降

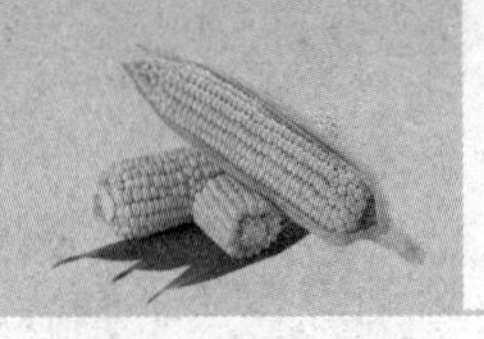

低，维生素E具有很强的抗过氧化作用，多进食富含维生素E成分的食物，能保护细胞膜不受损害，减少各组织脂褐质沉积，防止细胞损伤，延缓组织及细胞老化。含维生素E丰富的食物有芝麻、核桃仁、瘦肉、乳类、蛋类、花生仁、莴苣等。

(2)日常饮食中，要多选用新鲜蔬菜、水果等食物。这类食物富含维生素C、维生素E及多种矿物质，可增强细胞的抗氧化能力，这类食物如辣椒、番茄、菜花、酸枣、山楂、红薯、芋头等。

(3)防治老年斑中，要注重微量元素铜、锌、锰的不断补充。这些元素含量较丰富的食物有海产品、奶、蛋、小麦、小米、黄豆、芝麻、大白菜、菠菜、扁豆、萝卜、茶叶等。

(4)维生素B_1、维生素B_2等具有使皮肤光滑、展平褶皱、消隐斑点、减退色素的功效，经常进食对防治老年斑有明显效果。富含维生素B_1、维生素B_2的食物有谷类、豆类、动物内脏、肉类、蛋类、酵母及绿色蔬菜等。

(5)老年人衰老期用于调节超氧化物歧化酶(SOD)活性的药食兼用的妙品相当多，配伍用餐于药膳、食疗具有良好的防治老年斑功效。经常食用的有党参、刺梨汁、刺玫果、猕猴桃、玉米花粉、蜜源花粉、参花花粉、毛尖茶、人参、黑木耳、白木耳、青竹梅、山楂、西洋参、黄芪、当归、砂仁、灵芝、黄精等。

125. 老年性带状疱疹患者的饮食宜忌有哪些

(1)老年性带状疱疹患病期间，要忌酒类、浓茶和咖

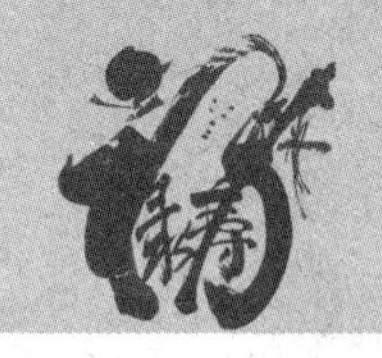

啡，忌食葱、蒜、辣椒、胡椒等温热刺激性食物，以免加剧症状。

(2)日常饮食配伍用餐中，不食海鲜品如虾、蟹，以及羊肉、鸡肉等发物，以免加重病情，延长病程。

(3)平时要多吃具有清热解毒、活血化瘀、滋阴退火功效的食物、水果和新鲜蔬菜。

(4)老年性带状疱疹由带状疱疹病毒所引起，要加强抗病毒的食疗措施，药膳、食疗配伍用餐中，多选用具有抗病毒功效的妙品，如金银花、板蓝根、大青叶、鲜芦根、贯众、马齿苋、蒲公英、芫荽、紫草、虎杖、菊花、鹅不食草、紫河车等。

(5)对于老年性带状疱疹患者，要特别重视保护神经、营养神经的食疗措施，注重多进食富含B族维生素(包括维生素B_1、维生素B_2、维生素B_6等)的食物，如各种粗粮、黄豆、花生、猪瘦肉、蛋黄、动物内脏(肝、心、肾)、酵母、糙米、干果、萝卜、白菜、菠菜、马兰头、苜蓿、枸杞子、玉米、小麦、燕麦、米糠、豌豆等。

126. 中老年胃癌患者的饮食宜忌有哪些

(1)已有胃癌癌前期状态的患者(如慢性萎缩性胃炎、老年性胃溃疡、胃黏膜肠腺化生、中老年胃息肉等)，必须重视饮食调理，以防癌病。

(2)中老年人防癌饮食中，宜少量多餐，定时适量，既要保证足够的营养，又不增加胃肠负担。平时食品宜多样化，避免偏食。要注重保护消化道黏膜，饮食以细、软、

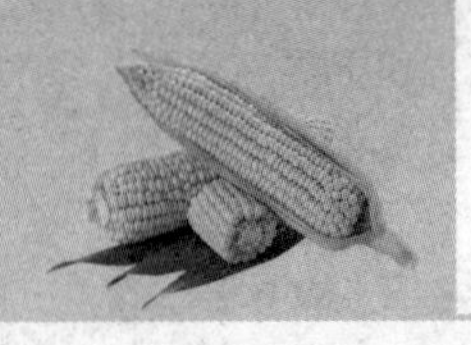

易于消化为原则。烹饪方式以炖、煮、烧、蒸为主,尽量少用煎、炸、烟熏、腌腊等。

(3)对于中老年胃癌患者,宜按病情,采用软质、半流质、流质等进食方式,多采用膳饮粥疗,切忌硬撑、硬塞。

(4)要严禁烟酒、忌食新鲜腌菜、少食咸鱼、腊肉和其他过咸食品。

(5)胃癌患者多有胃脘饱胀、疼痛等食积不消的症状,应适量多食酸、甜类食物,如山楂汁、姜糖水、新鲜小米粥、薏苡仁粥、鲜橘汁、酸梅汤、菠萝汁、果汁等,以便帮助消化和缓解疼痛病症。

(6)胃癌患者常见恶心、呕吐、食欲缺乏等,应进食开胃降逆的清淡食物,可根据患者的口味,交替服食以下易于消化的食物,如红枣汤、莲子糊、甘蔗汁、山楂糕、金橘饼、玉米羹、小米粥、杏仁露、藕粉糜等。

(7)在胃癌早期,一般多采用手术治疗。术后多因伤及气血而致全身乏力,四肢酸软,纳差自汗,可食用鲫鱼、母鸡、人参、桂圆、银耳、甲鱼等,以益气养血,促进康复。

(8)胃癌术后放疗、化疗期间,宜多选用具有防护作用、有助于升高白细胞、提高机体免疫功能的食物,中医药中许多有上述功能的药食妙品也可在药膳、食疗中辨证施膳应用。常用的佳品有牛奶、咖啡、蛋羹、鸡汤、鱼汤、番茄、无花果、橘子、蔗汁、生姜、话梅、人参茶、红枣、猕猴桃、苹果、沙丁鱼、猴头菇、牡蛎、海参、鸽蛋、鹌鹑、猪肝、鲍鱼、海马、乌龟、甲鱼、鲨鱼、乌贼、山药、金针菜、扁豆、薏苡仁、香菇、蘑菇等。

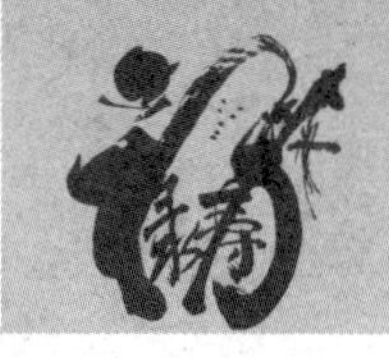

127. 中老年原发性肝癌患者的饮食宜忌有哪些

(1)肝癌患者多有食欲缺乏,因而在饮食调理上应先从调节中老年人口味入手,注意菜肴的色、香、味,以增进食欲。平时,采用少食多餐的进食方式,并可适当加食山楂汁、柠檬水、红枣汤、藕粉羹等。

(2)由于肝癌消耗极大,肝脏又是人体代谢的重要脏器,因而要想尽办法保证患者有足够的营养,饮食中以高蛋白、高维生素、低脂肪为宜,并给予足够量的碳水化合物。只要食欲尚好,其营养供应以患者需求为度,多维持在正常人的1.5倍左右或高一点。

(3)肝癌患者肝的解毒功能明显减退,应绝对禁止烟酒和辛辣刺激性食物,宜多选用保肝护肝的食物,如甲鱼、蓟菜、香菇、蘑菇、刀豆、牡蛎、蜂蜜、桑葚、乌龟、金针菜、红枣、蛤子、薏苡仁、赤豆等。如有腹水,则应严格限制食盐的摄入量;有黄疸时,尤其要禁忌油腻食物。

(4)宜多选用具有“软坚散结”及增强免疫功能的食物,以抑制肿瘤过快生长,具体内容可参看“胃癌”部分。

(5)中老年肝癌患者务必保持大便通畅,要适量多进食含纤维素成分多的食物,考虑到肝癌患者绝大部分都伴有食管胃底静脉曲张,为防止出血,食物不宜粗糙。多吃新鲜蔬菜和水果,适当增加含维生素K、维生素C的食物,如卷心菜、苜蓿、菠菜、白菜、花菜、油菜、豆类及豆制品、荠菜、香椿、苋菜、蕹菜、红枣、乌梅、河蚌、马兰头、慈菇、沙棘等。

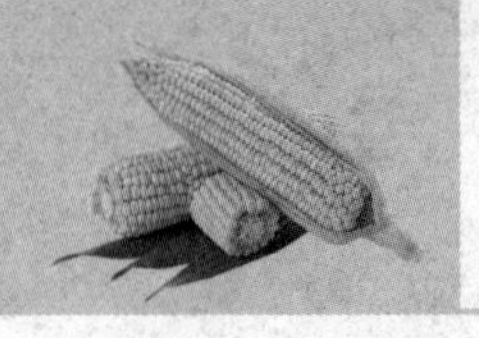

(6)肝癌患者手术后，宜健脾理气，可进食牛奶、蛋类、猪肝、薏苡仁、蘑菇、猴头菇、黄鱼、香蕉、石榴、山楂、柠檬、西瓜、鸡内金等食物。

(7)肝癌患者放疗、化疗时，应选用滋润生津、健脾开胃、益气养血、祛瘀解毒且营养丰富的食物，有以上功效的药食佳品也可配伍用膳在食疗之中，经常使用的有莲藕、山药、白扁豆、荸荠、桂圆肉、甜橙、荔枝、葡萄、冬瓜、鸡蛋、鹌鹑蛋、鸽蛋、燕窝、龟甲胶、鳖甲胶、薏苡仁、动物肝脏、鹅血、红枣、枸杞子、鲫鱼、鲜桃、虎杖、金橘饼、赤小豆等。

128. 中老年肺癌患者的饮食宜忌有哪些

(1)肺癌早期，对消化系统功能影响较小，要抓住这个机会，及时全面地补充各种营养成分，使机体能够耐受手术、化疗、放疗等治疗手段。

(2)中老年肺癌，尤须选用能增强机体免疫功能、有助于药物抑制癌细胞作用的食物，如紫河车、薏苡仁、菱角、牡蛎、海龟、海蟹、蛤蜊(沙蛤、海蛤、文蛤)、蚶子、鲎、大黄鱼、沙丁鱼、海参、海蜇、红枣、甜杏仁、沙棘等。

(3)在食疗中，可对症选用具有止咳、退热、止血、顺气、宽胸止痛的食物，以缓解病症，减轻痛苦，增强中老年肺癌患者的治疗信心。

(4)中老年肺癌患者要绝对地忌烟、戒酒，不食或极少食辛辣刺激性食物。咯血时须禁食偏于热性的韭菜、蒜、葱等食物；对虾、蟹及某些食物的特殊过敏者，也应避

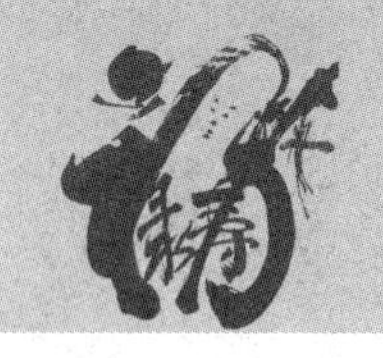

免此类食物。

(5)放疗期间可食用具有增效作用及能减轻不良反应的食物,如荠菜炖豆腐、薏苡仁粥、海蜇煮荸荠等,可防放射性肺炎;口干者,可食柿饼粥、杏仁酥、百全鹌鹑羹、芦笋汁、肉丝蛎肉汤等。

(6)化疗期间,宜选用补益肝肾、补气益精的食物,以保护白细胞,并促进白细胞有效地增殖,提高患者的体质。常用的品种有西洋参、太子参、人参、黄芪、刺五加、黄精、灵芝、红枣、鹅血、鲨鱼、黄鳝、甲鱼、乌龟、核桃仁、桂圆肉、蘑菇、猪蹄、牛蹄筋、牛肉、蛋类、动物肝、动物肾、蜂王浆等。

(7)在中老年肺癌防治中,中医辨证分型施治药膳、食疗的妙品很多,有相当一部分经现代医学研究证实具有明显功效,常用的药食兼用佳品有白果、橘饼、蛤蜊、薏苡仁、昆布、萝卜、芝麻、山药、核桃仁、淡菜、罗汉果、百合、鱼腥草、桑葚、荸荠、乌贼、黄鱼鳔、甲鱼、牡蛎、蚩、黄芪等。

129. 中老年食管癌患者的饮食宜忌有哪些

(1)食管癌的治疗方法主要是手术切除和放射治疗两种,中老年人食管癌中有相当一部分发现时多已为中、晚期,失去手术切除机会,应强化药膳、食疗措施,增强其抗病能力,提高患者的免疫功能,为患者进行放疗及化疗后做积极的辅助治疗。充分的放射治疗及药膳食疗在部分患者中有可能治愈食管癌,在大多数病例亦可明显缓

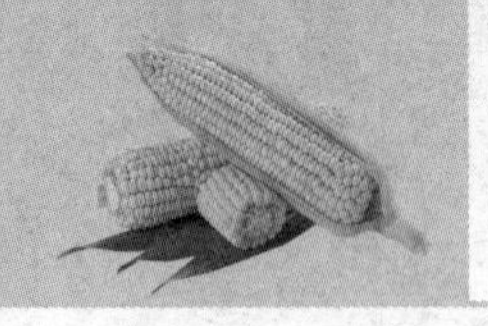

解症状，延长生命。

(2)中老年人防治食管癌中，尤须注重预防为主的原则，特别要遵循以下饮食调理，对有效地预防食管贲门癌极为重要。提倡细嚼缓咽、荤素兼备的餐饮方式，要纠正进食过快、过硬、过粗及蹲食等不良饮食习惯；多食新鲜蔬菜和水果，保证维生素C、维生素D、维生素A和微量元素如锌、钼、铜、锰的充足供应。

(3)中老年日常饮食中，不吃白地霉菌污染的酸菜，不吃霉变食物，戒烟，忌烈性酒，切勿暴饮暴食，忌食烧焦和烟熏的鱼肉、禽类等。

(4)中老年人食管癌以进食障碍为主症，且进行性加重，因此在早期应全面、积极地加强营养，防止出现恶病质；宜温食，避免过冷过热；哽噎症状严重时，应给予浓缩的富含优质蛋白、碳水化合物、脂类、矿物质及各种维生素成分的流质饮食，以减少对病变部位的局部刺激。

(5)中老年食管癌手术后康复期间，食疗中可以粥膳调理，如薏苡仁粥、红枣糯米粥、莲子桂圆杞子粥等，进食鲜瘦肉、酸奶、蛋类、豆制品及新鲜水果。食欲缺乏者，可用以下食物调理口味，增进食欲，如新鲜山楂、鲜乌梅、鲜石榴，也可以橘皮、生姜、鸡肫、花椒等配餐煨汤食用。

(6)对于中老年食管癌患者，可结合有功效的药食佳品配制成药膳、食疗，用以改善吞咽困难、胸闷梗痛、呃逆、便秘等病症。常用的功效妙品有核桃仁、桑葚、芝麻、蜂蜜、海参、杏仁、橘饼、柿子、刀豆、河蚌、鹅血、马兰头、无花果、猕猴桃、癞蛤蟆、荔枝、生梨、乌骨鸡、鲫鱼、鲤鱼、

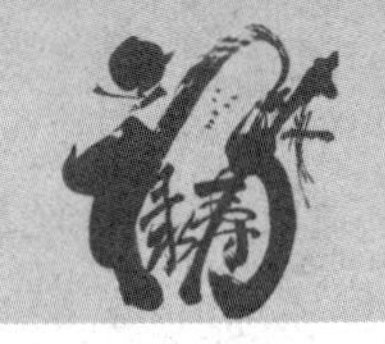

鲨鱼、乌龟等。

130. 中老年大肠癌患者的饮食宜忌有哪些

(1)中老年大肠癌患者,饮食调理中宜多食用对大肠癌有防治功效的食物,常用的佳品有薏苡仁、核桃仁、无花果、石花菜、慈菇、芋头、菱角、芦笋、马兰头、羊血、鹌鹑、鲎、甲鱼、马齿苋、胡萝卜等。

(2)大肠癌患者多有便中带血,晚期患者常大量便血,应严禁烟酒,少吃或不吃刺激性及辛辣的食物。

(3)中老年大肠癌患者的消化能力弱,多有迁延不愈的腹泻及腹部不适等症状,有时还伴有长期发热、出汗,食疗调理中多以易于消化吸收的粥膳和汤饮等半流质饮食为主。

(4)中老年大肠癌患者多有食欲缺乏、恶心等症状,有的甚至伴有呕吐,食疗餐饮中宜清淡,切忌油腻、煎炸之物,要重视选用预防肠道感染、祛邪开胃的食物。

(5)在防治中老年大肠癌中,要特别注重增强其免疫功能,强壮体质,在食疗配餐中可多选用以下食物,如甜杏仁、山药、刀豆、扁豆、番茄、蜂蜜、海参、黄鱼、海鳗、鲟鱼、龙虾、香菇、平菇、草菇、木耳、银耳、猴头菇、沙棘、牡蛎、乌贼等。

(6)药膳、食疗对中老年大肠癌患者有辅助治疗功效,用于配伍的药食佳品很多,常用的药膳、食疗佳品有蟾蜍、羊脊骨、沙枣、石榴皮、乌梅、枳壳、桃仁、莱菔子、山药粉、槐叶、龟肉、薏苡仁、枸杞子、白花蛇、陈皮、猪血粉、

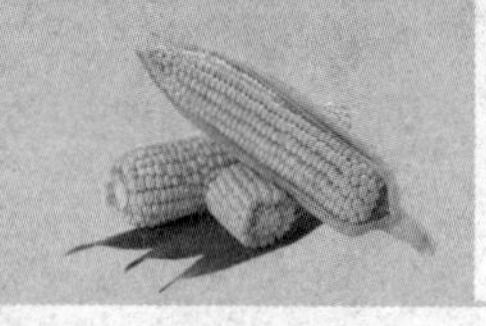

鲨鱼皮、绿豆、百合、大头菜,山楂、金针菜等。

131. 中老年宫颈癌患者的饮食宜忌有哪些

(1)中老年宫颈癌患者,在食疗调理中可选用增强免疫功能的食物,并以有助于抑制阴道、宫颈癌者为优,常用的有山药、薏苡仁、海参、香菇、薜荔果、甲鱼、金针菜、乌梅、海马、牡蛎、蓟菜、菱角、甜瓜、牛蒡等。

(2)中老年宫颈癌有出血倾向的,可在食疗配餐中多选用有助于加强凝血功能的荠菜、黑木耳、香菇、蘑菇、淡菜、藕粉、蓟菜、海参、蚕豆等。

(3)对于有水肿,特别是下肢水肿的中老年宫颈癌患者,饮食中宜选用以下食疗妙品,如莴苣、赤豆、玉米段、鸭肉、泥鳅、鲤鱼、鲟鱼、蛤蜊、椰子浆等。

(4)中老年宫颈癌患者,配合放疗、化疗中可选用有防护和升高白细胞功效的佳品,如豆腐、猪肝、鲫鱼、田蛙、山楂、红枣、无花果、西洋参、太子参、黄芪、鸭肉、牛肉、绿豆、牛蹄筋、蛋类、黄精、蘑菇、灵芝、青鱼等。

(5)中医药中有许多药食兼施的妙品,对中老年人宫颈癌患者经常伴有白带、腰痛等有很好的功效。常用于药膳、食疗配餐佳肴的有以下食物,如乌贼、牡蛎、龟肉、羊胰、扁豆、红豆、白果、桑葚、莲子、芡实、雀肉、核桃仁、薏苡仁、蜂乳、鲎、梅子、栗子、芋艿、梭子蟹、海蜇、韭菜、芹菜、文蛤、甲鱼等。

132. 中老年鼻咽癌患者的饮食宜忌有哪些

(1)中老年鼻咽癌患者,宜按照治疗需要在食疗餐饮

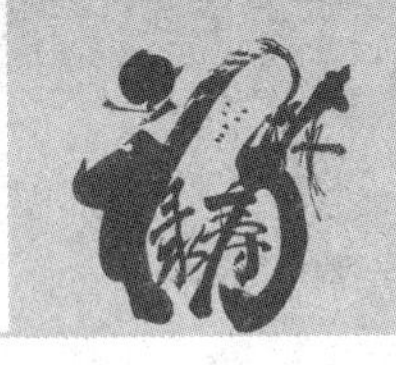

中，一开始就加强防护放疗、化疗反应的食物，如沙棘、杏仁、梨汁、牛奶、蛋羹、银耳、蔗汁、无花果、人参茶、甲鱼、桂圆肉、鲫鱼、话梅、罗汉果、橄榄、青梅等。

(2)由于鼻咽癌易于并发感染等，因此食疗中宜长期配用防治感染的食物，如胡萝卜、猕猴桃、白菊花、绿豆、赤豆、芦笋、箬竹、芦笋、茅根、黄瓜、西瓜、海蜇等。

(3)中老年鼻咽癌患者的食疗饮食中，要选用有助于抗鼻咽癌的食物，如蒲公英、蟾蜍、青蛙、田蛙、蚕蛹、蛇肉、淡菜、猕猴桃、魔芋、大叶菜、芋艿、海蜇、荸荠、黄瓜等。

(4)鼻咽癌患者要严格禁烟戒酒，慎用辛辣刺激食物，并发感染时还应禁食羊肉、狗肉等热性食物，虾蟹等腥味较浓之物也不宜食用。

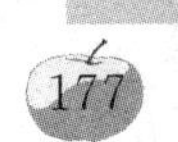

(5)平时饮食调养中，在食疗配制烹饪菜肴中，要注重富含维生素A、维生素E、维生素C及B族维生素的食物供应，维生素有强化抗癌功效，能促进病灶的修复。

(6)要特别重视中老年鼻咽癌放疗后遗症的防范措施。传统中药中有相当一部分药食兼用的妙品，经现代医学研究证实有效的食物，可在药膳食疗中辨证配伍应用，如核桃仁、芝麻、蜂蜜、牛骨髓、甜杏仁、山药、鲜芦根、麦冬、红枣、天麻、芋艿、金针菜、罗汉果、芦笋、仙鹤草、马兰头、鲨鱼、哈士蟆、羊脑、葵花子、猪脑、胖头鱼、海参、黄鱼、鲈鱼、牡蛎、鲍鱼、蚕蛹、黄蚬等。

133. 中老年乳腺癌患者的饮食宜忌有哪些

(1)在中老年乳腺癌的食疗配伍用餐中，应多选具有

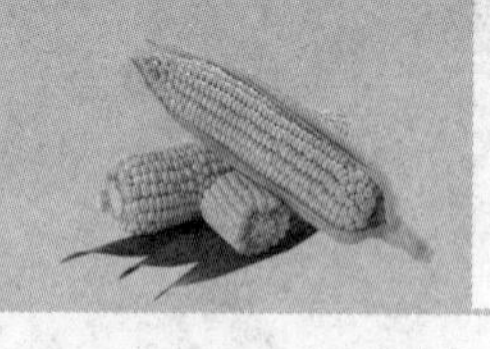

抗癌功效的食物，如山药、蟾蜍肉、牡蛎、石花菜、眼镜蛇肉、鲎、海蟹、文蛤、海马、海蒿子、玳瑁肉、芦笋、海带、薏苡仁、白花蛇肉、猕猴桃、香菇、葫芦、海藻、壁虎、麦芽等。

(2)女性乳腺癌发病与卵巢功能相关者，可在食疗中选用对卵巢功能有调整的食物，如哈士蟆、海马、海参、贻贝、乌骨鸡、蛏子、蜂乳等。

(3)乳腺癌患者日常饮食调理中，忌食葱、蒜、南瓜、醇酒厚味等助火生痰有碍脾运的食物，宜食海带、海藻、紫菜、牡蛎、芦笋等具有化痰软坚散结功能的食物。

(4)乳腺癌手术后，食疗中应多给予益气养血、理气散结之食物，以巩固疗效，有利于康复。如山药粉、糯米、丝瓜、菠菜、海带、鲫鱼、泥鳅、红枣、山楂、橘子、玫瑰花等。

(5)中医药在乳腺癌的防治中，有许多药食兼施妙品具有增强免疫能力、消肿止痛、防乳头回缩、抗复发、抗感染、抗溃疡等功效。要配伍具有强身保健的食物，应用于药膳、食疗之中，如薏苡仁、桑葚、山药、蛇肉、香菇、菜豆、红枣、赤豆、荔枝、荸荠、葡萄、猕猴桃、茴香、海龙、榧子、文旦、鲎、鲫鱼、虾皮、鲨鱼、珠母贝、带鱼、海鳗、金针菜、白果、马兰头、刀鱼、田螺、芋艿、油菜、人参叶、黄芪等。

134. 中老年膀胱癌患者的饮食宜忌有哪些

(1)膀胱癌患者的饮食中，要首选具有抗膀胱及尿道肿瘤的功效食品配餐、制肴，常用的佳品有田螺、海蜇、海带、紫菜、淡菜、石花菜、核桃、薏苡仁、哈士蟆、水蛇、甲鱼、

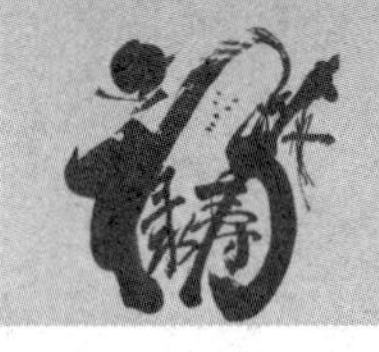

乌龟、玳瑁肉、蟾蜍、菱角等。

(2)中老年膀胱癌患者,病程中常兼夹湿热下注证候,食疗中宜进清淡饮食,要适量多饮水,配伍餐肴时可多选用清热除湿、通淋利水食物,如茯苓、薏苡仁、荠菜、绿豆、丝瓜、赤豆、萝卜、白菜、海带、紫菜、荸荠、茅梅、新鲜水果等,或以鲜车前草、鲜蒲公英、鲜芦根、鲜茅根等水煎煮,代茶饮,使湿热从小便而解。

(3)膀胱癌患者多有反复发作或持续性血尿,血尿期宜多饮水,并选用清热、养血、凉血、止血之饮料于日常食疗之中,如藕汁、荸荠汁、西瓜汁、梨汁、橘子、梨汁、菜汤等,或以鲜小蓟草、鲜车前草、鲜白茅根等水煎煮,代茶频饮。

(4)长期吸烟为膀胱癌发病重要因素之一,并已得到现代研究证实,因此患者必须绝对禁烟,同时应避免进食辛辣刺激食物,如辣椒、花椒,忌食生蒜、生葱、生姜、白酒类等燥热动火之品,以免加重病情。

(5)中老年膀胱癌患者多因反复尿血,迁延日久,耗精伤血,最终引起严重贫血、营养障碍及代谢紊乱,而致形体虚弱、倦怠乏力、消瘦等。食疗中应多选用富含蛋白质、氨基酸、维生素及微量元素的食物,如牛奶、乳类、蛋类、豆浆、豆类、瘦肉、鱼类、甲鱼、鸡、鸭、红枣、桑葚、薏苡仁、桂圆肉、莲子、新鲜水果和蔬菜,以提高抗病能力,增强其体质。

(6)膀胱癌患者病程中或经放疗、化疗后常有恶心、呕吐、脘腹胀满、下腹坠胀、口中乏味、白细胞减少、食欲

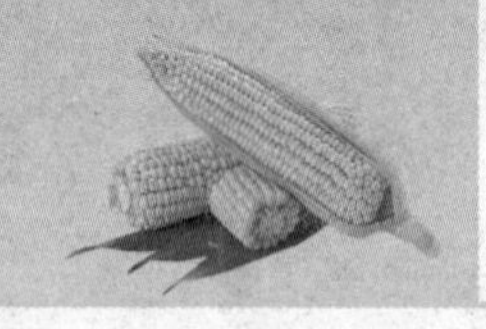

缺乏等症状。食疗中可多选用对上述症状有疗效的药食妙品，辨证施膳配餐，常用的有薏苡仁、大米、小米、蛋类、橘皮、核桃仁、杏仁、灵芝、人参、黄芪、蜂王浆、红枣、黄精等调制的药膳粥羹，还可以根据患者口味，配食烂面、软饭、烤面包片、烤馒头片、饼干、新鲜蔬菜、水果等。食疗餐饮中，要注意少吃多餐，细嚼缓咽，以利消化。

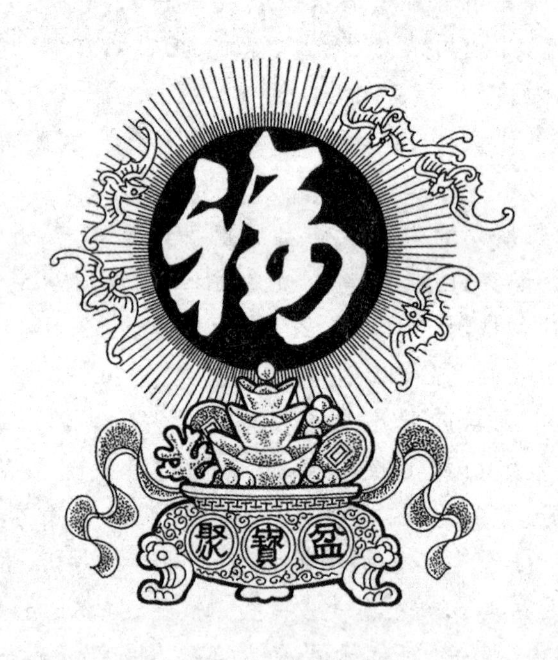

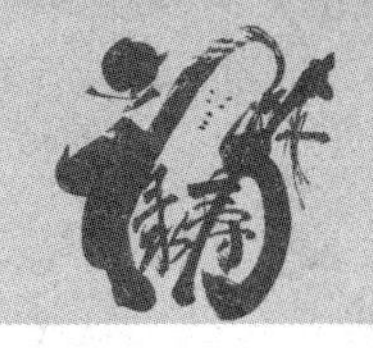

五、中老年疾病的饮食调养

135. 中老年人得了动脉粥样硬化如何食疗

(1)槐花茶:干槐花10克(鲜品20克)。将槐花放入有盖杯中,用沸水冲泡。当茶频饮,一般冲泡3～5次。具有软化血管、降脂降压、凉血止血的功效。适用于各种类型的动脉硬化症,对动脉硬化合并高血压病,有脑血管破裂倾向者尤为适宜。

(2)红枣嚼食方:红枣20枚。将秋季红枣成熟时采收,晒干即成。吃前用温开水洗净,早晚各嚼食8枚。具有补益脾胃、软化血管的功效。适用于中老年动脉血管硬化症,对兼有脾胃虚弱、面色萎黄、体倦乏力、食少便溏者尤为适宜。

(3)山楂桑葚煎:鲜山楂30克(干品20克),桑葚30克(干品20克)。将山楂、桑葚先用温开水浸泡、冲洗干净,入锅内,加水适量,用小火煎煮20分钟即成。上下午分饮,食果饮汤。具有补益肝肾、滋阴养血、消食降脂、软化血管的功效。适用于阴亏血虚型动脉粥样硬化,症见头晕耳鸣、目暗昏花、须发早白、口干、便秘、失眠等。

(4)番茄生食方:新鲜番茄250克左右。将番茄洗净,去皮即成。上下午分食,当水果食用。具有软化血管、降脂降压、生津消暑、健胃消食的功效。适用于中老

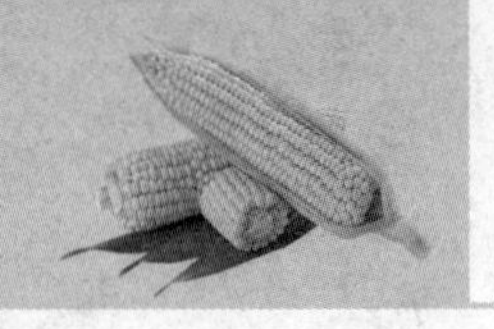

年动脉粥样硬化症，对伴有津亏口渴、食欲缺乏者尤为适宜。

(5)刺梨蜜汁：新鲜刺梨250克，蜂蜜20克。将刺梨洗净，去皮、核，切成薄片，置于碗中，加入蜂蜜，拌匀，腌渍1小时即成。上下午分饮，当水果食用。具有软化血管、降脂降压、滋补美容、生津止渴的功效。适用于各种类型的动脉粥样硬化、高血压病、高脂血症、冠心病等。

(6)何首乌花生煎：制何首乌20克，荷叶10克(鲜品20克)。将制何首乌切片，放入锅中，加水煎煮20分钟，再加入荷叶同煎10分钟，取汁即成。上下午分饮。具有平补肝肾、养益精血、软化血管、降低血脂的功效。适用于各种类型的动脉粥样硬化、高脂血症。

136. 中老年人得了冠状动脉粥样硬化性心脏病如何食疗

(1)红花檀香茶：红花3克，白檀香1克。将以上2味放入有盖杯中，用沸水冲泡即成。当茶频饮，一般冲泡3～5次。具有活血行气、化瘀宣痹的功效。适用于气滞血瘀型冠心病、心肌梗死缓解期，症见胸部疼痛偶然小发作、心悸乏力、胸闷气短，舌质紫暗或有瘀斑，脉涩结代。

(2)丹参蜂蜜饮：丹参30克，蜂蜜40克。将丹参洗净，晒干，切片，放入锅中，加水1 000毫升，用小火煎至500毫升，去渣留汁，加入蜂蜜调匀即成。上下午分饮。具有活血化瘀、扩张冠状动脉的功效。适用于各种类型的冠心病心绞痛、心肌梗死。

(3)参芪粉：生晒参200克，黄芪500克。将2味药切

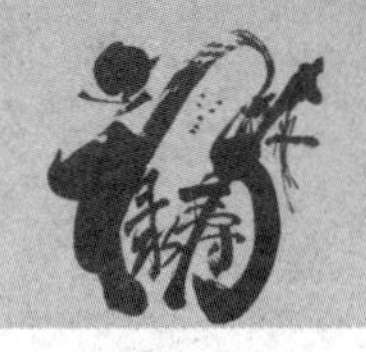

片，研成细粉，晒干或烘干，装瓶即成。每日2次，每次6克，温开水送服。具有补益心气、扩张冠状动脉的功效。适用于气虚型冠心病心绞痛，症见胸闷心痛、心悸乏力、气短自汗、头晕目眩，舌体胖有齿印，脉沉细或结代。

(4)党参田七炖鸡：党参15克，田七10克，鸡肉100克。将田七研成细粉备用；党参切片，用纱布袋装后扎口，与鸡肉同入锅内，加水适量，加入葱、姜、食盐、黄酒，用小火炖至鸡肉熟烂，加入田七粉，拌匀即成。当菜佐餐，随量食用，每日1剂或隔日1次，连续半个月以上。具有补养心气、改善心肌缺血的功效。适用于气虚兼夹血瘀型冠心病心绞痛，症见胸闷胸痛、痛有定处、心悸气短，苔薄白，舌质紫，脉细。

(5)薤白葱姜粥：薤白20克(鲜品40克)，葱白5根，姜片5片，大米100克。将薤白、葱白洗净，切成细段；大米淘洗干净后，入锅内，加适量水及姜片，用小火煮粥，粥将成时加入薤白、葱白，再煮数沸即成。每日早晨顿食，食用时可加入食盐或白糖调味即成。具有行气通阳、化痰泄浊、定痹止痛的功效。适用于痰浊内痹、胸阳不振之冠心病心绞痛，症见胸脘痞闷、心前区绞痛、心悸乏力、恶心腹胀，苔薄白或黄，脉沉细或结代。

(6)麦冬精：麦冬500克。将麦冬洗净，用冷水泡透，加水煎煮，每半小时取煎汁1次，共取汁3次，合并煎汁，用小火浓缩收膏至稠黏状，停火保温，拌入干燥的白糖400克，把煎液吸尽，调匀，晒干或烘干，压碎，瓶装即成。每日2次，每次9克。具有滋阴养心、增加心肌功能的功

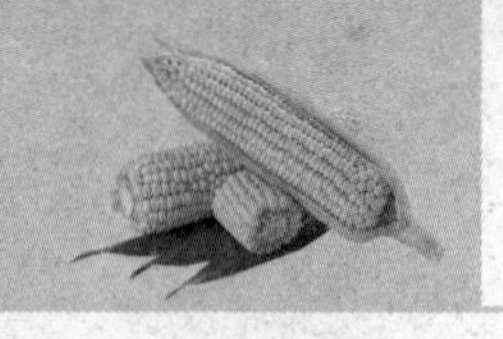

效。适用于阴虚型冠心病心绞痛，症见胸闷心悸、五心烦热、头昏盗汗、腰酸乏力、面颊潮红，苔少，舌质红，脉细速或促急。

137. 中老年人得了高血压病如何食疗

(1)芹菜汁：新鲜芹菜(包括根、茎、叶)250 克。将芹菜洗净，晾干，放入沸水中烫泡 3 分钟，切细后捣烂取汁即成。上下午分饮。具有平肝降压的功效。适用于各种类型的高血压病，对肝阳上亢型早期中老年高血压患者，出现血压升高、头痛眩晕、耳鸣健忘、颈项发硬、心烦易怒、失眠多梦，或面红目赤、口苦便秘，舌红苔黄，脉弦等症尤为适合。

(2)罗布麻叶煎剂：干罗布麻叶 15 克，蜂蜜 20 克。将罗布麻叶先用冷水浸泡 15 分钟，再加水煎煮 20 分钟，去渣取汁 200 毫升；待药汁转温后加入蜂蜜调味即成。上下午分饮。具有清火降压、强心利尿的功效。适用于各种类型的早期中老年高血压病，对面红目赤、心烦易怒、口苦头痛、大便干结，舌红苔黄，辨证属于肝火亢盛的患者尤其适宜。

(3)柿叶茶：干柿叶 10 克(鲜柿叶 20 克)。将每年7～9 月收集的柿叶洗净，晒干，研成粗末即成。将柿叶放于有盖杯中，用沸水冲泡，当茶饮用。具有平肝降压、定喘止血、利尿消肿的功效。适用于高血压伴有冠心病、高脂血症，对肝阳亢盛、肝火内盛等证型及合并眼底出血患者尤为适合。

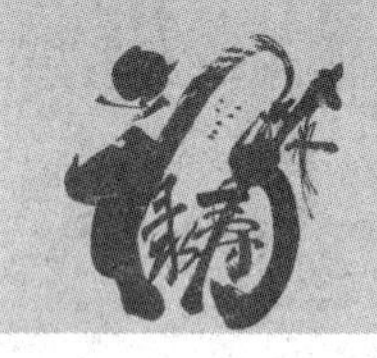

(4)香蕉嚼食方:香蕉3根。将香蕉剥去外皮即成。早、中、晚各嚼食1根。具有清肝降压、生津通便的功效。适用于各种老年性高血压,对肝阳上亢、肝火内盛的中老年高血压病合并大便干结者尤其适宜。

(5)炒洋葱丝:洋葱150克。将洋葱洗净,切成细丝;植物油适量,放入炒锅中,大火烧至八成热时,放入洋葱丝翻炒后,加入食盐、酱油、醋、白糖、味精,拌炒均匀后即成。当菜佐餐,随量食用。具有降血脂、降血压、活心血、助消化的功效。适用于各类老年性高血压,对高血压、冠心病、消化不良的中老年人较为适宜。

(6)钩藤降压饮:钩藤20克,蜂蜜5克。将钩藤放入有盖大号杯中,用沸水冲泡,加盖闷10分钟,取汁,加入蜂蜜调匀即成。上下午分饮。具有清热平肝、降压定眩的功效。适用于肝阳上亢、肝火内盛型高血压,症见头昏目眩、头痛目赤、面部烘热,苔黄脉弦。

138. 中老年人得了慢性支气管炎如何食疗

(1)三仙汁:生萝卜500克,生梨250克,生荸荠200克。将以上3味洗净,连皮捣烂,取汁即成。早、中、晚3次分饮,当日饮完。具有清热、止咳、化痰的功效。适用于痰热型中老年慢性支气管炎,症见咳嗽痰多、痰黄质稠、口渴咽干或有发热,舌苔黄,舌质偏红,脉滑速。

(2)鱼腥草猪肺汤:新鲜鱼腥草50克,猪肺250克。将猪肺灌清洗干净,切成小块,漂去泡沫,放入锅中,加水适量煲汤,加入食盐少许,待猪肺熟烂后放入洗净的鱼腥

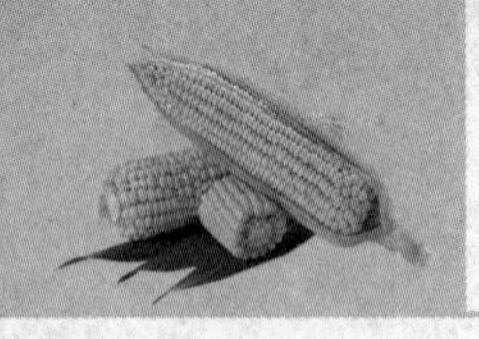

草，再煨煮5分钟即成。佐餐食用，食肺饮汤，当日食完。具有清肺化痰的功效。适用于痰热型中老年慢性支气管炎，对老慢支合并肺炎者尤为适宜。

(3)猪胆汁蜂蜜饮：新鲜猪胆2只，蜂蜜适量。将猪胆用凉开水清洗干净，并将猪胆切开取汁，瓶装即成。每日2次，每次取胆汁3克，与蜂蜜5克拌匀，温开水送服，连用3～5日。具有清肺止咳、消炎化痰的功效。适用于痰热型中老年慢性支气管炎及支气管哮喘。

(4)橘皮粥：新鲜橘皮15克，大米50克。将橘皮表面洗净，加水煎煮15分钟，去渣取汁，与洗净的大米同煮成稠粥即成。每日早餐顿食，连用5～7日。具有化痰止咳、健脾燥湿的功效。适用于湿痰型中老年慢性支气管炎，症见胸闷咳嗽、痰多色白、神疲乏力、饮食不香，舌苔白腻，脉滑。

(5)莱菔子茶：莱菔子10克。将莱菔子放入有盖的杯中，用沸水冲泡即成。当茶频饮，一般冲泡3～5次。具有降气化痰、消食化积的功效。适用于湿痰型中老年慢性支气管炎，对兼有食积腹胀者尤为适宜。

(6)橘红茶：橘红2克，茶叶2克。将新鲜橘皮剖分为两层，取外层色红者晒干，撕成小碎片备用；将橘红、茶叶放于有盖的杯中，用沸水冲泡即成。当茶饮用。具有健脾燥湿、化痰止咳的功效。适用于湿痰型中老年慢性支气管炎。

139. 中老年人得了支气管哮喘如何食疗

(1)杏仁三子粥：杏仁10克，紫苏子10克，白芥子6

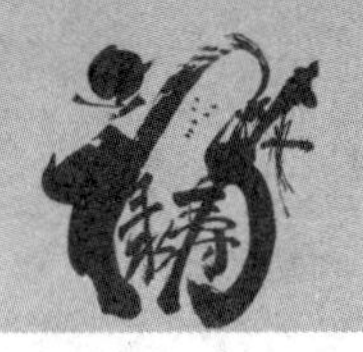

克,莱菔子(萝卜子)10 克,大米 50 克。将杏仁、紫苏子、白芥子、莱菔子同入锅内,加水煎煮 20 分钟,去渣取汁,与洗净的大米煮成稠粥即成。每日早餐 1 次温食。具有降气散寒、化痰平喘的功效。适用于支气管哮喘发作期,辨证为冷哮者,症见气喘胸闷、咳嗽痰多、痰薄清稀、喉见痰鸣,苔白滑,舌淡红。

(2)干姜茯苓粉:干姜 120 克,茯苓 240 克。将干姜、茯苓晒干或烘干后,研成极细末,瓶装即成。每日 2 次,每次 9 克,温开水送服。具有温经散寒、化饮平喘的功效。适用于支气管哮喘发作期,辨证为冷哮及寒饮伏肺、咳喘痰多者。

(3)金银花芦根汤:金银花 15 克,芦根 30 克(鲜品 60 克)。将金银花、芦根用冷水浸泡 20 分钟,加水煎煮 2 次,每次 20 分钟,2 次药汁合并后伴匀即成。上下午分饮。具有清热化痰、降气定喘的功效。适用于支气管哮喘发作期,辨证为热哮者,症见咳嗽气粗、痰黄质稠、气喘、喉音哮鸣或有发热,舌质红,苔黄腻,脉滑速。

(4)萝卜杏仁炖猪肺:萝卜 250 克,杏仁 15 克,猪肺 250 克。将猪肺、萝卜分别洗净后切块,与杏仁同入锅中,加适量植物油、葱、姜、味精、食盐,用小火炖煨煮至猪肺熟烂即成。上下午分食,猪肺、萝卜、杏仁一同吃下。具有清热化痰、补肺定喘的功效。适用于支气管哮喘发作期和轻症热哮及痰热咳喘。

(5)人参蛤蚧粉:白参 100 克,蛤蚧 100 克。将蛤蚧去鳞片及头足,以黄酒浸渍后,微火焙干,与白参同研细末,

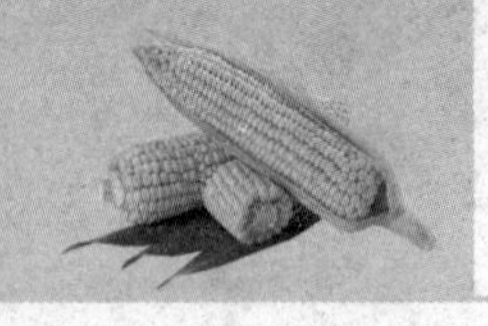

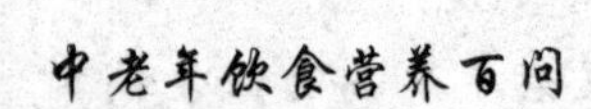

瓶装即成。每日2次,每次4克,温开水送服。具有补肺气、纳肾气、止咳平喘的功效。适用于支气管哮喘缓解期,辨证属肺肾两虚者,症见哮喘日久、气短、语言低微、动则气喘加重,苔白滑,脉沉细。

(6)白果蜂蜜饮:白果25克,蜂蜜30克。将生白果去衣,捣泥,加入蜂蜜及少量开水,冲调均匀即成。上下午分饮。具有补益肺肾、收敛定喘的功效。适用于支气管哮喘缓解期,辨证为肺肾两虚者。

140. 中老年得了慢性肺源性心脏病如何食疗

(1)干姜杏苏桃仁饮:干姜10克,杏仁10克,紫苏子10克,桃仁10克,红糖10克。将干姜洗净,切细,与杏仁、紫苏子、桃仁同煎15分钟,去渣取汁,调入红糖溶化即成。上下午分饮。具有宣肺散寒、化痰祛瘀的功效。适用于肺心病急性发作期,辨证为寒痰虚瘀型,症见咳嗽气急、痰白、质清稀,舌质紫或紫暗,苔白或白腻,脉沉细。

(2)金银花芦根三仁粥:金银花20克,芦根30克,薏苡仁20克,冬瓜仁20克,桃仁10克,大米100克。将金银花、芦根、薏苡仁、冬瓜仁、桃仁用冷水浸泡半小时,加水煎煮15分钟,去渣取汁,与洗净的大米煮成稠粥即成。上下午分食。具有清热化痰、清肺化瘀的功效。适用于肺心病急性发作期,辨证为痰热血瘀型,症见咳嗽气喘、不能平卧、痰黄稠黏、咳出不爽或有发热,舌质红或绛紫,苔黄,脉滑数。

(3)附子二皮粥:熟附子6克,生姜皮10克,桑白皮

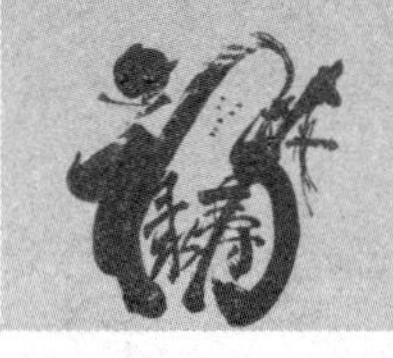

20克，大米100克。将熟附子煎煮半小时后与生姜皮、桑白皮同煮20分钟，去渣留汁，与洗净的大米同煮稠粥即成。上下午分食。具有温阳利水、活血定喘的功效。适用于肺心病急性发作期，辨证为心脾肾阳虚、水气凌心型，症见咳喘气促、喘不得卧、心悸怔忡、腰以下水肿明显、小便不利、面唇青紫，舌质紫暗，苔白，脉弦滑速。

(4)黄芪杏仁核桃仁粉：黄芪180克，杏仁180克，核桃仁300克。将以上3味研成细粉，拌匀，瓶装即成。每日2次，每次10克，温开水送服。具有益肺补肾的功效。适用于肺心病缓解期，辨证属肺肾气虚型，症见咳嗽咳痰、色白清稀、气短乏力、动则加重、惊悸喘息或见面目水肿，舌淡苔白，脉无力。

(5)蛹虫草川贝母煲瘦肉：蛹虫草5克，川贝母粉5克，猪瘦肉100克。将蛹虫草洗净，川贝母粉、猪瘦肉同入砂锅内，加水后入黄酒、葱、姜、食盐、味精各适量，共煲1小时即成。当菜佐餐，分2次食用，食肉饮汤，连同蛹虫草一起食用。具有益肺补肾的功效。适用于肺心病缓解期，辨证属肺肾两虚者。

(6)山药薏苡仁豆枣羹：鲜山药60克，薏苡仁30克，扁豆40克，红枣10枚。将山药洗净，去皮，切片；薏苡仁、扁豆、红枣洗净后，用冷水浸泡。4味同入砂锅内，加水适量，煨煮成稠羹即成。上下午分食，食用时可加入白糖适量调味。具有健脾益肺的功效。适用于肺心病缓解期，辨证以肺脾两虚为主者，症见胸闷气促、活动后气急、面色无华、两肢水肿、饮食减少、大便溏不成形，舌淡苔白

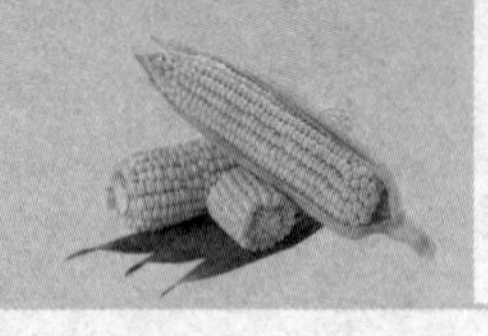

腻,脉细。

141. 中老年人得了病毒性肝炎如何食疗

(1)垂盆草汁:鲜垂盆草150克。将新鲜垂盆草洗净,放入温开水中浸泡片刻,捞出后捣烂取汁即成。上下午分饮,也可将鲜汁加入米汤中饮用。具有清热解毒、利湿降酶的功效。适用于急性黄疸型肝炎和无黄疸型肝炎,症见面目及皮肤发黄(黄如橘皮色)、小便短少(色黄如浓茶),或见低热、口渴、饮食不香、口苦、恶心呕吐、腹部胀满、肝区疼痛,舌质偏红,苔黄腻,脉弦滑速。对急性肝炎血清丙氨酸氨基转移酶增高者尤为适宜。

(2)蒲公英蜜汁:鲜蒲公英100克,蜂蜜20克。将在春夏蒲公英开花前或开花时连根挖取,洗净,放入温开水中浸泡片刻,捞出后捣烂取汁,然后加入蜂蜜调味即成。上下午分饮。具有清热解毒、清利湿热、保肝利胆的功效。适用于急性黄疸型肝炎与急性无黄疸型肝炎。

(3)板蓝根煨红枣:板蓝根30克,红枣20枚。将板蓝根饮片用冷水浸泡20分钟后,与红枣同入锅中,加水煨煮30分钟,去渣取汁留红枣。上下午分饮汁并食枣。具有清热解毒、抗病毒的功效。适用于急性病毒型肝炎、慢性活动性肝炎、乙型肝炎表面抗原阳性者。

(4)茵陈橘皮饮:茵陈30克,鲜橘皮30克(干品15克),蜂蜜20克。将茵陈、橘皮放入锅中,加水煎煮,去渣,取汁,加入蜂蜜调味即成。上下午分饮。具有清热利湿、利胆退黄、健脾和胃的功效。适用于急性黄疸型肝

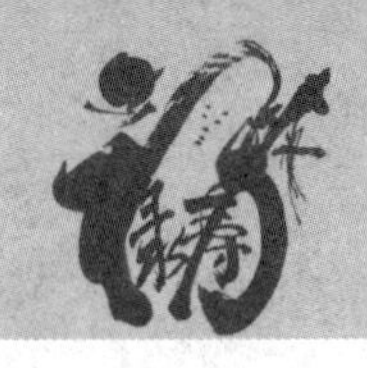

炎、发热、黄疸鲜明、小便短赤、食欲缺乏，中医辨证为阳黄者尤为适宜。

(5)丹参五味子粉：丹参250克，五味子150克。将丹参、五味子晒干或烘干，共研成细末，瓶装即成。每日2次，每次8克，温开水送服。具有活血保肝、降丙氨酸氨基转移酶的功效。适用于急型肝炎及慢性活动性肝炎转氨酶增高，对出现两胁隐痛、头昏耳鸣、腰膝酸软、五心烦热、失眠多梦，舌质红，少苔或无苔，脉细弦，中医辨证为肝肾阴虚证为主者尤为适宜。

(6)鸡骨草蒲公英煨红枣：鸡骨草60克，蒲公英60克，红枣10枚。将鸡骨草、蒲公英洗净，与红枣同入锅中，加水适量，煨煮30分钟，去渣留枣，取汁即成。上下午分饮，饮汤食枣。具有清热利湿、降丙氨酸氨基转氨移酶、降麝浊及絮浊的功效。适用于急性黄疸型肝炎及急性无黄疸型肝炎出现血清丙氨酸氨基转移酶增高、血清絮状浊度试验及麝香草酚浊度试验阳性者。

142. 中老年人得了脂肪肝如何食疗

(1)山楂蜂蜜饮：生山楂40克，蜂蜜10克。将山楂洗净，晾干，切成两半，入锅内，加水煎煮30分钟，加入蜂蜜调味即成。上下午分饮，食山楂饮汤。具有活血化瘀、祛脂护肝的功效。适用于各种类型的脂肪肝，对脂肪肝合并高脂血症、冠心病、肥胖症，出现右胁胀痛或刺痛，或见肝肿大质稍硬，舌质紫暗，脉细涩，中医辨证属于气滞血瘀的患者尤为适合。

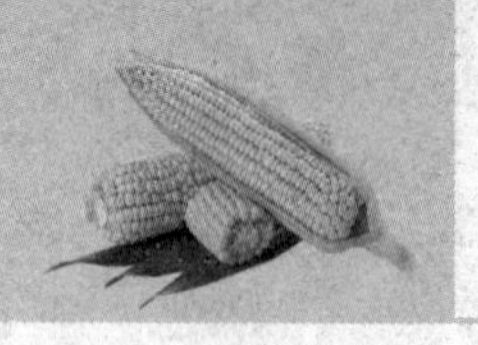

(2)陈皮茯苓薏苡仁粉：陈皮300克，茯苓450克，薏苡仁300克。将陈皮、茯苓、薏苡仁晒干或烘干，共研成细粉，瓶装即成。每日2次，每次150克，用温开水送服。具有燥湿化痰、化脂降浊的功效。适用于脂肪肝出现脘胁作胀、体形肥胖、神疲乏力、肢体沉重，舌质淡胖，苔白腻，脉滑，中医辨证属于痰湿内阻的患者。

(3)人参黄精扁豆粥：生晒参3克，黄精10克，白扁豆20克，大米100克。将人参、黄精、白扁豆同入锅中，加水煎煮30分钟，加入洗净的大米，用小火煮成稠粥即成。上下午分食，人参、黄精、白扁豆可同嚼食。具有益气健脾、祛脂化湿的功效。适用于脂肪肝患者出现气短乏力、精神萎靡、饮食减少、食后作胀、面目虚浮、便溏不成形，舌质淡，苔白，脉细弱，中医辨证属于脾气虚弱的患者。

(4)蛹虫草香菇烧豆腐：蛹虫草3克，香菇20克，豆腐200克。将蛹虫草、香菇用冷水发泡，洗净，香菇切丝，与豆腐同入油锅内，熘炒片刻，加入食盐、味精、葱末、姜末各适量，加入清汤少许，用小火煮20分钟即成。当菜佐餐，随量食用，当日食完。具有滋补肝肾、保肝降脂的功效。适用于脂肪肝出现右胁隐痛、头昏耳鸣、腰酸乏力、手脚心热、口干、形体偏瘦，舌质偏红，脉细数，中医辨证属于肝肾阴虚的患者。

(5)紫菜干嚼方：紫菜5克。将紫菜叶状体清除杂质及砂粒，干燥后，装入塑料袋或瓶中即成(市场上出售加工过的袋装紫菜也可选用)。分2次放入口中干嚼，徐徐咽下。具有软坚化痰、护肝降脂的功效。适用于各种类

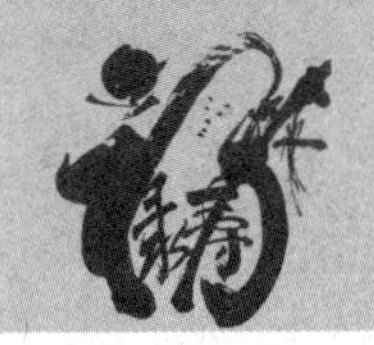

型的脂肪肝，对脂肪肝合并肝大、质地较硬者尤为适宜。

(6)泽泻乌龙茶：泽泻10克，乌龙茶3克。将泽泻加水煮沸20分钟，取药汁冲泡乌龙茶即成。每日1剂，当茶频饮，一般冲泡3～5次。具有护肝消脂、利湿减肥的功效。适用于各种类型脂肪肝、以痰湿型脂肪肝及脂肪肝兼有肥胖症者尤为适宜。

143. 中老年人得了慢性胃炎如何食疗

(1)砂仁噙嚼方：砂仁3粒。砂仁为夏秋季收采的干燥品(市场有售，无需再加工)。将砂仁3粒一同噙于口中，其药汁频频咽下，口噙10分钟后，嚼碎，徐徐吞食。每日噙嚼2次。具有行气和胃的功效。适用于气郁型中老年慢性胃炎，症见胃部胀满、疼痛、嗳气、恶心或呕吐，或吐酸、食欲缺乏、情绪郁怒时胀痛明显，苔薄白，脉细弦。

(2)青柑皮粉：青柑皮250克。将每年5～6月份收采自落幼果晒干，切丝或切片，或7～8月份收采未成熟果实，在果皮上纵剖成四瓣至基部，除尽瓤肉，晒干，切片或药丝，研成细粉即成。每日2次，每次6克，温开水送服。具有疏肝行气、和胃化滞的功效。适用于气郁型老年慢性胃炎。

(3)蜜饯橘皮：新鲜橘皮500克，蜂蜜200克。将新鲜橘皮洗净，沥净水分，切成细条状，浸泡于蜂蜜中腌制1周即成。每日2～3次，每次10克，当蜜饯嚼食。具有行气和胃、健脾化痰的功效。适用于脾胃气滞所致的各种

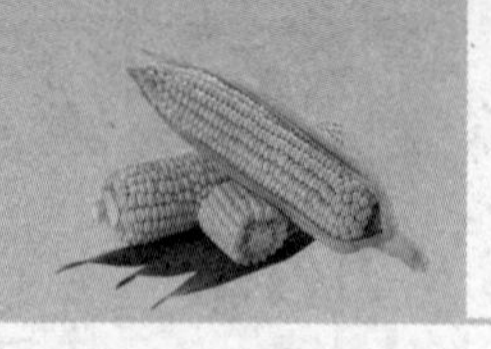

老年性慢性胃炎，症见脘腹胀痛、不思饮食、消化不良、呕吐呃逆、口黏苔腻。

(4)姜汁蜂蜜饮：鲜生姜20克，蜂蜜30克。将鲜生姜洗净，切片，加温开水适量，在容器中捣烂取汁，加入蜂蜜，调匀即成。上下午分饮。具有补脾温胃的功效。适用于脾胃虚寒型中老年慢性胃炎，症见胃脘隐痛、胀闷、喜暖畏冷、恶心、呕吐清水、头昏、面色萎黄、神疲乏力、便溏不成形，舌质淡，苔薄白，脉细。

(5)陈皮山药红枣羹：陈皮10克，山药60克，红枣10枚。将山药去皮，洗净，切片，与陈皮、红枣同入锅中，加水适量，煨煮成稀羹，加入少量白糖，调匀即成。上下午分饮。具有健脾温胃的功效。适用于脾胃虚寒型中老年慢性胃炎。

(6)干姜葱白红糖饮：干姜10克，葱白10克，红糖20克。将干姜切成片；葱白洗净后切成段。干姜片先入锅中，加水煎煮15分钟，再入葱白、红糖，共煮5分钟，去渣取汁即成。上下午分饮。具有温胃散寒的功效。适用于脾胃虚寒型中老年慢性胃炎。

144. 中老年人得了消化性溃疡如何食疗

(1)木香蛋壳粉：木香120克，鸡蛋壳120克。将木香研成细粉；鸡蛋壳晒干或烘干，研成细粉备用。将木香粉、蛋壳粉混和调匀即成。每日2次，每次10克，温开水送服。具有疏肝行气、和胃制酸的功效。适用于肝胃不和型消化性溃疡，症见胃脘胀痛、攻窜不定、牵及胸胁背

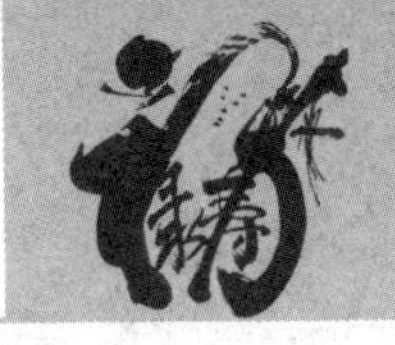

后、食后痛甚、胸闷嗳气、泛吐酸水，舌苔薄白，脉细弦。

(2)糖渍金橘饼：鲜金橘 1 000 克，白糖 250 克。将金橘洗净，压扁，去小核；白糖溶解于 800 毫升温开水中，再将去核的扁金橘浸渍其中，24 小时后，用小火煎至汁尽停火，冷却后，加入金橘饼中拌匀，风干即成。上下午分食，当蜜饯，随量食用，每日不宜超过 30 克。具有疏肝行气的功效。适用于肝胃不和型消化性溃疡，对情志不畅而诱发或加重的消化性溃疡尤为适宜。

(3)二花砂仁茶：玫瑰花 5 克，合欢花 5 克，砂仁 2 克。将春末夏初玫瑰花将开放时分批采摘，及时低温干燥；合欢花在每年 6～7 月份采摘花朵及花蕾，用小火烘干备用；砂仁打碎。将玫瑰花、合欢花、砂仁同入有盖杯中，用沸水冲泡，加盖闷 3 分钟即成。每日 1 剂，当茶频饮，一般冲泡 3～5 次。具有疏肝理气、和胃消食的功效。适用于肝胃不和型消化性溃疡。

(4)干姜羊肉汤：干姜 20 克，羊肉 200 克。将羊肉洗净，漂入清水中，换水，肉呈白色时放入沸水锅中煮 3 分钟，捞起；羊肉用食盐、醋反复揉搓片刻，用温水洗净，再入沸水中氽 1 分钟，捞出，切成片。干姜切成片，与羊肉片同入砂锅内，加入黄酒、葱、醋，用小火煨炖至羊肉熟烂，加入食盐、胡椒粉、味精调味即成。上下午分食，吃肉喝汤。具有温胃健脾的功效。适用于脾胃虚寒型中老年消化性溃疡，症见胃脘隐痛、时轻时重、脘部发冷、喜暖喜按、空腹痛甚、食后痛减、多食脘胀、泛吐酸水、大便稀溏、形寒怕冷、神疲乏力，舌苔淡白，脉细。

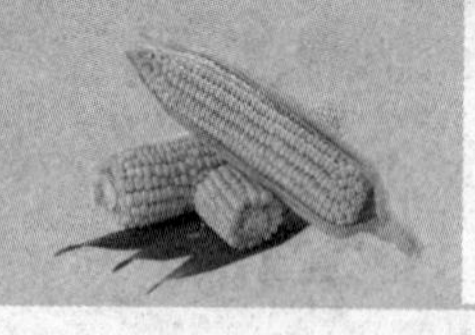

(5)黄芪姜枣蜂蜜羹:黄芪20克,生姜10克,红枣10枚,蜂蜜30克,藕粉50克。将黄芪饮片用冷水浸泡20分钟,与生姜片、红枣同入锅中,加适量水用小火煎煮30分钟,去渣取汁,趁热调入藕粉,在火上稍炖片刻成稠羹状,离火,加入蜂蜜,调匀即成。上下午分食。具有健脾温胃的功效。适用于脾胃虚寒型中老年消化性溃疡。

(6)葱姜烧肚条:熟猪肚1个,葱50克,生姜50克。将熟猪肚清洗干净,切成宽1厘米、长4厘米的条状;葱洗净后切成段;生姜切成薄片。炒锅置中火上,放入植物油,烧至六成热时,将肚条下锅冲炸一下,及时倒入漏勺;炒锅留底油,下入葱段、姜片煸炒一下,待葱成金黄色时,倒入肚条,加入味精、黄酒、酱油及少量清汤,用手勺不停地翻动,用湿淀粉勾芡,再加入香油少量,翻炒片刻,出锅装盘即成。当菜佐餐,随量食用。具有健补脾胃、温中散寒的功效。适用于脾胃虚寒型中老年消化性溃疡病及胃下垂。

145. 中老年人得了慢性腹泻如何食疗

(1)莲子煲肚块:莲子50克,猪肚250克。将莲子用温水浸泡2小时,一剥为二,去除莲心;将猪肚刮洗干净,再用食盐、醋、明矾清洗干净后,放入锅内煮熟,把熟猪肚坡刀切成3厘米长的条。炒锅内放入植物油烧热后,将葱段、姜片及肚块一同入锅内,煸炒片刻,下入食盐、水、味精、黄酒,放入莲子后,同煲30分钟,用湿淀粉适量勾芡即成。当菜佐餐,随量食用。具有补脾助运的功效。

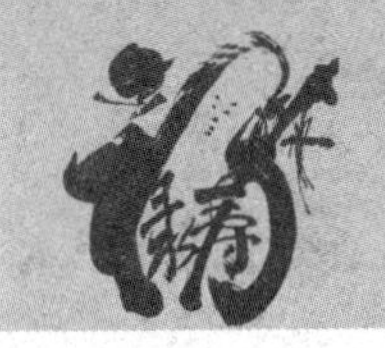

适用于脾气虚弱型中老年慢性腹泻，症见中老年慢性腹泻反复发作、病程较长、大便稀溏不成形且夹有不消化食物、肠鸣腹胀、面色萎黄无华、神疲乏力、面肢水肿，舌淡苔白，脉细弱。

(2)芡实红枣粥：芡实50克，红枣10枚，糯米100克。将芡实用温水浸泡2小时(新鲜芡实无需浸泡)，与红枣、糯米同入锅中，加水煮成稠粥即成。上下午分食。具有补脾益气、收敛止泻的功效。适用于脾气虚弱型中老年慢性腹泻。

(3)山药茯苓羹：山药60克，白茯苓60克，红糖30克。将山药、茯苓共研成粗粉，入锅中，加水煮成稠羹，用生粉勾薄芡，加入红糖，调匀即成。上下午分食。具有健脾、益气、止泻的功效。适用于脾气虚弱型中老年慢性腹泻。

(4)糖醋山药块：鲜山药500克，白糖50克，醋50毫升，面粉50克。将鲜山药洗净，去皮，切成滚刀块。炒锅烧热，加入植物油适量，烧至六成热时，将山药块放入，炸至起皮呈黄色捞出，沥油；炒锅控净油，加入醋及糖水，煮开后再倒入山药块，使汁浓、裹匀山药块即成。当菜佐餐，随量食用。具有健脾益气的功效。适用于脾气虚弱型中老年慢性腹泻。

(5)油炸鹿肉：鹿肉(人工养殖)150克，鸡蛋2枚，姜丝30克。将新鲜鹿肉洗净，切成长形薄片，改花刀后放在酱油、黄酒、姜丝、味精混合成的汁中腌浸15分钟，再将鹿肉挂鸡蛋糊裹上面包粉，用刀轻轻拍平。炒锅置中

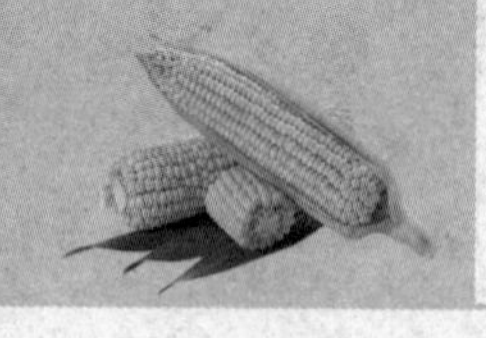

火上，倒入植物油，烧至八成热时，将鹿肉下锅炸至金黄色，捞出，切成细条装盘，撒上少量椒盐即成。当菜佐餐，随量食用。具有温补肾阳的功效。适用于肾阳虚弱型中老年慢性腹泻，症见中老年慢性腹泻日久不愈、反复发作、每日天亮前后脐下作痛、肠鸣腹泻且夹不消化食物、腹部怕冷或胀痛、手足不温、食欲缺乏，舌淡苔白，脉沉细。

(6)丁香陈皮焖牛肉：黄牛后腿肉500克，丁香10粒，陈皮6克。将牛肉用食盐、胡椒粉腌10分钟左右，切成4～5块，然后用热油煎炸牛肉块四面，炸至深褐色捞出，沥去余油，放入焖锅内，将切碎的圆葱、姜片用热油炒至微黄，加入丁香、陈皮炒1～2分钟，倒入盛肉的锅内，加适量水(以平牛肉为度)，加盖在大火上煮沸后，改用小火焖至牛肉松软，肉汁浓郁时，将肉块取出，切片装盘即成。当菜佐餐，随量食用。具有温补脾肾的功效。适用于脾肾阳虚型中老年慢性腹泻。

146. 中老年人得了便秘如何食疗

(1)蜂蜜盐水饮：蜂蜜30克，食盐0.5克。将蜂蜜、食盐放入杯中，用温开水冲泡，调匀即成。清晨起床后顿饮。具有润肠通便、补中润肺的功效。适用于各种类型的便秘，对阴虚体弱的中老年习惯性便秘尤为适宜。

(2)何首乌蜂蜜羹：何首乌400克，蜂蜜100克。将制何首乌研成末，加入蜂蜜调味即成。每晚睡前或晨起空腹，用温开水送食20克。具有养血滋阴、润肠通便的功

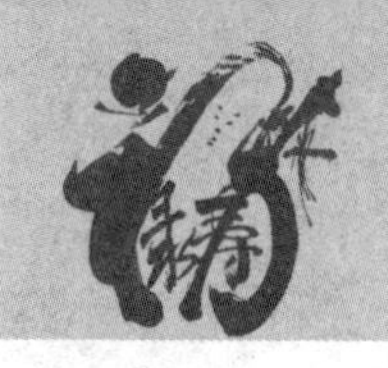

效。适用于中老年血虚及阴虚便秘、长期卧床便秘,对便秘合并高血压病、冠心病、血脂异常、动脉粥样硬化、贫血患者尤为适宜。

(3)当归桃仁粥:当归 30 克,桃仁 10 克,大米 100 克,冰糖适量。将当归、桃仁洗净,微火煎煮半小时,去渣留汁备用。大米淘洗干净,加水适量,与药汁同入锅中,煮成稠粥,加冰糖适量,待冰糖溶化后即成。早晨起床后,顿食或早晚分食。具有补血活血润肠通便的功效。适用于中老年血虚便秘,对大便干结合并贫血、冠心病心肌缺血的患者尤为适宜。

(4)核桃仁嚼食方:核桃仁 30 克。将核桃仁拣净即可,于睡前放入口中,细细嚼食咽下。具有温补肺肾、润肠通便的功效。适用于中老年阳虚便秘,症见四肢不温、畏寒喜暖、腰膝酸冷、大便干涩难解;对便秘合并虚寒咳喘、肾虚腰痛者尤为适宜。

(5)肉苁蓉羊肉粥:肉苁蓉 15 克,羊肉 50 克,大米 50 克。将肉苁蓉用微火煎煮半小时,去渣、留汁备用。将羊肉洗净,切成薄片,大米淘洗干净,同入锅中,加水适量,加入药汁,煮成稠粥即成。每晚用餐时顿食,食用时也可加入适量葱末、姜末、胡椒粉。具有补肾壮阳、润肠通便的功效。适用于中老年阳虚便秘、精血亏虚便秘,对便秘合并阳痿、腰膝酸冷、下肢乏力、夜尿频多者尤为适宜。

(6)芝麻白糖粉:黑芝麻 500 克,白糖 100 克。将黑芝麻去除杂质,晒干,炒熟,研成细末,加入白糖,拌匀即成。每日 2 次,每次 15 克,嚼食。具有补益肝肾、滋养津血、润

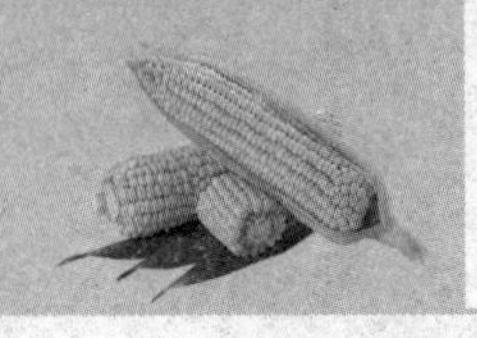

燥滑肠的功效。适用于中老年阴虚便秘，症见大便干结伴头昏耳鸣、视力减退、头发早白、腰膝酸软乏力，舌质红少津；对中老年便秘合并动脉粥样硬化、高血压病、高脂血症、早衰尤为适宜。

147. 得了老年性阳痿如何食疗

(1)活虾炒韭菜：活青虾250克，韭菜150克。将活青虾剪去虾须，冲洗干净；韭菜洗净，切段。锅内放香油适量，加热至七成熟时放入青虾煸炒，再加入黄酒少许，炒至虾体微红时，入韭菜、姜丝、食盐翻动煸炒，加适量味精，炒至韭菜嫩熟即成。当菜佐餐，随量食用，若当下酒菜用更佳。具有补肾壮阳、益肾生精的功效。适用于中老年阳痿、面色苍白、精神萎靡、畏寒喜暖、头昏耳鸣，舌淡苔白，脉沉细，中医辨证属肾阳亏虚证；还可治疗肾阳虚衰引起的早泄、性欲减退、滑精、遗尿等。

(2)韭菜子粥：韭菜子30克，大米100克。将韭菜子洗净，晒干，微炒，研成细粉。将大米洗净，入锅内加适量水，煮至半熟，加入韭菜子粉，搅匀，煮成粥即成。上下午分食。具有温肾壮阳、暖腰膝固精液的功效。适用于肾阳虚弱的中老年阳痿，对兼有腰膝酸软冷痛遗精滑精、小便频数者尤为适宜。

(3)鹿茸山药酒：鹿茸6克，山药30克，低度白酒500毫升。将鹿茸切成薄片，山药切片，同放入酒瓶中，封口，每日摇动1次，放置1周后即成。每日2次，每次1小盅(约15毫升)。具有补肾阳、益精血、强筋骨的功效。适用于肾

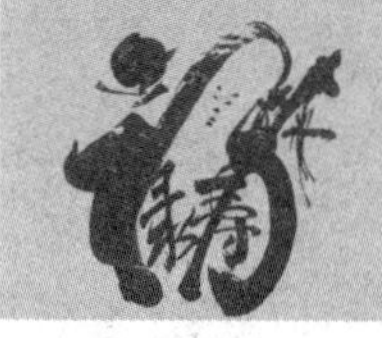

阳虚损、精血不足的老年性阳痿。

(4)海马蛤蚧酒:海马5克,蛤蚧1对,低度白酒500毫升。将海马、蛤蚧烘干,研末,同放入酒瓶中,封口,每日摇动1次,放置1周后即成。每日2次,每次1小盅(约15毫升)。具有补肾壮阳、养益精血的功效。适用于肾阳虚粥、精血不足的老年性阳痿。

(5)蛹虫草紫河车胶囊:蛹虫草30克,新鲜紫河车1个。将蛹虫草,晒干或低温干燥后备用;新鲜紫河车去除羊膜及脐带,用清水漂洗干净,烘干后与蛹虫草同研为细末,装入1号胶囊中,瓶装即成。每日2次,每次5粒,温开水送服。具有滋补肝肾养益气血的功效。适用于肝肾两虚、气血不足引起的中老年阳痿、面色萎黄、精神萎靡、头昏目眩、耳鸣健忘、消瘦无力、心悸气短,舌质淡,苔薄白,脉虚弱等。

(6)刺五加蜂乳饮:刺五加20克,蜂乳10克。将刺五加洗净,剥去根皮,切片,晒干,加水适量煎煮2次,取浓缩液100毫升,待温后加入蜂乳,拌匀即成。上下午分饮。具有益气养血、补养心脾的功效。适用于气血不足、心脾两虚引起的中老年阳痿、精神萎靡、面色萎黄、心悸气短、体倦乏力、饮食不香、失眠多梦,舌淡,脉细。

148. 得了老年性尿失禁如何食疗

(1)益智仁炖猪腰:益智仁20克,猪腰1个。将猪腰剖开,去除臊腺,洗净,切片,与益智仁同入锅中,加水适量,炖煮30分钟,加适量葱、姜、食盐、味精,再炖片刻即

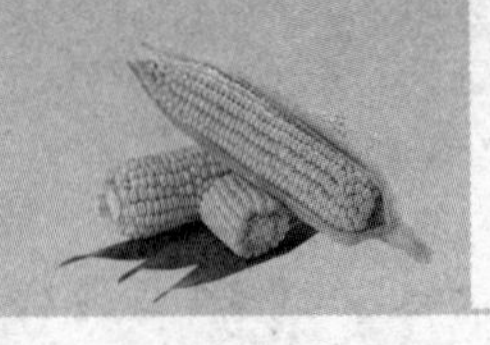

成。食猪腰、饮汤，1次食完。具有温肾缩尿的功效。适用于肾阳虚弱、肾气不固引起的中老年尿失禁，症见小便失禁或夜频数、畏寒肢冷、腰膝酸软、面色苍白、神疲乏力，舌质淡，脉沉迟无力。

(2)补骨脂粉：补骨脂150克，芡实100克。将补骨脂、芡实洗净，晒干或烘干，研成细粉，瓶装即成。每日2次，每次5克，以淡盐温开水送服，2个月为1个疗程。具有补肾、温阳缩尿的功效。适用于肾阳虚弱型老年性尿失禁、老年性尿频及夜间尿多。

(3)狗肉煨黑豆：狗肉250克，黑豆50克。将狗肉洗净，切块，与洗净的黑豆同入锅中，加入姜片、葱段、八角、五香粉、黄酒、食盐，加水适量，用小火煨煮至狗肉烂熟，加入酱油、味精少许，稍煨片刻即成。当菜佐餐，随量食用，当日食完。具有补肾、温阳缩尿的功效。适用于肾阳虚弱、肾气不足引起的中老年尿失禁、夜间尿频、腰膝冷痛等病症。

(4)鸡肠饼：鸡肠1具，面粉250克。将鸡肠煎开，把肠内壁翻出，用食盐或醋反复搓擦，清洗干净，切成寸段，放锅中或烘箱中烘干，粉碎成细粉，与面粉混合拌匀，加入适量清水及食盐、葱末、姜丝、五香粉、菜油，揉成面团，压成薄饼，放入平锅中烙熟即成。当作点心，随量食用。具有补益肾气、固摄止尿的功效。适用于肾气虚弱、膀胱失固引起的老年性尿失禁、遗尿及夜间尿多。

(5)覆盆子茶：覆盆子15克。将在夏初果实由绿变黄绿时采收，去除梗叶及杂质，放入沸水中略烫片刻，取

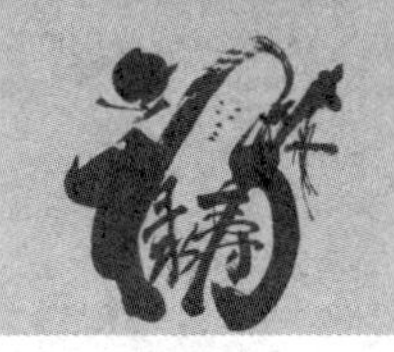

出晒干备用。将覆盆子放入有盖杯中，用沸水冲泡，加盖闷泡15分钟即成。当茶频饮，一般可冲泡3～5次。具有补肾缩尿的功效。适用于肾虚不固引起的老年性尿失禁及尿频、遗尿等病症。

(6)黄芪桑螵蛸炖羊肉：黄芪30克，桑螵蛸15克，羊肉250克。将羊肉洗净，切块，与黄芪片、桑螵蛸同入锅中，加水适量及葱、姜、黄酒、食盐、五香粉各少许，炖至羊肉熟烂时捞去黄芪片、桑螵蛸，加入酱油、味精，稍炖片刻即成。当菜佐餐，随量食用。具有健脾益肺、固涩缩尿的功效。适用于肺脾气虚型中老年尿失禁，症见小便失控、夜间多尿、量少色清、面色苍白、精神萎靡、四肢乏力、易于出汗、食欲缺乏、便溏不成形，舌淡，脉弱。

149. 中老年人得了前列腺增生如何食疗

(1)核桃仁杜仲补骨脂汤：核桃仁20克，杜仲15克，补骨脂15克。将以上3味入锅内，加水适量，煎取浓汁约300毫升即成。每日2次，每次150毫升，温饮。具有温补肾阳、强腰利尿的功效。适用于肾阳虚弱、肾气不足引起的中老年前列腺增生，症见面色苍白、形寒肢冷、腰膝酸软、小便频数、夜间多尿、排尿不畅、尿后余沥，舌质淡，苔薄，脉沉细。

(2)杜仲炒腰花：杜仲30克，猪肾2个，水发玉兰片10克，水发木耳10克。将杜仲入锅内，加水煎取浓缩汁100毫升备用；猪腰剥去外膜、剖开，去腰燥、白筋膜，剞成麦穗形花刀，用杜仲汁加入30克淀粉将腰子块浆好；玉

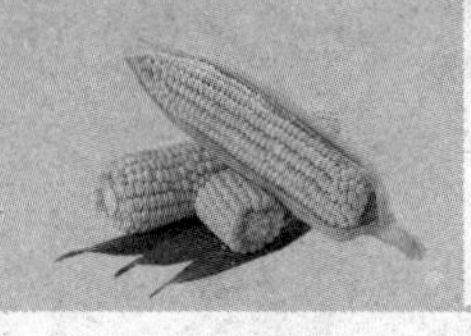

兰片切小片;木耳过大者撕小。锅上大火,放入植物油烧热,下入浆好的腰子块,快速滑散,倒入漏勺中沥去油;锅内留少许底油回火上,下入玉兰片略炒,即下腰花,放入黄酒、香油、醋、食盐、味精、葱末、蒜末、姜末各少许,拌炒数下,入味即成。当菜佐餐,随量食用。具有补肾利尿的功效。适用于肾虚型老年性前列腺增生。

(3)羊脊骨泽泻羹:羊脊骨1具,泽泻10克。将羊脊骨敲碎,洗净备用。泽泻浓煎,去渣取汁,与羊脊骨同入锅中,加水适量及葱段、姜片、食盐、黄酒、味精,煨煮成稠羹即成。当菜佐餐,随量食用。具有补肾壮阳的功效。适用于肾阳虚弱、肾气不足型中老年前列腺增生症。

(4)海参粥:海参30克,大米100克。将加工好的海参切碎,与淘净的大米同入锅中,加水适量,煨煮至海参熟烂粥成黏稠状即成。早晨1次温食。具有补益肝肾、养血益精的功效。适用于头昏心烦、手足心热、小便频数、排尿不畅、尿流变细,舌红少苔,脉细数,中医辨证属于肝肾阴虚型中老年前列腺增生。

(5)芝麻桃仁粉:黑芝麻200克,桃仁200克,白糖25克。将黑芝麻、桃仁分别拣净,晒干或烘干,共研为细末,加入白糖拌合均匀,瓶装即成。每日2次,每次6克,温开水送食。具有滋补肝肾、活血化瘀的功效。适用于肝肾阴虚,兼夹血瘀引起的前列腺增生。

(6)蜣螂蟋蟀粉:蜣螂200克,蟋蟀200克。将蜣螂、蟋蟀捕捉后用沸水烫死,晒干或烘干,研为细末,瓶装即成。每日2次,每次2.5克,温开水送服。具有活血化瘀、

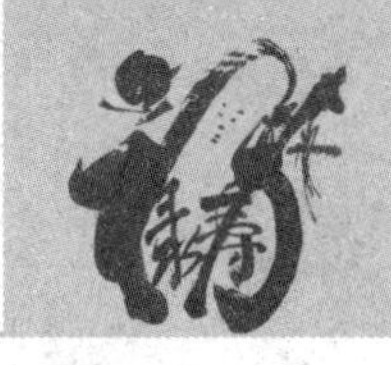

攻坚破癥、利尿通淋的功效。适用于气血瘀滞型中老年前列腺增生,症见起病缓慢、下腹坠胀、尿线变线、排尿无力、滴沥不尽、尿道滴白、肛门指诊提示前列腺明显增大,舌有瘀斑,脉弦涩。

150. 中老年人得了糖尿病如何食疗

(1)猪胰粉:猪胰1具。将猪胰清洗干净,用小火焙干,或切片烘干,研成细末,瓶装即成。每日3次,每次5克,温开水送服。具有滋阴润燥、益肺补脾的功效。适用于各种类型的糖尿病。

(2)日本南瓜粉:日本南瓜1 000克(目前国内有引进品种,市场有售)。将日本南瓜洗净,去蒂、瓤及子,连皮切成薄片,晒干或烘干,研成细粉,瓶装即成。每日2次,每次20克,温开水送服。具有益气润肺、补中降糖的功效。适用于各种类型的糖尿病。

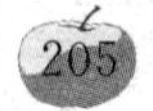

(3)油炸蚕蛹:蚕蛹30克。将植物油放入锅中,烧至七成热,放入新鲜蚕蛹,不断翻动,蚕蛹炸至金黄色即成。每日早晨空腹嚼食。具有养阴止渴、降低血糖的功效。适用于各种类型的糖尿病。

(4)麦冬黄连茶:麦冬15克,黄连2克。将麦冬、黄连洗净后,放入有盖杯中,用沸水冲泡,加盖闷15分钟即成。当茶频饮,一般冲泡3～5次。具有滋阴生津、清热润燥的功效。适用于阴虚燥热型糖尿病,症见烦渴多饮、善饥多食、咽干舌燥、尿赤便秘,舌红苔黄,脉细数或弦数。

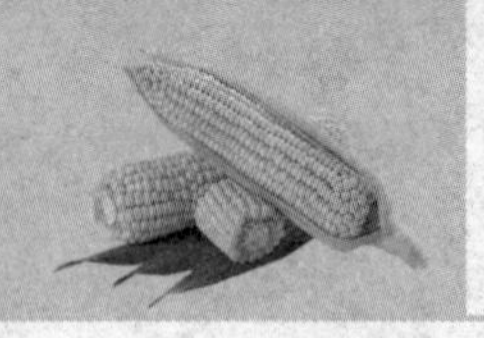

(5)地骨皮玉米须饮：地骨皮15克，玉米须30克。将地骨皮洗净，与玉米须同入锅中，加水适量，煎成稠汁（约300毫升）即成。每日2次，每次150毫升，温饮。具有养阴清热、降低血糖的功效。适用于阴虚燥热型糖尿病。

(6)苦瓜炒肉丝：苦瓜250克，猪瘦肉50克。将苦瓜洗净，切片；猪肉洗净，切丝，与苦瓜片同入油锅内，加入葱、姜、食盐、味精，急火熘炒至肉丝熟烂即成。当菜佐餐，随量食用。具有养阴清热的功效。适用于阴虚燥热型糖尿病。

151. 中老年人得了肥胖如何食疗

(1)茯苓粥：白茯苓30克，粟米100克。将茯苓晒干，研成细粉；粟米淘洗干净后入锅内，加水适量煮成稠粥，粥稠即加入茯苓粉，搅拌均匀，略煮片刻即成。早晨空腹时顿食。具有利水渗湿、健脾减肥的功效。适用于老年单纯性肥胖症，对辨证属于气虚型，症见头昏乏力、气短心悸、自汗，以及舌淡苔薄白，舌有齿痕，脉细弱者尤为适宜。

(2)薏苡仁粉：薏苡仁500克。将薏苡仁晒干，研成细粉，瓶装即成。每日3次，每次20克，用沸水调食。具有健脾、利湿、减肥的功效。适用于老年单纯性肥胖症，对气虚证者尤为适宜。

(3)冬瓜汁：连皮鲜冬瓜1000克。将鲜冬瓜洗净，去子，捣烂后放入干净的纱布中，绞成汁即成。上下午分饮。具有清热、利水、减肥的功效。适用于老年单纯性肥

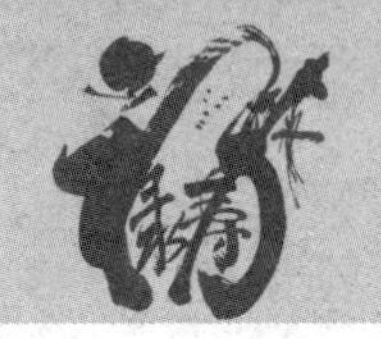

胖症。

(4)鲜山楂汁:鲜山楂100克。将山楂洗净,切成片,入锅内,加水适量,煎煮20分钟,用干净纱布过滤取汁,冷却后即成。上下午分饮。具有消脂减肥的功效。适用于老年单纯性肥胖症,对肥胖合并高脂血症、冠心病者尤为适宜。

(5)五香兔肉:兔肉500克。将兔肉洗净,切成4大块;把葱段、姜片及适量食盐、花椒、茴香、八角、桂皮用少量水熬成五香水,倒入兔肉腌一夜,下锅前用红酱油拌匀。锅内加植物油用大火烧至冒白烟,下入兔肉炸至金黄色时捞起。砂锅内加入兔肉和清汤(漫过兔肉为度),再加入红酱油、白糖、食盐、葱、姜、酒,大火上煮沸后,改用小火炖约1小时;加入味精,置中火收汤,淋入少量香油,起锅切成小块装盘即成。当菜佐餐,随量食用。具有健脾减肥的功效。适用于老年单纯性肥胖症。

(6)清炒竹笋:鲜竹笋250克。将鲜竹笋切成薄片,放入沸水中浸泡片刻,捞出放入清洁冷水中,浸泡待用。将植物油适量置锅内烧至八成热,下入笋片急火爆炒,加入食盐、葱、姜各少许,再淋入清水适量,焖煮3分钟,撒上味精炒匀即成。当菜佐餐,随量食用。具有消脂减肥的功效。适用于老年单纯性肥胖症,对肥胖合并高血压、冠心病、动脉粥样硬化、糖尿病等患者尤为适宜。

152. 中老年人得了单纯性消瘦如何食疗

(1)米汤:大米500克。将大米淘洗干净,放入稍大

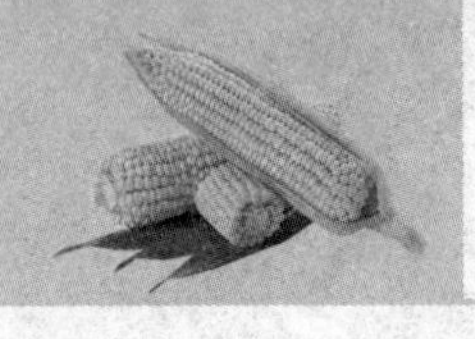

的锅中，加水适量，用大火煮沸，改用小火煨煮至稠粥，停火后，用勺捞取浮在粥面表层的黏稠状（米汤）即成。早晨空腹，趁热顿食。具有益气健脾、补精增肥的功效。适用于中老年单纯性消瘦、面色苍白、饮食减少、精神萎靡、气短自汗，中医辨证属气虚的患者。

（2）莲子煨猪肚：莲子30克，猪肚1个。将莲子洗净，用冷水泡发，去莲心备用。猪肚洗净后切成小块状，与莲子同放入锅中，加水适量，加入香油、食盐、葱段、姜段、黄酒，煨炖至烂熟即成。当菜佐餐，随量食用。具有益肾健脾、补虚增肥的功效。适用于中老年单纯性消瘦。

（3）蘑菇炖羊肉：蘑菇50克，羊肉500克。将蘑菇择洗干净，用开水泡发，取出蘑菇，剩下的汁留用，用食盐把蘑菇抓一抓，再用开水焯一下，捞出切片；羊肉洗净后切成方块，用凉水泡2小时，捞出。锅烧热，加适量水，下入羊肉，放入姜片、葱段、茴香、八角、桂皮，煮数沸后撇沫，下入黄酒，加入蘑菇汤，改用火炖至八成烂，加入酱油、食盐、蘑菇、味精，煨炖至烂熟，出锅即成。当菜佐餐，随量食用。具有补益气血、强体增肥的功效。适用于中老年单纯性消瘦。

（4）红烧肉：五花肋条猪肉500克。将五花肉洗净，切成长4厘米、宽3厘米、厚1厘米的肉块，放在碗中，加入酱油、冰糖（打碎）、黄酒、五香粉、味精，抓匀腌5分钟；将腌好的肋肉块用葱末、姜末匀抹，倒入腌汁。锅烧热，下入植物油适量，烧至七成执时，肉下锅，加水适量，煮沸后，由大火转小火，再下入酱油适量，盖严锅盖，煨煮至肋

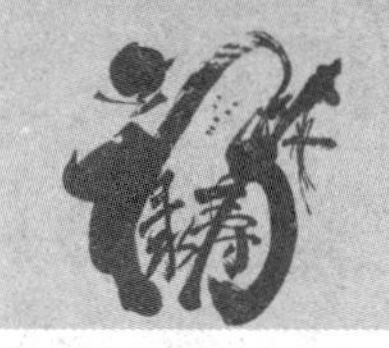

肉熟烂，起锅即成。当菜佐餐，随量食用。具有补中益气、丰肌增肥的功效。适用于中老年单纯性消瘦。

(5)煨老母鸡：老母鸡1只。将母鸡宰杀、洗净后置砂锅内，加入葱段、姜片、黄酒、食盐、味精、清水各适量。将砂锅放在大火上煮沸，改用小火煨炖，直至鸡肉烂熟即成。当菜佐餐，喝汤食肉，随量食用。具有补虚扶羸、嫩肤增肥的功效。适用于中老年单纯性消瘦。

(6)清炖猪蹄膀：猪蹄膀（带皮）1个，红枣5枚。将猪蹄膀洗净后用刀剖开呈4～6瓣。锅内水煮沸，将蹄膀放入，烫透，煮沸数次，撇沫。取大砂锅，放入清水煮沸，下入蹄膀，放入泡发的红枣，煮沸，加入黄酒，改用小火炖至蹄膀皮酥软、肉熟烂，下入食盐、葱、姜、胡椒面、味精、白糖各适量，继续煨炖30分钟即成。当菜佐餐，随量食用。具有和血脉、润肌肤、填肾精、健腰脚、强体增肥的功效。适用于中老年单纯性消瘦。

153. 中老年人得了痛风如何食疗

(1)百合笋片熘白菜：嫩白菜心200克，百合50克，竹笋100克。将白菜心、竹笋切成1厘米宽、3厘米长的条，把竹笋片入沸水锅中，煮沸后放入洗净的百合、白菜心，再次煮沸后，一同捞出，沥干水分。炒锅置火上，放入植物油，烧成七成热，入姜丝、葱末、黄酒、酱油及清水少许，煮沸后，放入白菜心、百合、竹笋煮二沸后，加入味精、食盐各适量，熘炒数下，用湿淀粉勾芡即成。当菜佐餐，随量食用。具有解热利湿、清除尿酸的功效。适用于中老

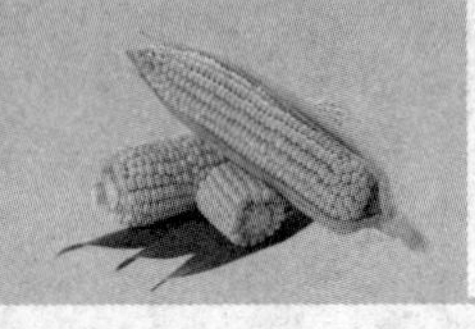

年痛风急性发作期。

(2)山慈菇蜜饮:山慈菇5克,蜂蜜10克。将山慈菇切成薄片,入锅内,加适量水,浓煎成150毫升,去渣后加入蜂蜜,调匀即成。每日2次,每次75毫升。具有清热解毒、消肿止痛的功效。适用于中老年痛风急性发作期,对急性痛风性关节炎尤为适宜。

(3)秋水仙茶:秋水仙鳞茎5克,绿茶2克。将秋水仙鳞茎剥成片状,按量与绿茶同放入有盖杯中,用沸水冲泡,加盖闷10分钟即成。代茶频饮,一般可冲泡3～5次,当日饮完。具有清热解毒、止痛利湿的功效。适用于中老年痛风急性发作期,对急性痛风性关节炎尤为适宜。

(4)百合粥:百合100克,大米100克。将百合洗净,与淘洗干净的大米同入锅中,加水适量,用大火煮沸,改用小火煨煮成稠粥即成。上下午分食。具有养心润肺、清热止痛的功效。适用于中老年痛风急性发作期轻症患者,对痛风性关节炎缓解期患者也适用。

(5)土茯苓粥:土茯苓30克,大米100克。将土茯苓洗净,晒干,研成细粉备用。大米淘洗干净后入锅内,加适量水煮成稠粥,粥将成时加入土茯苓粉,搅均后再煮沸即成。上下午分食。具有清热解毒、除湿通络、降低尿酸的功效。适用于中老年痛风急性发作期,对急性痛风性关节炎尤为适宜;也适用于痛风发作间歇期和慢性期的中老年患者。

(6)天麻杜仲粉:天麻150克,杜仲150克。将天麻、杜仲晒干或烘干,研成细粉,瓶装即成。每日2次,每次6

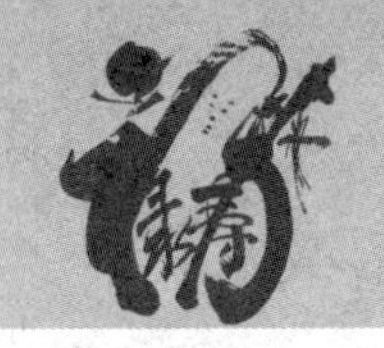

克，温开水送服。具有蠲痹去湿、止痛通络的功效。适用于中老年痛风发作间歇期和慢性期，以及关节肿大疼痛、功能障碍。

154. 中老年人得了高脂血症如何食疗

(1)山楂嚼食方：新鲜山楂果500克。将山楂洗净，晾干，切成两瓣即成。随意嚼食，一般每次50克，每日2次；饭后1小时嚼食，尤为适宜。具有活血化瘀、消脂通脉的功效。适用于各种类型的高脂血症；对高脂血症合并肥胖症、冠心病心绞痛和心脏供血不足出现胸闷刺痛、痛有定处，舌质紫暗或有瘀斑，中医辨证属于气滞血瘀的患者尤为适宜。

(2)香菇嚼食方：干香菇(中等大小)3～5枚。将干香菇用温水浸泡10分钟，洗净，晾干即成。分2次嚼食。具有补气健脾、和胃益肾、降脂抗癌的功效。适用于高脂血症出现气短乏力、饮食不香，中医辨证属气虚的患者。

(3)决明子茶：生决明子(或炒决明子)40克。将决明子放入有盖杯中，用沸水冲泡即成。当茶频饮，一般冲泡3～5次。具有清肝、降脂、明目、润肠的功效。适用于高脂血症伴有眩晕、头痛、视力减退、大便干结等，中医辨证属于肝热偏盛、阴虚阳亢的患者；常用于高脂血症伴高血压病患者。

(4)红花绿茶饮：红花5克，绿茶5克。将红花、绿茶放入有盖杯中，用沸水冲泡即成。当茶频饮，一般冲泡3～5次。具有降低血脂、活血化瘀的功效。适用于血瘀

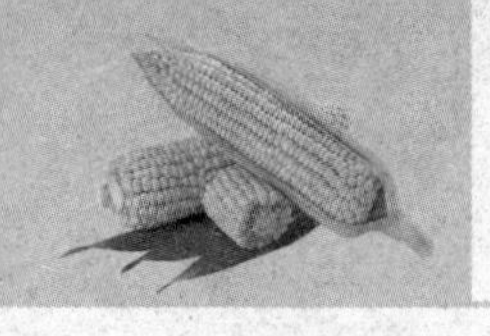

痰浊型高脂血症，症见身体肥胖、胸闷刺痛、脘痞腹胀。

(5)绞股蓝银杏叶煎剂：绞股蓝20克，银杏叶30克。将上述2味洗净，入锅内，加适量水，煎煮成300毫升即成。当茶饮用，分6次温饮，当日饮完。具有降低血脂、软化血管、延年益寿的功效。适用于各种高脂血症，对血脂增高伴有动脉粥样硬化、肥胖症、肝病者尤为适合。

(6)沙苑子白菊花茶：沙苑子30克，白菊花10克。将上述2味同入锅内，加适量水煎煮成300毫升即成。当茶饮用，分6次温饮，当日饮完。具有平补肝肾、降低血脂、降压明目的功效。适用于高脂血症及高血压病出现头昏、目眩、腰痛、尿频，中医辨证属于肝肾不足类型者。

155. 中老年人得了关节炎如何食疗

(1)骨碎补鹿角霜粉：骨碎补200克，鹿角霜100克。将骨碎补、鹿角霜共研为细末，瓶装即成。每日2次，每次6克，用黄酒送服。具有补肾温阳、强筋健骨的功效。适用于肾虚型老年性关节炎，症见起病缓慢、腰脊酸软、关节疼痛、行走不便、上下楼或蹲下站立时腰膝疼痛加重。

(2)红烧鹿肉：鹿肉500克，玉兰片30克。将人工驯养的梅花鹿宰杀后，割取净肉，用清水洗净，置沸水锅中氽一下，捞出，切成小块；玉兰片泡发，切片。锅置火上，加入植物油适量，烧至八成热时放入鹿肉块，炸至红黄色捞出。用葱段、姜丝炝锅后，倒入适量鸡清汤、酱油、花椒粉、黄酒、食盐、白糖及玉兰片，再下入鹿肉块。大火煮沸

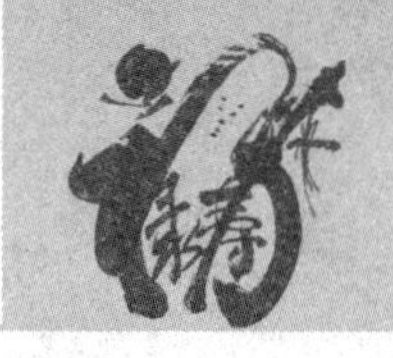

后改用小火煨炖1～2 小时，待鹿肉熟烂时，再用大火煮沸，放入适量淀粉勾芡，放入味精少许，撒上香油及香菜段，装盘即成。当菜佐餐，随量食用。具有补肾益精、补养气因、强筋健骨的功效。适用于肾虚及气血不足引起的老年性关节炎，症见头昏目眩、耳鸣耳聋、腰膝酸软、肢体关节麻木疼痛、活动受限。

(3)鹿茸酒：鹿茸 15 克，优质低度白酒 500 毫升。将锯下的鹿茸立即洗净，放沸水中略烫，晾干，再烫 2 次，使茸内血液排尽为度，然后风干或烤干，锤成粗末，放入白酒瓶中，密封瓶口，每日摇动 1 次，浸泡 1 周后即成。每日 2 次，每次 1 小盅(约 15 毫升)。具有补肾温阳、强筋健骨的功效。适用于肾虚型老年性关节炎。

(4)参归鳝鱼羹：党参 15 克，当归 15 克，鳝鱼 500 克。将党参、当归晒干或烘干，切成片备用；鳝鱼宰杀后，去除内脏，洗净，沸水中氽一下，去骨切丝，与党参、当归同入锅中，加水适量，煨煮至鳝丝熟烂，除去参归片，放入葱末、姜丝、黄酒、食盐、胡椒粉、味精，改用小火煨炖成稠羹即成。当菜佐餐，随量食用。具有益气养血、除湿和血的功效。适用于气血两虚型老年性关节炎，症见病程日久、面色萎黄、头昏目眩、关节疼痛、肢体麻木。

(5)木瓜猪蹄：木瓜 15 克，猪蹄 2 只。将成熟的木瓜纵破后晒干，切片，入锅内，加水适量浓煎后去渣留汁，与洗净剖开的猪蹄同入锅中，加清水适量，以大火煮沸后，加入葱段、姜片、食盐、黄酒，改用小火煨炖至猪蹄皮烂、筋酥，加入五香粉、味精、香油少许调味即成。当菜佐餐，

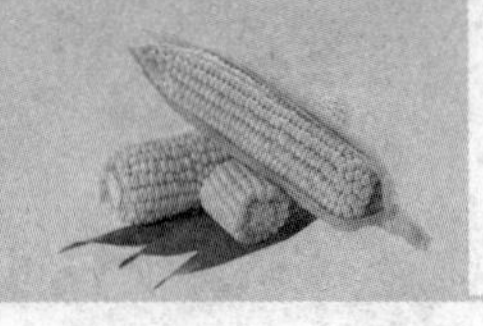

随量食用，食肉饮汤。具有养血除痹、祛湿舒筋的功效。适用于气血两虚型老年性关节炎。

(6)辣椒煨牛蹄筋：尖头辣椒1克，牛蹄筋500克，胡萝卜150克。将牛蹄筋洗净，切成3厘米长的段，用黄酒浸泡片刻，与姜片、大茴香、花椒同入锅中，加水适量，用大火煮沸，改用小火煨炖1～2小时，待牛蹄筋煨至八成烂时放入尖头辣椒、胡萝卜片、食盐，炖至蹄筋烂熟，调入味精、蒜末，再炖一沸即成。佐餐食用。具有强筋健骨、驱风散寒、祛湿活血的功效。适用于风寒湿痹型老年性关节炎，症见关节疼痛、晨起关节僵硬、腰脊酸胀、肌肤麻木、下肢沉重、活动受限、遇寒病情加重或关节变形、功能障碍。

156. 中老年人得了骨质疏松如何食疗

(1)羊骨汤：新鲜羊骨500克，羊肾1对。将新鲜羊骨洗净，砸碎，与剖开、洗净的羊肾同入锅中，加水适量，用大火煮沸，撇去浮沫，加入黄酒、葱段、姜片、食盐，改用小火煨炖1～2小时，待汤汁浓稠时加味精、五香粉适量调味即成。当汤佐餐，随量饮汤食羊肾。具有温补肾阳、强盘健骨、补充钙质的功效。适用于肾阳虚型老年骨质疏松症，症见腰膝酸软疼痛、弯腰驼背或自发性骨折、畏寒肢冷、头晕耳鸣、夜间多尿，舌淡，脉沉细。

(2)鹿角胶牛奶：鹿角胶10克，牛奶250毫升，蜂蜜20克。将牛奶入锅内，加热煮沸，放入打碎的鹿角胶块，使其烊化后停火，加入蜂蜜，调匀即成。每日早晨与早点

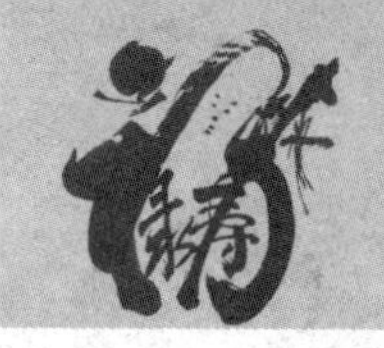

同时食用。具有温补肾阳、强壮筋骨、补充钙质的功效。适用于肾阳虚型老年骨质疏松症。

(3)骨碎补猪骨汤:骨碎补20克,杜仲20克,猪骨500克。将骨碎补、杜仲洗净,切片,装入纱布袋中,与洗净、砸碎的猪骨同入锅中,加水适量,用大火煮沸,加入葱段、姜片、黄酒、食盐适量,改用小火煨炖1小时,待汤汁浓稠时加五香粉、味精适量,去除药袋即成。当汤佐餐,随量饮用。具有温补肾阳、强壮筋骨、补充钙质的功效。适用于肾阳虚型老年性骨质疏松症。

(4)淫羊藿炖鲨鱼肉:淫羊藿15克,怀牛膝15克,鲨鱼肉250克。将淫羊藿除去粗梗及杂质,晒干,切碎;牛膝洗净,晒干,切碎,与淫羊藿同装入纱布袋中。将洗净后鲨鱼肉切成小块,与药袋同入锅中,加水适量,煨炖40分钟,取出药袋,在锅中加入酱油、食盐、白糖、八角、黄酒、姜片、葱段,待收干汤汁时加入味精、香油,再煮沸即成。当菜佐餐,随量食用。具有温补肾阳、强壮筋骨、补充软骨素、增加骨密度的功效。适用于肾阳虚型老年性骨质疏松症。

(5)龟甲鳖甲粉:龟甲150克,鳖甲150克。将龟、鳖杀死后,取其甲壳(肉另用),洗净,晒干或风干,砂炒后醋淬,研成细末,瓶装即成。每日2次,每次3克,温开水送服。具有滋补肾阴、抗骨质疏松的功效。适用于肾阴虚型老年性骨质疏松症,症见腰背及下肢酸痛、驼背弯腰或有自发性骨折、头昏耳鸣、五心烦热、失眠盗汗、口干咽燥,舌质红,少苔或无苔,脉细数。

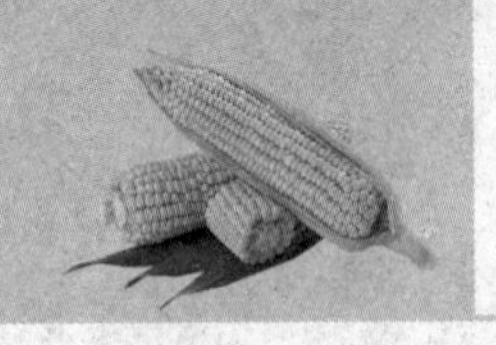

(6)芝麻核桃仁粉：黑芝麻250克，核桃仁250克，白糖50克。将黑芝麻拣去杂质，晒干，炒熟，与核桃仁同研为细末，加入白糖，拌匀后瓶装即成。每日2次，每次25克，温开水冲服。具有滋补肾阴、抗骨质疏松的功效。适用于肾阴虚型老年性骨质疏松症。

157. 中老年人得了类风湿关节炎如何食疗

(1)威灵仙粉：威灵仙300克。将秋季挖采的威灵仙取根及根茎，除去泥沙，洗净，晒干，切段，研为细粉，瓶装即成。每日2次，每次5克，用黄酒送服。具有祛风湿、通经止痛的功效。适用于风寒湿型中老年类风湿关节炎，症见小关节酸痛、天阴加重、反复发作、时轻时重。本证多见于类风湿关节炎慢性活动期或相对稳定阶段。

(2)川乌蜜饮：制川乌5克，生姜10克，蜂蜜30克。将制川乌与生姜入锅内，加水煎煮2小时，去渣取汁约300毫升，待温时加入蜂蜜，搅匀即成。每日2次，每次150毫升，温饮。具有散寒止痛、祛风湿的功效。适用于风寒湿型中老年类风湿关节炎，对关节疼痛剧烈、痛有定处、局部怕冷、得热痛减的患者尤为适宜。

(3)防风川芎粥：防风10克，川芎15克，冰糖20克，大米100克。将防风、川芎洗净，切片，装入纱布袋中，与淘洗干净的大米同入锅中，加水适量，煮成稠粥，粥将成时取出药袋，放入冰糖，待冰糖溶化后即成。上下午分食。具有祛风湿、通络止痛的功效。适用于风寒湿型中老年类风湿关节炎，对偏于风湿的患者尤为适宜。

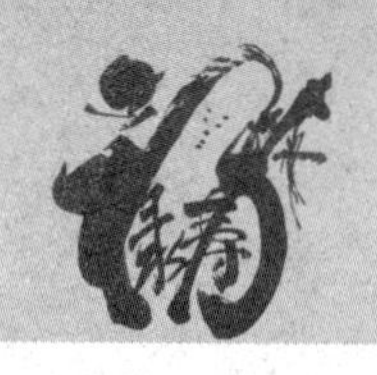

(4)木瓜生姜蜂蜜粥:木瓜10克,生姜10克,蜂蜜30克,大米100克。将木瓜片装入布袋内,与淘洗干净的大米、洗净的生姜片同入锅中,加水适量,煮成稠粥,粥将成时取出药袋,待温后加入蜂蜜,调匀即成。上下午分食。具有祛湿舒筋、散寒止痛的功效。适用于风寒湿型中老年类风湿关节炎,对偏于湿重的患者尤为适宜。

(5)菟丝子附片狗肉汤:狗肉500克,菟丝子500克,附片15克,葱花、姜片、食盐、料酒、味精各适量。将狗肉洗净,入沸水锅内氽透,切成小块,下锅用姜片煸炒,烹入料酒,然后与包好的菟丝子、附片同入砂锅内,以食盐、味精、葱花调味,用大火煮沸后,改为小火炖2小时至肉熟烂即成。每日2次,食肉喝汤。具有益肾壮阳、祛寒除湿的功效。适用于脾肾阳虚型中老年类风湿关节炎。

(6)桑枝薏苡仁饮:桑枝30克,薏苡仁60克。将桑枝趁鲜切片,晒干,布包,与洗净的薏苡仁同入锅内,加水煎煮1小时,除去布袋即成。上下午分饮,饮汤食薏苡仁。具有祛风利湿、清热除痹的功效。适用于风湿热型中老年类风湿关节炎。

158. 中老年人得了颈椎病如何食疗

(1)复方红花酒:红花20克,当归尾15克,赤芍15克,川芎15克,官桂10克,低度白酒1 000毫升。将以上5味药同研为粗粉,浸泡于白酒中,密封瓶口,每日振摇1次,放置7日后即成。每日2次,每次1盅(约20毫升)。具有活血化瘀、温通经络的功效。适用于血瘀寒凝型中

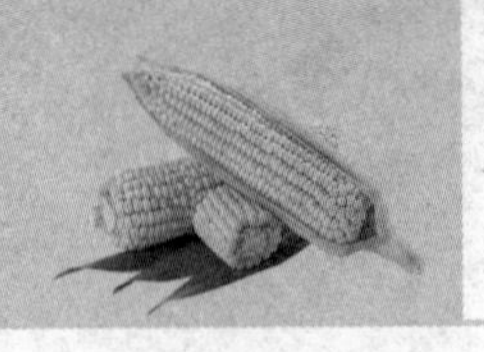

老年颈椎病，症见颈部疼痛、酸痛、钝痛、刺痛或触电样窜痛，严重时可见阵发性剧痛，颈部转侧或咳嗽、打喷嚏时颈痛加重，前臂及手指麻木疼痛，遇冷加重，得热痛缓；多见于神经根型颈椎病。

(2)桃仁葛根粉：桃仁150克，葛根150克。将桃仁晒干，研为细粉；葛根洗净，切片，晒干，研为细粉，与桃仁粉混合均匀后瓶装即成。每日2次，每次10克，加少量开水调成糊状，加入适量白糖吞服。具有活血化瘀、舒筋通络的功效。适用于气血瘀滞型中老年颈椎病，症见颈部刺痛、窜痛或剧痛，颈部活动时疼痛加重，颈痛向前臂放射，上肢麻木，以及舌有紫点或紫斑；多见于神经根型颈椎病。

(3)天麻炖鲢鱼头：天麻15克，鲢鱼头1个(约250克)。将天麻切成薄片，装入布袋中，与洗净、去鳃的鲢鱼头同入砂锅中，加水适量，用大火煮沸，撇去浮沫，加入黄酒、葱段、姜片、食盐，改用小火煨炖30分钟，取出药袋，放入香油，再煮沸后放入味精适量即成。当菜佐餐，饮汤食鱼。具有祛风散寒、通经活络的功效。适用于风寒阻络型中老年颈椎病，症见颈肩酸痛或刷痛，遇寒或受凉后加重，得热痛解，前臂及手指麻木疼痛；多见于神经根型及混合型颈椎病。

(4)辣椒炖蛇肉：尖头辣椒20克，乌蛇肉250克。将乌蛇宰杀后，洗净，切段，与洗净、切段的辣椒同入锅中，加入葱段、姜片、黄酒、酱油、白糖、清水适量，用大火煮沸后，改用小火将蛇肉煨至八成熟，放入食盐，煨炖至蛇肉

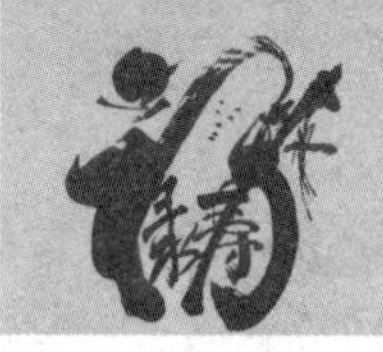

熟烂即成。当菜佐餐，随量食用。具有祛风散寒、舒筋通络的功效。适用于风寒阻络型中老年颈椎病。

(5)蛤蚧蕲蛇酒：蛤蚧(连头足)1对，蕲蛇(五步蛇)30克，低度白酒1 000毫升。将蛤蚧去鳞片，切成小块，研为粗末；蕲蛇宰杀后去内脏，撑开腹部，烘干，与蛤蚧粉同入白酒瓶中，蜜封瓶口，每日振摇1次，放置7日后即成。每日2次，每次1小盅(约15毫升)。具有补肾益精、祛风利湿、通络止痛的功效。适用于肾虚兼夹风湿型中老年颈椎病，症见头痛头晕、颈部后仰或侧弯时眩晕加重，甚至猝倒，猝倒后因颈部位置改变而立即清醒、耳鸣耳聋、视物模糊、肢体麻木、感觉异常、持物常会落地；多见于颈动脉型和混合型颈椎病。

(6)牛脊髓膏：牛脊髓250克，核桃仁250克，枸杞子100克，白芷50克，川芎50克，炼蜜700克。将枸杞子、白芷、川芎装入锅内，加清水浸泡6小时，然后将锅置于火上，浓煎2次，每次1小时，过滤去渣，合并煎液，静置沉淀2小时，再用多层纱布过滤。将滤液用大火煮沸，撇去浮沫，放入牛脊髓、核桃仁粉，用小火炖煮，不断搅动，防止胶化，制成清膏，入炼蜜，用小火煎熬，浓缩成膏即成。每日2次，每次20克，温开水送服。具有益肾补精、活血止痛的功效。适用于肾虚血瘀型中老年颈椎病；多见于椎动脉型及混合型颈椎病。

159. 中老年人得了腰椎病如何食疗

(1)枸杞子杜仲炒腰花：枸杞子10克，炙杜仲20克，

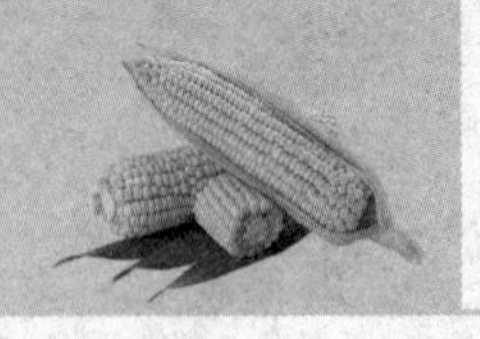

猪腰250克。将猪腰一剖两半，去腰臊及筋膜，切成腰花；杜仲切丝，与枸杞子一并放入锅中，加水煎煮30分钟，提取浓缩液100毫升。植物油倒入锅中，置大火上烧至九成热，将腰花一块一块放入油锅中炸至焦黄色时取出；将酱油、醋、白糖、黄酒、味精、葱段、蒜段、湿淀粉、杜仲浓缩液放入碗中调匀，当作勾芡用；炒锅放大火上，倒入猪油适量，烧至八成热时，将调好的芡汁倒入锅中，待烧至稠糊状后，将炸好的腰花倒入翻炒，放入适量味精，使汤汁挂在腰花上即成。当菜佐餐，随量食用。具有补肾气、强腰膝、壮筋骨的功效。适用于肾虚型中老年腰椎病，症见腰腿绵绵作痛，酸软乏力(劳累时加重，休息后减轻，腰部俯仰活动后疼痛加重)，神疲乏力，脉细弱。

(2)核桃仁芝麻炒猪腰：核桃仁50克，黑芝麻30克，猪腰1对(约250克)。将核桃仁拣去质杂，在油锅中炸至深黄色，捞出后撒上少量花椒盐末；猪腰洗净，一剖两半，去腰臊及筋膜，切成腰花，放入碗中，加入葱末、姜末、食盐、黄酒、味精，浸泡10分钟；黑芝麻炒熟，研粉备用。植物油置锅中，烧至八成热时，将猪腰连同调料倒入锅中，大火爆炒片刻，待猪腰炒至嫩熟时即可装入盘中，将黑芝麻撒在腰花表面，炸脆的椒盐核桃仁放在腰花周围即成。当菜佐餐，随量食用。具有补肾强腰、健骨强筋的功效。适用于肾虚型中老年腰椎病。

(3)红烧鹿筋：新鲜鹿蹄筋1条，大虾米5克，水发香菇20克，火腿50克，猪肉250克，玉兰片15克。将洗净的鹿蹄筋在沸水中氽2遍，入锅内，加入清汤250毫升，放

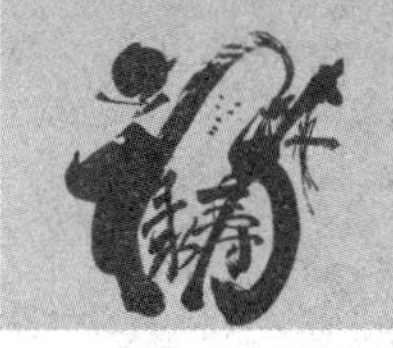

入虾米、香菇、火腿、猪肉、玉兰片，置于火上，炖至蹄筋熟烂，捞出蹄筋，晾凉后切成5厘米长、1厘米宽的长条，放回锅中，加入酱油、食盐、黄酒、湿淀粉、葱末，再煮二沸，出锅前加适量味精，拌匀即成。当菜佐餐，随量食用。具有补肾益精、强腰壮骨的功效。适用于肾虚型中老年腰椎病。

(4)怀牛膝炖蹄筋：怀牛膝20克，牛蹄筋150克，蘑菇25克。将牛蹄筋洗净，切片；蘑菇泡发后切丝；怀牛膝洗净后切片，装入纱布袋内，扎口，与蹄筋、蘑菇一并放入砂锅内，加清水适量，用大火煮沸15分钟，改用小火煨炖60分钟，待蹄筋熟烂后捞出药袋，加入食盐、葱末、姜末、胡椒粉、黄酒适量，再炖二沸，放入味精调味即成。当菜佐餐，随量食用。具有补肾健腰、强壮筋骨的功效。适用于肾虚型中老年腰椎病。

(5)老鳖炖猪脊髓：老鳖1只，猪脊髓150克。将老鳖宰杀后，用热水浸烫甲壳，取出内脏，洗净，切成肉块，与猪脊髓、姜片、葱段同入锅中，用大火煮沸，撇去浮沫，改用小火煨炖至八成熟，放入黄酒、食盐，待鳖肉烂熟后调入味精即成。当菜佐餐，随量食用。具有滋补肾阴、健骨强腰的功效。适用于肾虚型中老年腰椎病；对偏于肾阴虚弱出现眩晕耳鸣、心烦失眠、口燥咽干、面色潮红、五心烦热，舌红少苔者更为适宜。

(6)桑寄生炖羊肾：桑寄生30克，羊腰1对。将桑寄生洗净，切段，晒干，入锅内，加水适量煎煮30分钟，去渣取汁。羊肾剖开，去腰臊，洗净，切片，与桑寄生汁同入锅

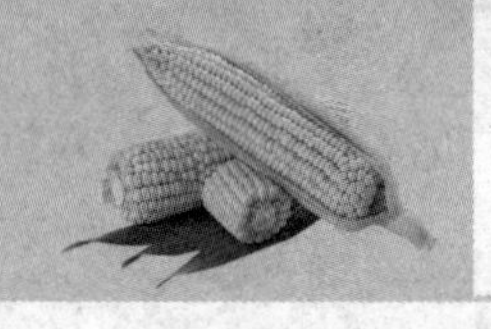

中，加入黄酒、食盐、姜片、葱段和清水适量，用大火煮沸，改用小火煨炖至羊腰熟烂，停火前放入五香粉、味精适量调味即成。佐餐食用。具有补肾填髓、强壮筋骨、祛除风湿的功效。适用于肾虚型中老年腰椎病。

160. 得了老年性贫血如何食疗

(1)炒猪肝：新鲜猪肝250克，香菇20克，玉兰片20克。将香菇用冷水泡发，洗净，切丝；玉兰片用冷水泡发；猪肝洗净，切成薄片，放入碗中，加入黄酒、食盐、胡椒粉、味精、姜丝、葱丝、蒜末、湿淀粉，调匀并腌片刻。锅烧热，放入植物油烧至九成热时，放入腌制的猪肝爆炒片刻，装入碗中；锅留底油，下入香菇丝、玉兰片煸炒片刻后，将猪肝放回锅中，翻炒均匀，淋入少量花椒油，出锅装盘即成。当菜佐餐，随量食用。具有补虚养血的功效。适用于气血两虚型老年性贫血，症见面黄无华、唇指色淡、头昏目眩、神疲乏力、心悸失眠，舌淡苔白，脉细弱；多见于缺铁性贫血、营养不良性贫血。

(2)黑木耳红糖饮：黑木30克，红糖30克。将黑木耳用冷水泡发，清洗干净，入锅内，加水适量，用大火煮沸，改用小火炖煮30分钟左右，待黑木熟烂时，放入红糖，再煮一沸，红糖完全溶化即成。当点心，随量食用，当日食完。具有养阴补血的功效。适用于气血两虚型老年性贫血，对缺铁性贫血尤为适宜。

(3)阿胶牛奶：阿胶15克，牛奶250毫升。将阿胶放入锅内，加入适量清水，用小火炖煮烊化，加入煮沸的牛

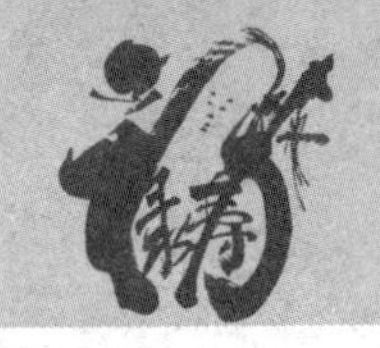

奶即成。早餐时与早点同时食用。具有补气养血、滋补强壮的功效。适用于气血两虚型老年性贫血。

(4)鸭血汤:鸭血500毫升,原汁鸡汤1 000毫升。将鸭血加入食盐少许,调匀后放入碗中,隔水蒸熟,用刀划成1.5厘米见方的鸭血块。将鸡汤置于大火上煮沸,加入姜丝、葱花、蒜末、食盐、味精及鸭血块,煮沸后即成。当汤佐餐。具有滋补养血的功效。适用于气血两虚型老年性贫血。

(5)归芪炖母鸡:当归20克,黄芪30克,母鸡1只(约1 500克)。将母鸡宰杀后,洗净;当归、黄芪洗净后切片,塞入鸡腹中,放入砂锅内,加入葱段、姜片、食盐、黄酒和清水适量,用大火煮沸,改用小火煨炖至鸡肉熟烂即成。当菜佐餐,食肉喝汤,随量食用。具有益气补血、强身健体的功效。适用于气血两虚型老年性贫血。

(6)桂圆肉黑糯米粥:桂圆肉20克,黑糯米100克。将黑糯米淘洗干净,与洗净的桂圆肉同入锅中,加水适量,用大火煮沸,改用小火煨炖成粥即成。上下午分食。具有益气养血、补益心脾的功效。适用于气血两虚型老年性贫血。

161. 中老年人得了白细胞减少如何食疗

(1)黄精豆浆:鲜黄精50克(干黄精30克),黄豆50克。将春、秋两季(秋季为佳)挖采鲜黄精,去除根须,洗净,置沸水中略烫;黄豆用冷水浸泡1夜,次日早晨与鲜黄精同入家用豆浆机中绞汁(或将从药房购买的干黄精

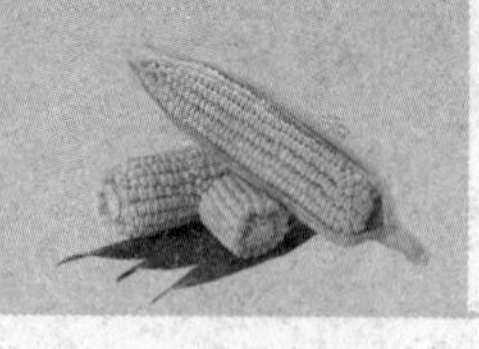

蒸煮2次，每次30分钟，合并滤液，与浸泡的黄豆同入豆浆机中绞汁）即成。当饮料，随量饮用，当日饮完。具有益气养阴、升白细胞的功效。适用于气阴两虚型中老年白细胞减少症，症见面色少华、头昏目眩、神疲乏力、五心烦热或低热，舌质淡，脉细弱。

(2)灵芝猪肉干：灵芝100克，猪瘦肉1 000克。将灵芝洗净，晒干或烘干，研为细末备用；猪瘦肉洗净，切成2厘米见方的小块，与灵芝粉同入锅中，加入桂皮、花椒、八角茴香、砂仁、肉豆蔻、姜片、食盐、酱油、白糖、黄酒各适量，加清水适量（切勿过多），小火煨炖至猪肉熟烂，加入味精、五香粉，小火收干汤汁时捞出猪肉块，稍凉后上炉烤干即成。当零食，随量食用，每日食用量30克左右。具有益气养心、升白细胞的功效。适用于气阴两虚型中老年白细胞减少症。

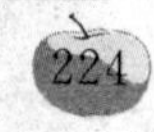

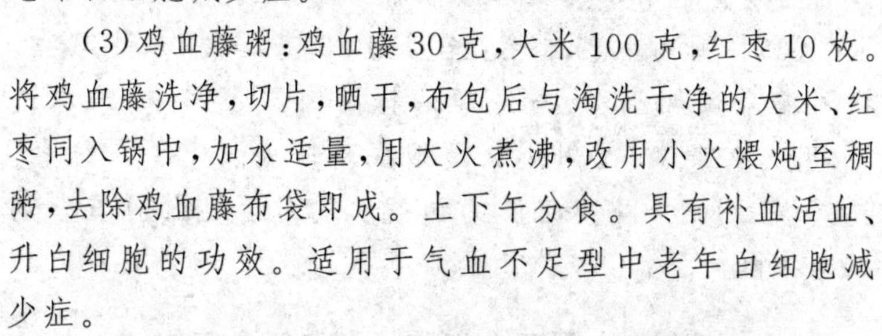

(3)鸡血藤粥：鸡血藤30克，大米100克，红枣10枚。将鸡血藤洗净，切片，晒干，布包后与淘洗干净的大米、红枣同入锅中，加水适量，用大火煮沸，改用小火煨炖至稠粥，去除鸡血藤布袋即成。上下午分食。具有补血活血、升白细胞的功效。适用于气血不足型中老年白细胞减少症。

(4)西洋参炖乌骨鸡：西洋参3克，乌骨鸡1只。将西洋参切成薄片；乌骨鸡宰杀后洗净，与西洋参片同入砂锅中，加水适量，加入姜片、葱段、黄酒、食盐，用大火煮沸，改用小火煨炖至乌骨鸡熟烂即成。当菜佐餐，食肉饮汤，西洋参片嚼服咽下。具有补气养阴、升白细胞的功效。

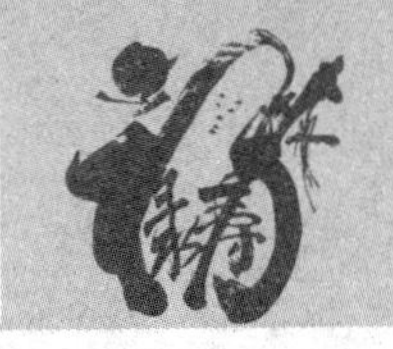

适用于气阴两虚型中老年白细胞减少症及放疗、化疗引起的白细胞减少症。

(5)百合石斛羹:百合60克,石斛30克,白糖20克。将百合洗净,掰成片状;石斛洗净后切段,与百合同入砂锅中,加入白糖及适量清水,用小火煨炖1小时,待百合熟烂时剔除石斛即成。上下午分食。具有养阴生津、升白细胞的功效。适用于气阴两虚型中老年白细胞减少症。

(6)参枣米饭:人参叶15克,红枣15枚,大米250克,白糖50克。将人参叶片、红枣洗净,入锅内,加水煎煮30分钟,去参叶及红枣,留煎汁备用;大米淘洗干净,入锅内,加入参枣煎汁及清水适量,红枣去核,与白糖同时放入锅中,煮成米饭即成。上下午分食。具有益气健脾、提升白细胞的功效。适用于脾肾两虚型中老年白细胞减少症,症见面色无华、头昏耳鸣、腰膝酸软、少气懒言、神疲乏力或畏寒低热,舌胖质淡,脉沉迟。

162. 中老年人得了血小板减少性紫癜如何食疗

(1)大黄蜂蜜糊:大黄50克,蜂蜜200克。将生大黄晒干或烘干,研成细粉,食用时与蜂蜜调成糊状即成。每日2次,每次取大黄粉2.5克,与10克蜂蜜调成糊状后吞食。具有清热止血的功效。适用于血热妄行型中老年血小板减少性紫癜,症见皮肤出现瘀点或瘀斑、斑色鲜红,常伴有鼻出血、牙龈出血、吐血、尿血、便血,或伴有心烦、口渴、小便黄赤、大便闭结或有发热,舌质红,苔薄黄,脉

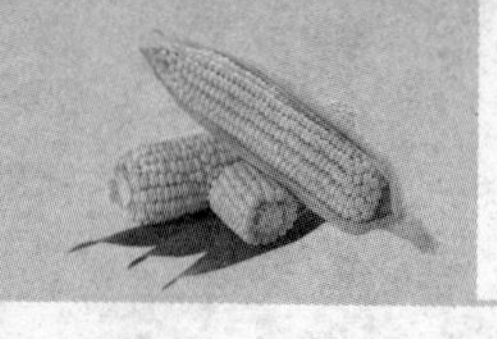

弦数等。

(2)水牛角粉:水牛角100克。将水牛角锉成粗末,烘干,研为细粉,瓶装即成。每日2次,每次5克,温开水送服。具有清热解毒、凉血止血的功效。适用于血热妄行型中老年血小板减少性紫癜。

(3)白茅根藕节煎:鲜白茅根60克,鲜藕节60克。将白茅根挖采后洗净,切段;鲜藕挖采后,切下藕节,洗净,切片,与白茅根同入锅中,加水适量,煎煮30分钟,去渣取汁即成。上下午分饮。具有清热凉血、收敛止血的功效。适用于血热妄行型中老年血小板减少性紫癜。

(4)枸杞紫珠仙鹤草蜜饮:枸杞子20克,紫珠30克,仙鹤草30克,蜂蜜30克。将紫珠晒干,撕碎;仙鹤草洗净,晒干,切段,与枸杞子、紫珠同入锅中,加水适量,用小火煎煮30分钟,去渣取汁约300毫升,加入蜂蜜,搅匀即成。上下午分饮。具有滋阴清热、凉血止血的功效。适用于血热妄行型中老年血小板减少性紫癜。

(5)生地黄蜜汁:生地黄50克,蜂蜜30克。将生地黄洗净,切片,放入锅中,加水适量,煎煮2次,每次30分钟,合并2次滤液,加入蜂蜜即成。上下午分饮。具有清热滋阴、凉血止血的功效。适用于阴虚火旺型中老年血小板减少性紫癜,症见紫癜较多、颜色鲜红,常伴有鼻出血、齿出血、午后潮热、手足心热、心烦口渴、心悸盗汗,舌质红,少苔质干,脉细数。

(6)墨旱莲鲜汁:鲜墨旱莲50克。夏季,当墨旱莲枝叶繁茂时,割取其地上部分,用清水洗净,放入温开水中浸

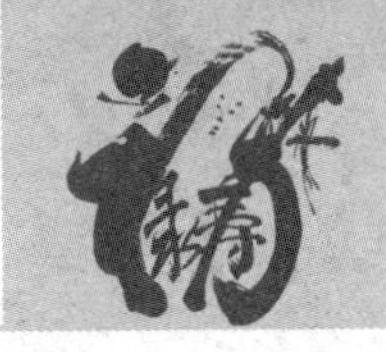

泡片刻，捞出后，捣烂取汁，调入少量白糖即成。上下午分饮。具有滋阴、凉血、止血的功效。适用于阴虚火旺型中老年血小板减少性紫癜。

163. 中老年人得了脑卒中如何食疗

(1)绞股蓝红花茶：绞股蓝100克，红花50克，绿茶20克。将焙干的绞股蓝、红茶研成粗末，与茶叶混合均匀，瓶装即成。上下午各取10克，放入有盖杯中，用沸水冲泡，加盖闷10分钟后即成。当茶频饮，12小时内饮完，一般可冲泡3次。具有益气活血的功效。适用于气血虚瘀滞型脑卒中后遗症，症见半身不遂、肢软乏力，或肢体酸痛麻木、短气少言、懒动乏力，舌质紫暗或有紫点紫斑，舌苔淡白，脉细涩。

(2)丹参绿茶：丹参10克，绿茶3克。将丹参洗净，晒干，切片，研成粗末，与茶叶混合均匀，放入盖杯中，用沸水冲泡，加盖闷10分钟后即成。当茶频饮，一般可冲泡3～5次。具有活血祛瘀的功效。适用于气血虚瘀滞型脑卒中后遗症。

(3)桃仁红枣蒸饼：桃仁50克，红枣300克，面粉500克，白糖100克。将面粉发酵，擀成面皮；桃仁去皮，研成细粉；红枣烧烂后去核，与桃仁粉、白糖混合均匀，并铺在两层面皮之间，上锅蒸熟后切成小块即成。早晚当面点食用，2日内食完。具有补气健脾、活血化瘀的功效。适用于气血虚瘀滞型脑卒中后遗症。

(4)当归川芎粥：当归15克，川芎15克，大米100克。

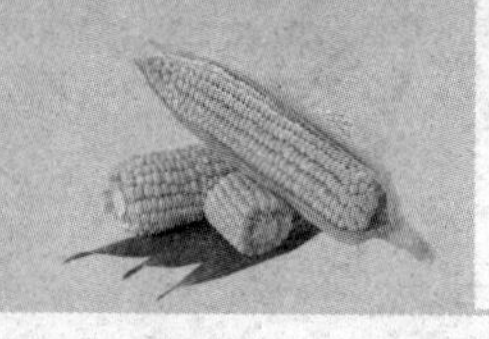

将当归、川芎洗净，切片，装入纱布袋中，扎紧袋口，与淘洗干净的大米同入锅中，加水适量，用小火煨煮成稠粥，粥成时取出药袋即成。上下午分食。具有活血化瘀的功效。适用于气血虚瘀滞型脑卒中后遗症。

(5)黄芪鸡血藤蜜饮：炙黄芪30克，鸡血藤30克，蜂蜜30克。将黄芪晒干，切片，蜜炙。鸡血藤切片，晒干，与黄芪同入锅中，加水适量，煎煮1小时，去渣取汁，加入蜂蜜搅匀即成。上下午分饮。具有益气活血、舒筋活络的功效。适用于气血虚滞型脑卒中后遗症。

(6)山楂酱：生山楂500克，白糖150克。将生山楂洗净，放入锅中，加水适量(淹过山楂)，用中火煨煮1小时左右，待山楂熟烂后，离火，晾凉；然后将熟烂的山楂放在粗眼筛中，擦去皮；再把过筛的山楂酱放入锅中，加入白糖，用中火煮开，改用小火继续煨煮1小时，边煮边用小木棍连续搅拌，避免煳锅底，待山楂成稀粥时停火，晾冷后装入罐中放入冰箱内存即成。每日2次，每次25克，用开水冲食，或夹在馒头、煎饼、面包中食用。具有活血化瘀、健脾消食的功效。适用于气血虚瘀滞型脑卒中后遗症。

164. 中老年人得了短暂性脑缺血如何食疗

(1)复合桑葚汁：桑葚100克，鲜芹菜200克，蜂蜜15毫升。将新鲜桑葚拣去杂质，用清水洗净，放入温开水中浸泡片刻，捞出备用；鲜芹菜去根及黄叶，洗净，再用温开水浸泡片刻，捞出后切成小段，与桑葚一起投入家用捣绞

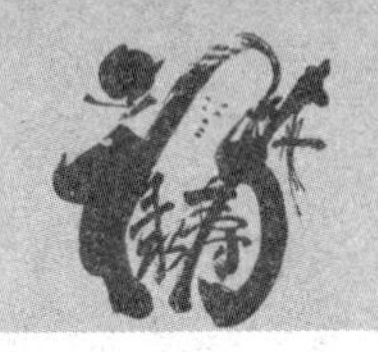

机中，打成汁，用清洁的纱布过滤。把滤液倒入琉璃杯中，加入蜂蜜，用长柄汤匙调匀即成（夏季宜放入冰箱中保存）。上下午分饮。具有滋补肝肾、养血定眩的功效。适用于肝肾阴虚型短暂性脑缺血，症见平时眩晕脑空、午后和入晚加重、烦劳思虑则剧、精神萎靡、耳鸣健忘、五心烦热、形体消瘦、时发晕厥，舌质红，苔少，脉细弦。

（2）蛹虫草炖鸽蛋：蛹虫草6克，鸽蛋2枚，枸杞子10克，冰糖10克。将蛹虫草用温水浸泡；鸽蛋煮熟后去壳，与蛹虫草、枸杞子、冰糖同入砂锅中，加清水适量，用小火煨炖40分钟即成。当点心食用。具有滋补肝肾、益精养血的功效。适用于肝肾阴虚型短暂性脑缺血。

（3）桂圆肉粟米粥：桂圆肉15克，粟米100克。将桂圆肉洗净，与淘洗干净的粟米同入锅中，加清水适量，用大火煮沸，改用小火煮成稠粥即成。上下午分食。具有补气血、益心脾的功效。适用于气血虚弱型短暂性脑缺血，症见头晕目花、晕厥多在突然体位变更时发生、耳鸣失眠、心悸气短、乏力自汗、面色苍白或萎黄，舌质淡，苔薄，脉细软。

（4）归芪炖鹌鹑：当归20克，黄芪30克，鹌鹑1只。将当归、黄芪洗净，切片；鹌鹑宰杀后去毛及内脏，清洗干净，与当归片、黄芪片同入砂锅中，放入清水，用大火煮沸，改用小火炖煮40分钟，加入少量食盐、黄酒，炖至鹌鹑肉熟烂即成。当菜佐餐，食肉喝汤，当归片、黄芪片可同时嚼食。具有益气养血的功效。适用于气血虚弱型短暂性脑缺血。

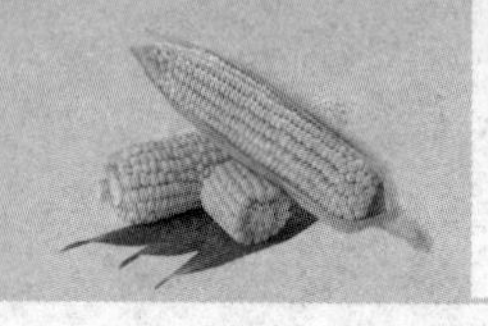

(5)葛根地龙粉:葛根300克,地龙150克。将葛根洗净,切片,晒干,研成细粉;地龙捕捉后,剖开腹部,洗净内脏及泥土,晒干或低温干燥,研成细粉,与葛根粉拌和均匀,瓶装即成(放入冰箱备用)。每日2次,每次15克,温开水冲服。具有解痉挛、通经络的功效。适用于气血郁滞、经脉不畅引起的短暂性脑缺血,症见晕厥突然发作,多在剧烈的头部转动或颈部屈伸时发生,或有颈椎病病史,头痛和颈部不适,舌有紫点或紫斑,脉细涩。

(6)水蛭粉:水蛭30克。将夏秋两季捕捉的水蛭,放入白酒中将水蛭闷死,晒干或小火烘干,研成细粉,瓶装即成。每日2次,每次0.5克,用黄酒或开水送服。具有活血化瘀的功效。适用于气血瘀滞型短暂性脑缺血。

165. 中老年人得了帕金森病如何食疗

(1)鹿茸粉:鹿茸片30克。每年在7月下旬用锯茸法采集鹿茸,以酒精灯火燎焦茸毛、刮净,以布带扎缠,用热酒从底部徐徐渗入,以灌酒润透为度;然后切片,压平,晒干。将干燥的鹿茸片,研成细末,装瓶即成。每日2次,每次1克,以温酒送服。具有温肾阳、益精髓、健脑祛颤的功效。适用于中老年帕金森病,尤其适用于肾阳虚弱型患者。

(2)淫羊藿酒:淫羊藿200克,米酒1000毫升。在每年夏秋季间淫羊藿茎叶茂盛时采割,除去粗梗及杂质晒干或阴干备用;淫羊藿切碎,浸泡于米酒中,加盖密封,每日振摇数次,放置7日后即成。每日2次,每次1小盅(约

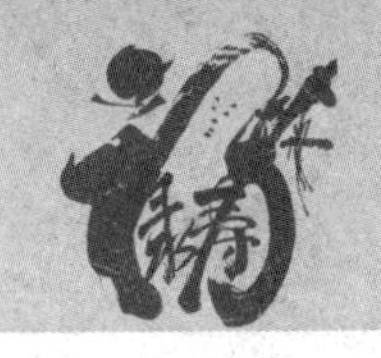

15毫升)。具有温肾除颤、改善脑功能的功效。适用于帕金森病,尤其适用于肾阳虚弱型患者。

(3)白参噙化方:白参30克。在秋季茎叶将枯萎时采挖园参,洗净,经沸水浸烫后,浸糖汁中15日后取出晒干,此即白参,切成饮片,装瓶即成。每日2次,每次0.5克。将白参片噙入口内,每片噙化15分钟,可嚼食白参片徐徐咽下。具有补气生津、健脑祛颤的功效。适用于帕金森病,尤其适用于肺脾气虚型气短自汗、神疲乏力的患者。

(4)刺五加酒酿:刺五加100克,糯米500克,酒曲适量。将刺五加洗净,加水适量泡透,切片,入锅煎煮,每30分钟取煎药1次,共取2次,合并煎液。将煎液与淘洗干净的糯米共同做成糯米干饭,待冷后,加入酒曲拌匀,发酵成为酒酿即成。每日2次,每次25克。具有补气抗衰、改善神经系统功能的功效。适用于帕金森病,尤其适用于肺脾气虚型气短自汗、神疲乏力的患者。

(5)黄芪胶囊:黄芪300克。将黄芪洗净,晒干或烘干,研成细末,装入胶囊密封防潮即成。每日2次,每次5克,温开水送服。具有益气抗老、提高中枢神经系统功能的功效。适用于帕金森病,尤其适用于肺脾气虚型气短自汗、神疲乏力的患者。

(6)何首乌枸杞子膏:制何首乌1 000克,枸杞子500克,炼蜜1 000克。将制何首乌、枸杞子洗净,晒干或烘干,研成粗末,加入清水浸渍12小时,再煎3次,每次3小时,分次过滤,合并滤液。用小火煎熬浓缩滤液至膏状,以不

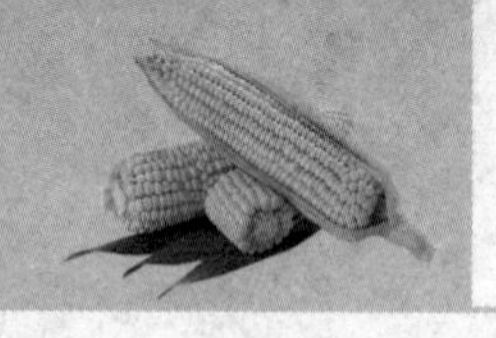

渗纸为度，加入炼蜜，调匀收膏，用瓷器储存。每日2次，每次5克，温开水送服。具有补益肝肾、提高大脑多巴胺含量的功效。适用于中老年震颤麻痹综合征，尤其适合于肝肾阴虚型头昏目眩、手足颤抖的患者。

166. 中老年人得了神经症如何食疗

(1)双花茶：绿梅花3克，玫瑰花3克。将绿梅花、玫瑰花同入杯中，用沸水冲泡，加盖闷10分钟即成。当茶频饮，一般冲泡3～5次。具有疏肝解郁、行气化痰的功效。适用于肝气郁结型中老年神经症，症见精神抑郁、善疑多虑、胸闷胁痛、脘腹胀闷、嗳气频频、饮食不香，苔白，脉细弦。

(2)糖渍橘皮：鲜橘皮500克，白糖250克。将新鲜橘皮反复洗净表皮(橘络不必去掉)，切成丝，放入锅中，加水适量，煎煮至水将耗干时，加入白糖，用小火煎煮，收汁即成。当蜜饯，随量食用，每日不超过50克。具有理气化痰、健脾和胃的功效。适用于肝气郁结型中老年神经症。

(3)金橘酱：金橘500克，白糖250克。将金橘反复洗净外皮，削除烂疤，去除果蒂、果核。将金橘放入锅内(忌用铁锅)，加水至淹没金橘，用大火煮沸，改用小火煮熬，待金橘皮肉煮烂后，加入白糖，继续用小火煮至酱汁稠黏，待金橘酱晾凉后盛入罐中，加盖，放入冰箱中储存即成。每日2次，每次30克，温开水冲服，或夹入馒头、煎饼、面包中食用。具有疏肝解郁、行气消积的功效。适用

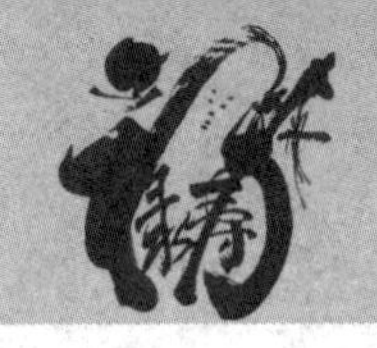

于肝气郁结型中老年神经症。

(4)佛手茶:佛手10克。秋季佛手果实变黄将熟时将其采摘,纵切成薄片,晒干,放入杯中,用沸水冲泡,加盖闷10分钟后即成。当茶,频频饮用,一般冲泡3～5次。具有疏肝解郁、理气和胃的功效。适用于肝气郁结型中老年神经症。

(5)酸枣仁吞服方:酸枣仁30粒。秋季酸枣果实成熟,呈暗红色时将其采收,去除果肉及核壳,取出种子即成。每晚睡前取酸枣仁30粒,剥除核壳,捣碎后吞食。具有补益心脾、益阴安神的功效。适用于心脾两虚型中老年神经症,症见面色无华、心悸不宁、睡眠朦胧不沉、易醒、倦怠乏力、思维迟钝、食欲不振、懒于言语或悲观失望或喜怒哭笑无常,苔薄白,脉细。

(6)柏子仁煮花生仁:柏子仁15克,花生仁50克。将柏子仁晒干,去除外壳及种皮,阴干后备用;花生仁拣去杂质,用温水泡发1小时,捞出与柏子仁同入锅中,加水适量,用小火煨炖至花生仁熟烂即成。上下午分食。喝汤,吃花生仁、柏子仁。具有补益心脾、养血安神的功效。适用于心脾两虚型中老年神经症。

167. 得了老年性痴呆如何食疗

(1)核桃仁粥:核桃仁50克,大米100克。将核桃仁研末,与淘洗干净的大米同入砂锅内,加水适量,用大火煮沸,改用小火煨炖至稠粥即成。上下午分食。具有补肾填髓、健脑益智的功效。适用于肝肾不足、髓海空虚型

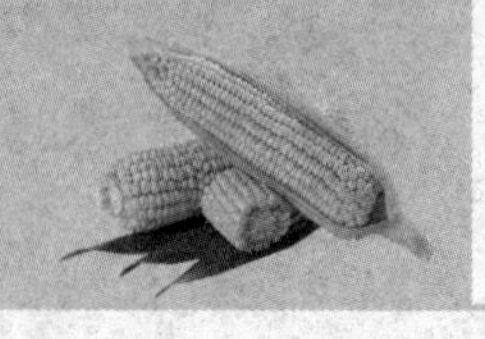

老年性痴呆，症见头昏眼花、神情淡漠、精神恍惚、反应迟钝、步履蹒跚、极度健忘，苔白质淡，脉沉细弱。

（2）黑芝麻糊：黑芝麻500克，白糖250克。将黑芝麻拣净后，入锅内，微火炒熟，趁热研成细粉，加入白糖，搅匀，瓶装即成。每日2次，每次40克，加少量开水，调成糊状嚼食。具有补肾填髓、健脑益智的功效。适用于肝肾不足、髓海空虚型老年性痴呆。

（3）四仁益脑糕：核桃仁15克，松子仁10克，酸枣仁10克，柏子仁15克，糯米粉50克，大米粉50克。将核桃仁、松子仁、酸枣仁、柏子仁同研为细粉，与糯米粉、大米粉同入盆中，加水适量，揉合成8个粉团，用模具压制成方糕，置笼屉中蒸熟即成。每日2次，每次4块，趁热食用。具有补肾填髓、健脑安神的功效。适用于肝肾不足、髓海空虚型老年性痴呆。

（4）牛骨髓油炒面：牛骨髓40克，大麦面500克。将牛骨髓与大麦面同入铁锅中，用小火炒至蛋黄色，待大麦面炒熟，闻到香味后停火，取出晾凉，装罐即成。每日2次，每次50克，用沸水调食。具有补肾填髓、健脑益智的功效。适用于肝肾不足、髓海空虚型老年性痴呆。

（5）红参益智仁粉：红参30克，益智仁150克。将红参切片，烘干，研成细粉；益智仁晒干，稍炒后去壳取仁，研成细粉，与人参粉混合均匀，瓶装即成。每日2次，每次5克，用沸水调食。具有益气生血、健脑益智的功效。适用于气血两虚型老年性痴呆，症见面黄无华、心悸怔忡、健忘失眠、寡言少欢、神疲乏力，舌质淡，苔薄白，脉

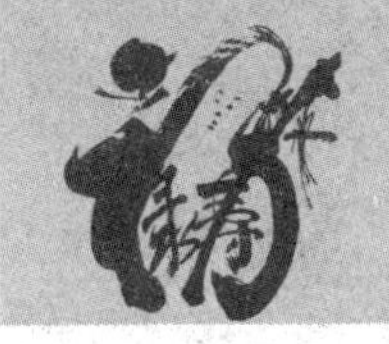

细弱。

(6)党参何首乌蜜饮：党参30克，制何首乌30克，蜂蜜30克。将党参、制何首乌切片，入锅内，加水适量，浓煎2次，每次30分钟，合并滤液，趁热调入蜂蜜，搅匀即成。上下午分饮。具有益气养血、健脑益智的功效。适用于气血两虚型老年性痴呆。

168. 得了更年期综合征如何食疗

(1)糖渍枸橘：鲜枸橘500克，白糖250克。每年8～9月份枸橘果实未成熟时将其采摘，洗净外皮，切成薄片，放入锅中，加一半白糖及水适量，用小火煎煮至汤汁将干时，将枸橘放入盘中，冷却后撒入另一半白糖，拌匀即成。当蜜饯，随量食用，每日不超过50克。具有疏肝理气、解郁散结的功效。适用于肝郁气滞型更年期综合征，症见精神抑郁、激动易怒、少言寡欢、嗳气频作、头晕失眠、饮食不香，舌苔薄白，脉弦。

(2)佛手花茶：佛手花5克，绿茶2克。将佛手花、绿茶同入杯中，用沸水冲泡，加盖闷10分钟后即成。当茶频饮，一般可冲泡3～5次。具有疏肝理气、解郁散结的功效。适用于肝郁气滞型更年期综合征。

(3)枸杞子炖甲鱼：枸杞子20克，甲鱼1只(约500克)。将甲鱼杀后去内脏，洗净备用；枸杞子洗净后放入甲鱼腹中，入锅内，加入清水及姜片、葱段、食盐、黄酒各适量，用大火煮沸，改用小火煨炖至甲鱼熟烂，加入少量味精即成。当菜佐餐，食甲鱼肉，嚼枸杞子，饮汤。具有

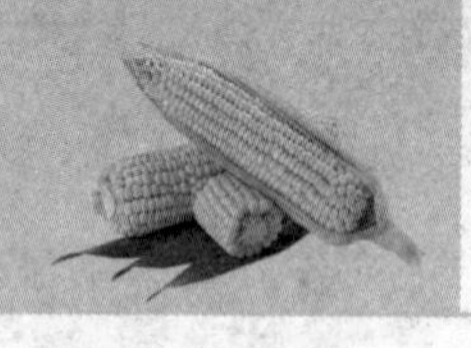

滋补肝肾、清泻虚火的功效。适用于阴虚火旺型更年期综合征，症见头晕目眩、耳鸣耳聋、头面部烘热或潮热、五心烦热、烦躁易怒、腰膝酸软、阵发汗出、口干、便秘、小便黄、月经紊乱、经量时多时少或见绝经，舌质红，少苔，脉弦或弦细数。

(4)杞菊莲心茶：枸杞子10克，菊花3克，莲心1克，苦丁茶3克。将枸杞子、菊花洗净后，与莲心、苦丁茶同入杯中，用沸水冲泡，加盖闷10分钟后即成。当茶频饮，一般可冲泡3～5次。具有滋阴降火的功效。适用于阴虚火旺型更年期综合征。

(5)二仙烧羊肉：仙茅15克，淫羊藿(仙灵脾)15克，羊肉250克。将羊肉洗净，切片；仙茅、淫羊藿切片，装入纱布袋中，扎紧袋口，与羊肉片同入砂锅中，加水适量，以大火煮沸后，加入姜片、葱段、黄酒、食盐，改用小火煮炖至羊肉熟烂，取出药袋，加入少量味精、五香粉调味即成。当菜佐餐，随量食用。具有温补肾阳的功效。适用于肾阳不足型更年期综合征，症见面色苍白或晦暗、精神萎靡、畏寒肢冷、腰膝酸软、面肢水肿、食少便溏、夜间尿频、性欲低下、月经色淡或绝经，舌质淡，舌苔白，脉沉细无力。

(6)二子酒：菟丝子100克，五味子50克，低度白酒1000毫升。将菟丝子去除杂质，淘洗干净，晒干；五味子去除果柄及杂质，洗净，晒干，与菟丝子同入酒瓶中，加入白酒后密封瓶口，每日振摇1次，浸泡10日后即成。每日2次，每次1小盅(约15毫升)。具有补肾宁心、收敛固涩

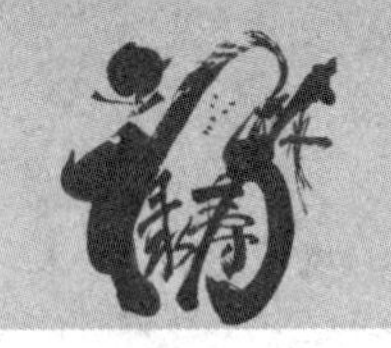

的功效。适用于肾阳不足型更年期综合征。

169. 得了老年性阴道炎如何食疗

(1)鸡冠花蜜饮:新鲜鸡冠花30克,蜂蜜30克。将新鲜鸡冠花于每年8～10月份收采洗净后,入锅内,加水适量,煎煮30分钟,去渣取汁,加入蜂蜜,搅匀即成。上下午分饮。具有清利湿热、收敛止带的功效。适用于湿热型老年性阴道炎,症见外阴瘙痒或有灼热感、带下色黄质稠或有尿频尿急或有性交疼痛,舌苔薄黄,脉细数。

(2)车前草汁:新鲜车前草500克。将新鲜车前草洗净,放入温开水中浸泡10分钟,捞出后捣烂取汁即成。上下午分饮。具有清热利湿、解毒止带的功效。适用于湿热型老年性阴道炎。

(3)白扁豆薏苡仁糕:白扁豆200克,薏苡仁200克,大米粉500克,糯米粉250克,白糖50克。将白扁豆、薏苡仁用温水浸泡1小时,同研成细粉。将大米粉、糯米粉、白糖混合,加入白扁豆、薏苡仁粉拌匀,加适量水和成面团,制成糕状,上笼蒸30分钟即成。当糕点,随量食用。具有健脾止带的功效。适用于脾虚型老年性阴道炎,症见带下色白或淡黄、质稀如涕和无气味、面色少华、食少乏力、头昏足浮,舌苔淡白,脉细弱。

(4)参苓山药汤圆:生晒参3克,茯苓10克,山药15克,糯米粉250克,赤豆泥50克,白糖100克,熟猪油20克。将生晒参、茯苓、山药分别粉碎成细粉,与豆沙泥、白糖、猪油混合后拌匀备用;糯米粉用开水搅拌揉软,做成

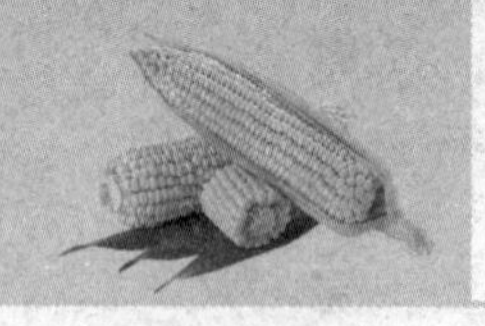

20个糯米粉团，将备用的馅泥包在里面，做成20个汤圆，将汤圆投入沸水锅中，煮熟即成。每日2次，每次10个汤圆。具有健脾益气、利湿止带的功效。适用于脾虚型老年性阴道炎。

(5)熟地黄芪芡实羹：熟地黄20克，黄芪20克，芡实100克，蜂乳20克。将熟地黄、黄芪切片，用冷水浸泡30分钟，入锅内，加水适量，用小火煎煮1小时，去渣取浓汁。芡实晒干或烘干，研成细粉，与熟地黄、黄芪煎汁同入锅中，边加热边搅拌成羹，离火后调入蜂乳即成。上下午分食。具有补肾固涩的功效。适用于肾虚型老年性阴道炎，症见带下连绵不断、质清稀、带下夹红、头昏目眩、腰酸如折，舌淡苔白，脉沉细。

(6)紫河车膏：紫河车1个，补骨脂100克，红花30克，熟地黄100克，蜂蜜500克。将紫河车反复漂洗干净，切碎，与补骨脂、熟地黄、红花一并加水浸泡30分钟，入锅内浓煎3次，每次1小时，合并滤液，用小火煎熬浓缩，加入蜂蜜，调匀成膏，罐装放入冰箱储存即成。每日2次，每次30克，温开水送服。具有补肾益精的功效。适用于肾虚型老年性阴道炎。

170. 得了老年性白内障如何食疗

(1)番茄汁：番茄500克。将番茄洗净，切成小块，放入家用水果捣绞机内，打搅成汁(也可将番茄块放入消毒纱布袋中，挤压出汁)即成。上下午分饮。具有补充维生素C、延缓白内障发展的功效。适用于各种类型的老年性

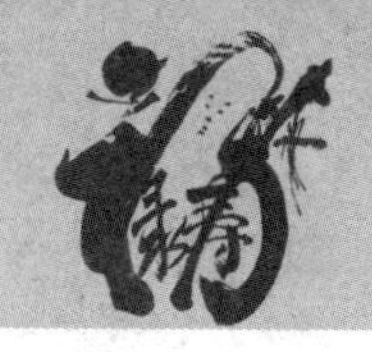

白内障。

(2)胡萝卜炒猪肝:胡萝卜200克,猪肝150克。将胡萝卜洗净,切片;猪肝放入清水中浸泡2小时,洗净,切成薄片,放入碗中,加入葱末、姜丝、食盐、白糖、黄酒、湿淀粉拌匀,放入九成热的油锅中爆炒至八成熟。锅内放适量熟猪油,用大火烧热,加入胡萝卜片翻炒至八成熟,倒入猪肝片,急火翻炒片刻,待猪肝、胡萝卜熟透时加入少量味精,再翻炒两下即成。当菜佐餐,随量服食。具有滋补肝肾、养血明目的功效。适用于肝肾阴虚型老年性白内障,症见视物模糊、头昏耳鸣、腰膝酸软,舌质偏红,苔白,脉细弱。

(3)羊肝菠菜汤:羊肝100克,菠菜250克。将羊肝用清水浸泡30分钟,洗净,切成片;菠菜洗净,切段。锅置火上,加水适量,大火煮沸,加入食盐少许,放入羊肝片及菠菜段,待羊肝煮熟时,加入香油、味精调味即成。当菜佐餐,饮汤,食猪肝、菠菜。具有补肝养血明目的功效。适用于肝肾阴虚型老年性白内障。

(4)人参汤圆:生晒参3克,豆沙泥50克,白糖500克,熟猪油20克,水磨糯米粉250克。将人参切片,烘干或晒干,研成极细粉,与豆沙泥、白糖、熟猪油共同拌匀,制成馅泥。用沸水将糯米粉拌匀揉软,做成20个粉团,将人参豆沙馅泥包在里面制成汤圆,入沸水锅中煮熟即成。每日2次,每次10个,趁热食用。具有补脾益气的功效。适用于脾气虚弱型老年性白内障,症见视物昏花、精神倦怠、肢软乏力、面色无华、食少便溏,舌质淡,苔白,脉

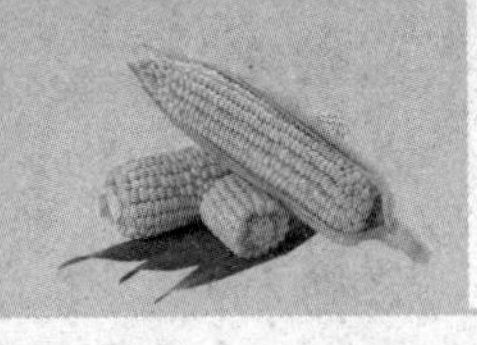

细弱。

(5)参枣蜜饮:党参20克,红枣20枚,蜂蜜30克。将党参洗净,切片,与洗净的红枣同入锅中,加水适量,小火煨炖1小时,取出党参片,加入蜂蜜即成。当甜点,饮汤食红枣。具有补脾益气的功效。适用于脾气虚弱型老年性白内障。

(6)荔枝肉菟丝子粥:干荔枝肉30克,菟丝子20克,大米100克。将荔枝肉、菟丝子洗净,捣烂,与淘洗干净的大米同入锅中,加水适量,煮成稠粥即成。上下午分食。具有温补脾肾的功效。适用于脾肾阳虚型老年性白内障,症见视物昏花、眼前蚊飞蝶舞、面色苍白、形寒肢冷、神疲乏力、便溏不成形、夜间尿多,舌质淡,舌体胖嫩,苔白,脉沉细。

171. 中老年人得了原发性青光眼如何食疗

(1)大黄茶:生大黄5克,绿茶2克。将生大黄切片,与绿茶同入杯中,用沸水冲泡,加盖闷10分钟后即成。当茶频饮,一般可冲泡3～5次。具有清肝泻火、降低眼压的功效。适用于肝火上扰型原发性青光眼,症见视物发雾、虹视、眼睛胀痛、剧烈头痛、恶心呕吐,检查眼部可见结合膜明显混合充血、角膜水肿混浊、前房浅、瞳孔经直无反应、眼压增高、触之坚硬如石。

(2)荠菜绿豆粥:鲜荠菜60克(干品30克),绿豆60克,大米50克。将绿豆、大米淘洗干净,入锅内,加水适量,用小火煮成稠粥,八成熟时,加入洗净、切碎的鲜荠菜

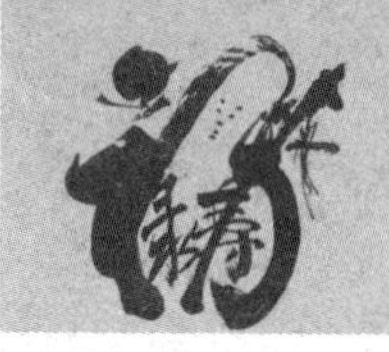

(干品切碎后布包入锅内),待粥稠黏即成。上下午分食。具有清肝泻火、明目降压的功效。适用于肝火上扰型原发性青光眼,对轻度急性充血青光眼较为适合。

(3)枸杞子二花茶:枸杞子10克,菊花3克,密蒙花3克。将枸杞子洗净,与菊花、密蒙花同入杯中,用沸水冲泡,加盖闷10分钟后即成。当茶频饮,一般可冲泡3～5次。具有滋阴清火的功效。适用于阴虚火旺型原发性青光眼,主要适用于慢性充血性青光眼。

(4)三子明目茶:枸杞子8克,茺蔚子10克,蔓荆子10克。将枸杞子、茺蔚子、蔓荆子分别洗净,同入杯中,用沸水冲泡,加盖闷10分钟后即成。当茶频饮,一般可冲泡3～5次。具有滋阴清火的功效。适用于阴虚火旺型原发性青光眼,主要适用于慢性充血性青光眼。

(5)石斛杞菊饮:石斛15克(鲜品30克),枸杞子15克,菊花10克。将石斛切段,与枸杞子、菊花同入锅中,加水适量,煎煮40分钟,去渣取汁即成。上下午分饮。具有补肾养肝、明目的功效。适用于肝肾阴虚型原发性青光眼,主要适用于单纯性青光眼,其症状隐蔽,常被忽视,眼压一般正常,但24小时波动可超过正常幅度,早期检查视野可发现改变,晚期视神经乳头出现凹陷下萎缩。

(6)桑葚粥:桑葚30克,大米100克,冰糖20克。将桑葚洗净,用清水浸泡20分钟;大米淘洗干净,与桑葚同入锅中,加水适量,用大火煮沸,改用小火煮成稠粥,粥将成时放入冰糖,待冰糖溶化即成。上下午分食。具有滋肾养肝、补血明目的功效。适用于肝肾阴虚型原发性青

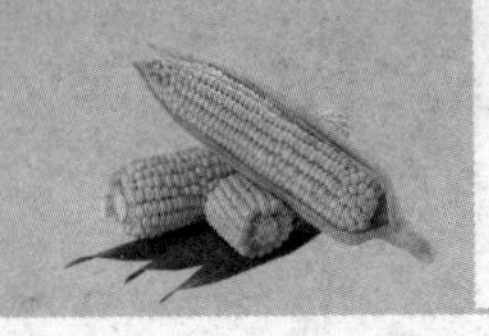

光眼，主要适用于单纯性青光眼。

172. 得了老花眼如何食疗

(1)潼蒺藜茶：潼蒺藜20克。将潼蒺藜采割后晒干，打下种子，淘洗干净后晒干，放入杯中，用沸水冲泡，加盖闷10分钟后即成用。当茶频饮，一般可冲泡3～5次。具有滋补肝肾、明目的功效。适用于肝肾不足型老花眼，症见视近物模糊不清(晚上更为明显)、头昏目率、耳鸣烦热、口干咽燥，舌红少苔，脉沉细。

(2)枸杞子肉丝：枸杞子30克，猪瘦肉200克。枸杞子洗净后用清水浸泡30分钟，置于小碗内，上蒸笼蒸熟备用；猪瘦肉洗净，切丝，放入碗中，加入湿淀粉、黄酒、白糖、米醋、葱末、姜丝，拌匀。锅置火上，加植物油适量，烧至八成热时，下入肉丝，急火翻炒，肉丝将熟时加入蒸熟的枸杞子，加入食盐、味精，熘炒片刻即成。当菜佐餐，随量食用。具有滋肾养肝明目的功效。适用于肝肾不足型老花眼。

(3)芹菜洋葱汁：芹菜200克，洋葱50克。将芹菜洗净(保留根、叶)，切碎；洋葱剥去外表的枯瓣，洗净，切丝，与芹菜茎、叶、根一同放入家用水果捣绞机内，打搅成汁即成。上下午分饮。具有滋阴平肝潜阳的功效。适用于阴虚阳亢型老花眼，症见视力下降、视近模糊、头痛烦躁、面部潮红或烘热、头昏目眩，常伴有高脂血症、高血压等，苔薄黄，脉弦。

(4)复合蔬菜汁：黄瓜200克，胡萝卜200克，番茄

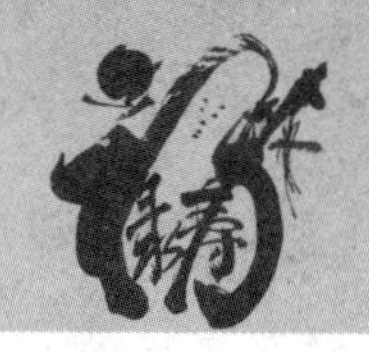

200 克，蜂蜜 30 克。将黄瓜、胡萝卜、番茄分别洗净，切片，一同放入家用水果捣绞机内，打搅成汁；加入冷开水 200 毫升，继续绞打数秒钟，取汁后调入蜂蜜即成。上下午分饮。具有滋阴平肝明目的功效。适用于阴虚阳亢型老花眼。

(5)花生牛奶：牛奶 250 毫升，花生酱 15 克，绵白糖 20 克，食盐 1 克。将花生酱、白糖、食盐分别放入锅中，缓慢倒入牛奶中，边倒边搅拌均匀，置于小火上加热，临近沸腾时离火即成。早餐时与早点同时食用，1 次食完。具有补养气血、健脾益气的功效。适用于气血两虚型老花眼，症见视物模糊、视近更甚、面色萎黄、头晕心悸、少气懒言、神倦乏力，舌淡少苔，脉细无力。

(6)果汁蛋奶：牛奶 250 毫升，鸡蛋 1 枚，苹果 1 个，芦柑 1 个，蜂蜜 10 克。将苹果洗净，切片；芦柑去外皮，剥成瓣，放入家用水果捣绞机内，打搅取汁；鸡蛋破壳，放入碗中，搅匀；牛奶倒入锅中，置火上加热，接近沸腾时倒入打匀的鸡蛋，再烧至临近沸腾时离火，趁热加入果汁及蜂蜜，搅匀即成。早餐时与早点同时食用，1 次食完。具有补养气血、健脾益气的功效。适用于气血两虚型老花眼。

173. 中老年人得了鼻出血如何食疗

(1)龙胆草蜂蜜饮：龙胆草 3 克，炙远志 10 克，蜂蜜 30 克。将龙胆草、炙远志洗净，晒干，切段，入锅内，加水适量，煎煮 30 分钟，去渣取汁，加入蜂蜜即成。上下午分饮。具有泻肝胆实火、清热止血的功效。适用于肝火上

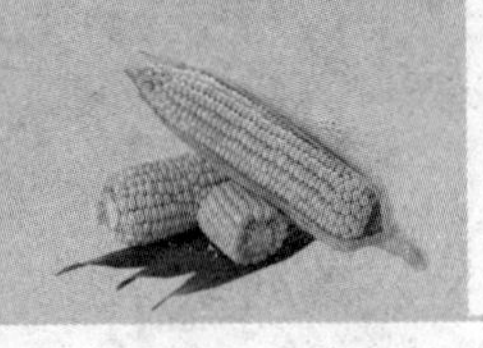

逆型中老年鼻出血，症见鼻出血鲜红量多、头晕头痛、面红目赤、心烦易怒、口苦咽干、胸胁胀痛、耳鸣耳聋，舌质红，苔黄，脉弦数。

(2)马兰头荠菜拌香干：马兰头 250 克，嫩荠菜 250 克，香豆腐干 50 克。将马兰头、荠菜拣去杂质，洗净，放入沸水锅中焯片刻，捞出后切成细末。香干用沸水烫一下，切成薄片，与马兰、荠菜盛入盘中，加入食盐、味精、香醋、白糖、香油适量，拌匀即成。当菜佐餐，随量食用。具有清肝泻火、凉血止血的功效。适用于肝火上逆型中老年鼻出血。

(3)甘蔗白茅根汁：甘蔗 2 000 克，白茅根 500 克。将甘蔗洗净后，削皮，切段，榨汁备用；白茅根洗净泥土，放入温开水中浸泡片刻，切碎后捣烂取汁，与甘蔗汁混合即成。上下午分饮。具有清热泻肺，凉血止血的功效。适用于肺热上壅型中老年鼻出血，症见鼻出血鲜红、鼻腔干燥、身热口干、干咳少痰、大便偏干、小便色黄，舌质红，苔薄白，脉弦数。

(4)百合黄芩欢：百合 100 克，黄芩 20 克，蜂蜜 20 克。将黄芩洗净，切片，晒干，入锅内，加水适量，煎煮 30 分钟，去渣取汁；百合洗净，剥取鳞片，入锅内，加水适量，用小火煨炖至百合熟烂，加入黄芩汁、蜂蜜，搅匀即成。当点心，随量饮用。具有养阴清肺、凉血止血的功效。适用于肺热上壅型中老年鼻出血。

(5)蜜饯鲜桑葚：鲜桑葚 500 克，蜂蜜 150 克。将鲜桑葚洗净，拣去杂质，入锅内，加水少许，用小火熬至汤汁将

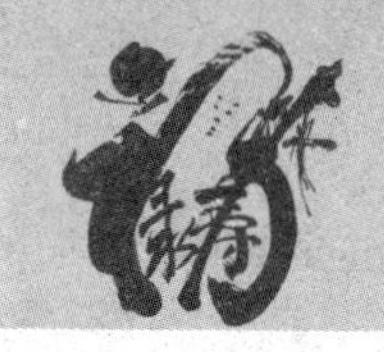

干时加入蜂蜜，再煮一沸即成。当蜜饯，随量食，每日不超过50克。具有滋补肝肾、养阴止血的功效。适用于肝肾阴虚型中老年鼻出血，症见鼻血淡红量少、时出时止、头昏目眩、口干少津、五心烦热、腰膝酸软、耳鸣耳聋，舌质红，少津，苔少，脉细数。

(6)西洋参蛹虫草胶囊：西洋参100克，蛹虫草100克。将西洋参、蛹虫草分别研成细粉，混合后装入1号胶囊，瓶装即成。每日2次，每次2粒，温开水送服。具有滋补肝肾之阴的功效。适用于肝肾阴虚型中老年鼻出血。

174. 得了老年性耳聋如何食疗

(1)芝麻牛奶：黑芝麻30克，牛奶250毫升，白糖10克。将黑芝麻炒熟，研成细粉；牛奶倒入锅中，加入黑芝麻粉、白糖，用筷子搅匀后，放在炉上加热，将临沸腾时离火，倒入杯中即成。早餐时随早点一起饮用，1次饮完。具有滋补肝肾、通窍聪耳的功效。适用于肝肾阴虚型老年性耳聋，症见听力日渐减退、耳如蝉鸣、头昏目眩、健忘失眠、口干咽燥、面色暗黑、五心烦热、腰膝酸软，舌质红，苔少，脉细数。

(2)黑豆浆：黑大豆50克。将黑大豆倒入淘箩中，用清水漂去浮豆、豉豆、虫蛀豆和霉豆，淘尽泥沙杂质，放入容器中，注入清水浸泡；待黑豆泡涨后放入家用捣绞机的绞料杯中，加入清水适量，起动电源，搅打30～45秒钟，然后将浆汁一起倒入布袋中过滤；滤尽豆汁后，将盛有豆渣的布袋浸入150毫升清水中捏擦，使黑豆中的可溶物

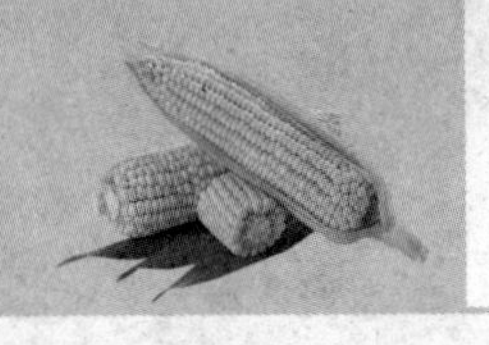

和分散为胶体的蛋白质尽可能溶入水中。将两次获得的豆汁倒入锅中,用中火煮至沸腾,趁热加入白糖即成。上下午分饮。具有滋补肝肾、通窍聪耳的功效。适用于肝肾阴虚型老年性耳聋。

(3)羊肾粥:羊肾1只,大米100克。将羊肾一剖两半,去除筋膜及腰臊,剁成肉糜;大米淘洗干净,与羊肾糜、姜末、葱花、食盐同入锅中,加水适量,用大火煮沸,改用小火熬炖成粥即成。上下午分食。具有温肾益气、通阳聪耳的功效。适用于肾阳不足型老年性耳聋,症见耳聋逐渐加重、耳鸣声微、头昏目眩、面色苍白、畏寒肢冷、神疲乏力、腰膝酸软、小便清长、夜间尿多,舌质淡白,苔薄白,脉沉细无力。

(4)椒油对虾:对虾250克,椒油适量。将对虾去须、腿(保留虾枪),除去砂袋,挑除砂线,大的切3段,小的切2段。锅中加植物油适量,烧至八成热时,把虾段和葱段放入锅中翻炒,炒至对虾变红时加入黄酒、食盐、白糖适量,加入清汤100毫升,用小火煨烤,烤至汤汁将尽时,加入椒油,装盘即成。当菜佐餐,随量食用。具有补肾壮阳、益气聪耳的功效。适用于肾阳不足型老年性耳聋。

(5)鸡腿烧猴头菇:鸡腿肉250克,水发猴头菇100克。将鸡腿肉洗净,入锅,加水适量,煮熟,取出后将鸡腿肉撕成条,与撕成块状的猴头菇同入汤锅中,加入葱段、姜片、黄酒、食盐、酱油适量,以小火焖烧至鸡腿肉熟烂,调入味精少许,离火即成。当菜佐餐,随量食用。具有补脾益气、强体聪耳的功效。适用于脾气虚弱型老年性耳

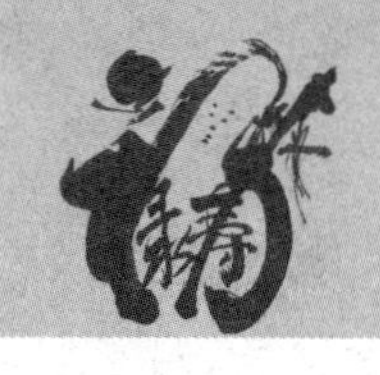

聋，症见听力减退、耳鸣重听、气短乏力、懒于言语、食少便溏，舌质淡胖，苔白，脉细弱。

(6)黄芪香菇汤：黄芪20克，香菇30克，嫩鸡肉100克，油菜心100克。将香菇冲洗干净，放入盆中，用温水泡发30分钟，捞出，去除蒂头木质，切片；黄芪洗净，切片，装入干净纱布袋中，扎紧袋口；鸡肉剁成小方块，洗净备用；油菜心洗净待用。锅置火上，加入植物油适量，烧至八成热，投入姜片、葱段、鸡块，煸炒后放入食盐、黄酒、泡发香菇的水、黄芪布袋和少量清汤，用大火煮沸后，改用小火烧约半小时，然后放入香菇片，再煮半小时，取出黄芪布袋，捞出鸡块放在碗的底部，再捞出香菇片盖在上面；汤中下入油菜心、味精、五香粉，略煮片刻，舀入碗内即成。当菜佐餐，食香菇、鸡块，饮汤。具有补脾益气、强身聪耳的功效。适用于脾气虚弱型老年性耳聋。

175. 得了老年性眩晕如何食疗

(1)复合芹菜汁：芹菜200克，番茄200克，莴苣嫩叶200克，蜂蜜20克。将芹菜去根及黄叶后洗净，用温开水浸泡片刻，切成小段；番茄洗净后，用热开水浸泡片刻，切成小块；莴苣嫩叶洗净后，用温开水浸泡片刻，切段，与芹菜、番茄同入家用捣绞机中，起动电源，打搅成汁，用清洁的纱布过滤，将滤液倒入玻璃杯中，加入蜂蜜搅匀即成。当饮料，分2～3次饮用。具有平肝潜阳、降压定眩的功效。适用于肝火上扰型老年性眩晕，症见眩晕如坐舟车、头部胀痛、耳鸣、心情急躁(常因恼怒而晕痛加重)、面赤

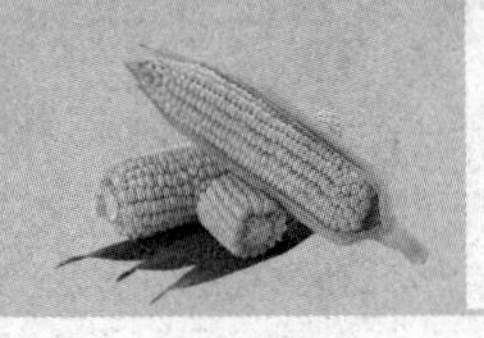

烦热、睡眠多梦、四肢麻木，苔黄，质红，脉弦数。

(2)槐花菊花饮：槐花15克，菊花10克，蜂蜜20克。将槐花、菊花洗净后入锅内，加水适量，煎煮20分钟，去渣取汁，加入蜂蜜，搅匀即成。上下午分饮。具有平肝清火、降压定眩的功效。适用于肝火上扰型老年性眩晕。

(3)天麻橘皮泽泻饮：天麻15克，橘皮20克，泽泻20克，蜂蜜20克。将天麻洗净泥土，蒸透，晒干，切片；橘皮洗净外皮，晒干，切碎；泽泻洗净，切片，晒干，与天麻、橘皮同入锅中，加水适量，煎煮30分钟，去渣取汁，加入蜂蜜，搅匀即成。上下午分饮。具有化痰和中定眩的功效。适用于痰浊中阻型老年性眩晕，症见眩晕阵作、头重如蒙、视物旋转、动作晕甚、恶心、呕吐痰涎、胸闷脘痞、食少、嗜睡，苔白腻，脉弦滑。

(4)荸荠雪梨汁：荸荠250克，雪梨250克。将新鲜荸荠洗净，切片；雪梨去果皮，切片，同入家用捣绞机中，启动电源，打搅成汁即成。上下午分饮。具有清热化痰、生津定眩的功效。适用于痰浊中阻及痰热型老年性眩晕。

(5)何首乌煮鸡蛋：制何首乌15克，鸡蛋2枚。将制何首乌洗净，切片，与洗净的鸡蛋同入锅中，加水适量，煎煮30分钟，取出鸡蛋，剥去蛋壳，再放入锅中煎煮30分钟，去除药渣即成。上下午分食，同时饮用何首乌汁。具有补益气血、强身定眩的功效。适用于气血两虚型老年性眩晕，症见头晕目眩（突然坐起时眩晕加重平卧低头稍缓）、耳鸣、心悸、失眠、面色萎黄、气短乏力，苔薄质淡，脉细缓。

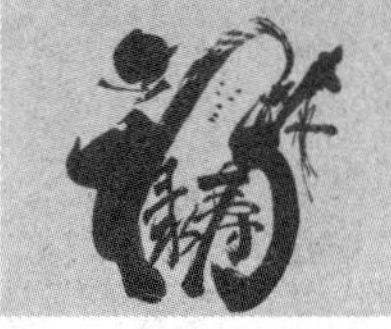

(6)蜜饯桂圆红枣:桂圆肉250克,红枣250克,蜂蜜250克,生姜30克。将桂圆肉、红枣洗净,入锅内,加水适量,用大火煮沸,改用小火炖煮至七成熟时加入蜂蜜及姜片,搅匀;继续用小火将红枣、桂圆肉炖熟,冷却后装入罐中即成。每日2次,每次食桂圆肉、红枣各5粒。具有益气养血、健脾和胃的功效。适用于气血两虚型老年性眩晕。

176. 中老年人得了牙周病如何食疗

(1)柿饼粥:柿饼50克,大米100克。将柿饼撕成小块,去蒂,与淘洗干净的大米同入锅中,加水适量,煨煮成稠粥即成。上下午分食。具有滋阴清热的功效。适用于表虚胃热型中老年牙周病,症见牙龈红肿、容易出血、龈缘溢脓、牙齿松动、咀嚼无力、口臭、头晕目眩、面部潮红、低热、手足心热、耳鸣、盗汗、腰酸,舌质红,苔黄,脉细数。

(2)香蕉皮蛋拼盘:大香蕉1根,皮蛋1枚。将香蕉剥皮后横切成0.3厘米厚的圆薄片;皮蛋去壳,用温开水洗一下,切成6瓣,均匀地放入圆盘中,香蕉片规则地放入其中,淋入少量香油于皮蛋瓣上即成。当菜佐餐,或当点心食用。具有滋阴泻火的功效。适用于阴虚胃热型中老年牙周病。

(3)枸杞子菊花脑汤:枸杞子15克,菊花脑250克。将菊花脑拣去杂质,去除老茎,与洗净的枸杞子同入沸水锅中,煮沸10分钟,加入食盐、香油,离火后加少许味精即成。当菜佐餐,食菊花脑,嚼枸杞子,饮汤。具有滋补

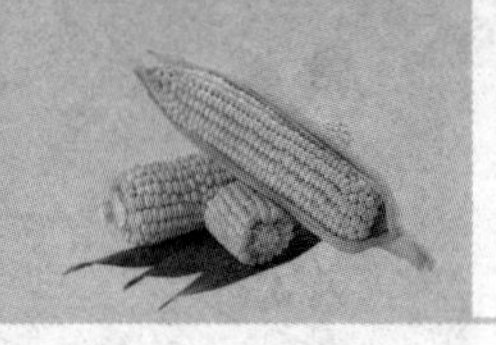

肝肾、清热泻火的功效。适用于肝肾阴虚型中老年牙周病，症见牙齿松动、齿龈肿胀和隐痛或见龈缘少量溢脓、牙龈萎缩、牙根暴露、耳鸣目眩、腰膝酸软，或见午后潮热、口干舌燥、盗汗，舌质红或见舌有裂纹，苔少，脉细速。

(4)龟甲阿胶汤：龟甲30克，阿胶20克。将龟甲敲成小块，入锅内，加水适量，用小火煨炖1小时，取汁后，趁热加入阿胶，在小火上烊化即成。上下午分饮。具有滋阴补血、益肾健齿的功效。适用于肝肾阴虚型中老年牙周病。

(5)鹿角胶牛奶：鹿角胶10克，牛奶250毫升。将鹿角胶放入奶锅中，加开水适量，置小火上烊化，加入牛奶，继续在小火上加热，临近煮沸时离火即成。早晨与早点同时饮用。具有温补脾肾、强身固齿的功效。适用于脾肾两虚型中老年牙周病，症见牙齿松动、牙间隙增宽、齿龈轻度肿胀、牙周袋内分泌物较少而稀、形寒肢冷、少气乏力、食少便溏、腰膝酸软、下肢水肿，舌淡胖嫩，舌边有齿痕，苔薄白，脉沉细。

(6)连衣花生炖猪皮：连衣花生仁50克，猪皮150克。将花生仁洗净，猪皮去毛洗净，同入锅中，加水适量，用大火煮沸，改用小火炖煮至猪皮熟烂，加入食盐少许，再煮沸即成。当菜佐餐，随量食用，当日食完。具有温补脾肾、补血止血的功效。适用于脾肾两虚型中老年牙周病。

177. 得了老年性瘙痒症如何食疗

(1)苍耳子蜜饮：苍耳子10克，地肤子10克，蜂蜜30

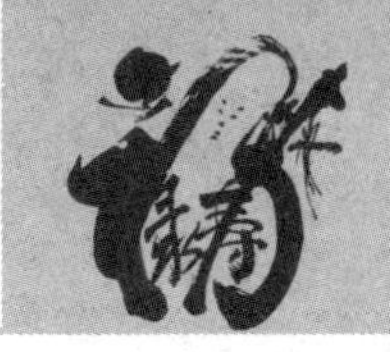

克。将苍耳子、地肤子洗净后，同入锅中，加水适量，煎煮30分钟，去渣取汁，加入蜂蜜，搅匀即成。上下午分饮。具有驱风清热止痒的功效。适用于风热型老年性瘙痒症，症见瘙痒症初期皮肤瘙痒、抓破后有少量渗血(日轻夜重，影响睡眠)，心烦口干，舌质偏红，苔薄，脉弦数。

(2)金银花藤绿豆汤：金银花藤30克，绿豆60克。将金银花藤切段，洗净，入锅内，加水适量，煎煮30分钟，去渣取汁，加入淘洗干净的绿豆，用小火煨炖至绿豆熟烂即成。上下午分食，食豆饮汤。具有疏风清热、解毒止痒的功效。适用于风热型老年性瘙痒症。

(3)薏苡仁二豆羹：薏苡仁30克，绿豆30克，赤豆30克。将薏苡仁、绿豆、赤豆淘洗干净，同入锅中，加水适量，用大火煮沸，改用小火煨炖至薏苡仁、绿豆、赤豆熟烂，加入少量湿淀粉勾芡即成。上下午分食。具有清利湿热、健脾止痒的功效。适用于湿热下注型老年性瘙痒症，症见女阴、阴囊、肛门及下肢瘙痒不止，妇女白带增多、色黄，小便黄赤和口苦，舌质红，苔黄腻，脉滑数。

(4)马齿苋冬瓜子粥：马齿苋30克(鲜品60克)，冬瓜子20克(鲜品40克)，大米100克。将夏天收采的马齿苋，入沸水中烫后晒干备用；冬瓜子于夏末秋初时采收，洗净，晒干，与马齿苋、淘净的大米同入锅中，加水适量，煮成稠粥即成。上下午分食。具有清热利湿、解毒止痒的功效。适用于湿热下注型老年性瘙痒症。

(5)泥鳅炖红枣：泥鳅250克，红枣20枚。将泥鳅养在清水盆中，滴数滴植物油，每日换水1次，待排除肠内

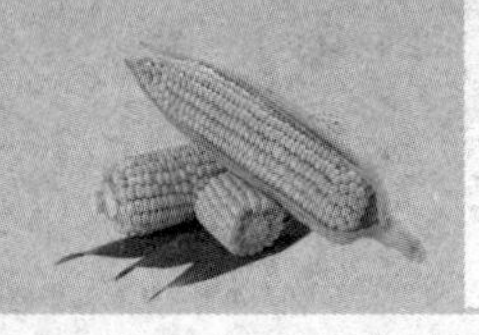

污物，约 3 日后用温水洗净，宰杀，去除内脏，与洗净的红枣同入锅中，加水及食盐适量，煨炖至泥鳅熟烂即成。当菜佐餐，食泥鳅肉、红枣，饮汤。具有补血益气、润肤止痒的功效。适用于血虚生风型老年性瘙痒症，症见皮肤干燥、瘙痒不止、抓后血痕累累、面色萎黄、头晕目眩、心慌失眠，舌质淡，苔薄白，脉细弱。

(6)当归炖乌梢蛇：当归 30 克，乌梢蛇 100 克。将乌梢蛇捕捉后，剖开蛇腹，去除内脏，洗净，取 100 克蛇肉，与洗净后装入布袋的当归同入锅中，加水适量，加入黄酒、食盐、姜片、葱段，用小火煨炖 40 分钟，取出当归布袋，加入味精、五香粉，再煮沸即成。当菜佐餐，随量食用，食蛇肉饮汤。具有养血润肤、祛风止痒的功效。适用于血虚生风型老年性瘙痒症。

178. 得了老年斑如何食疗

(1)绞股蓝茶：绞股蓝 10 克，绿茶 3 克。将绞股蓝拣净，晒干或烘干，研成粗末，与茶叶同放入有盖杯中，用沸水冲泡，加盖闷 15 分钟即成。当茶随量饮用，一般可冲泡 3～5 次。具有祛脂降压、活血除斑的功效。适用于老年脂褐质斑。

(2)何首乌祛斑粥：制何首乌 15 克，红枣 10 枚，大米 100 克。将制何首乌切成片，浓煎 30 分钟，去渣取汁，同大米、红枣煨煮成稠粥，放入红糖适量，再煮数沸即成。每日早餐 1 次温食。具有补肝肾、益精血、降脂祛斑的功效。适用于老年脂褐质斑。

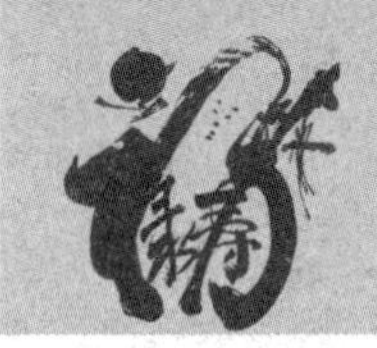

(3)黄芪枸杞子粉:黄芪500克,枸杞子100克。将黄芪、枸杞子洗净,晒干或烘干,共研成细粉,瓶装即成。每日2次,每次10克,温开水送服。具有补气益肾、降脂抗衰、活血祛斑的功效。适用于老年脂褐质斑。

(4)人参茶:生晒参1克。将在秋季人参茎叶枯萎时采挖其根,采集后直接洗净,晒干或烘干,切成饮片;人参饮片放入有盖杯中,用沸水冲泡,加盖闷15分钟即成。代茶,随量饮用,一般可冲泡3～5次,当日饮完,人参饮片可噙入口内,慢慢嚼食咽下。具有大补元气、抗衰老、祛斑的功效。适用于老年脂褐质斑。每日不宜超过1克,以防出现人参滥用综合征。

(5)麦芽糊:麦芽粉40克,红糖10克。将麦粒用水浸泡后,散放入湿蒲包内,保持适宜温、湿度,待胚芽长至0.5厘米时取出晒干或低温烘干,研成细粉即成。将麦芽粉、红糖放入碗中,用沸水冲泡,置于小火上调成糊状即成。每日早晨空腹顿食。具有补益脾胃、降脂祛斑的功效。适用于老年脂褐质斑。

(6)刺五加粉:刺五加500克。将刺五加洗净,剥去根皮,切片,晒干,研成细粉,瓶装即成。每日2次,每次10克,温开水送服。具有补气益精、抗衰祛斑的功效。适用于老年脂褐质斑。

179. 中老年人得了带状疱疹如何食疗

(1)板蓝根夏枯草饮:板蓝根20克,夏枯草15克,生甘草2克,冰糖20克。将板蓝根、夏枯草、生甘草同入锅

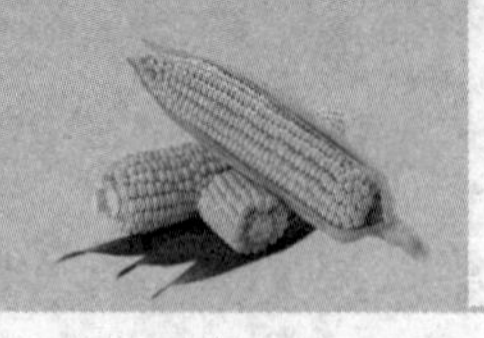

中，加水适量，煎煮30分钟，去渣留汁，加入冰糖，炖煮至冰糖溶化即成。上下午分饮。具有清肝泻火、抗病毒的功效。适用于肝火型中老年带状疱疹，症见皮肤红赤、疱疹如粟米状、密集成串、灼热疼痛（一般不糜烂），舌质偏红，苔淡黄，脉弦数。

(2)紫草银花茶：紫草5克，金银花10克。将紫草切片，晒干，与洗净的金银花同入有盖杯中，用沸水冲泡，加盖闷15分钟后即成。当茶频饮，一般可冲泡3～5次。具有清热解毒、凉血活血、抗病毒的功效。适用于肝火型中老年带状疱疹。

(3)菊花芦根茶：菊花10克，芦根30克。将菊花与洗净、切段的芦根同入锅中，加水适量，煎煮30分钟，去渣取汁即成。代茶频饮，当日饮完。具有清肝疏风、抗病毒的功效。适用于肝火型中老年带状疱疹。

(4)薏苡仁荸荠羹：薏苡仁100克，生荸荠100克，蜂蜜20克。将生薏苡仁洗净，晒干或烘干，研成细粉；生荸荠洗净泥土，切成片，烘干，研成细粉，与生薏苡仁粉混合，入锅内，加水适量，调成稀糊状，小火煨炖，边炖边调，羹将成时加入蜂蜜，拌匀，离火即成。上下午分食。具有健脾除湿的功效。适用于脾湿型中老年带状疱疹，症见疱疹大如黄豆或黄或白、容易溃烂、疼痛较重，苔薄白，舌质淡，脉细缓。

(5)莲子赤豆茯苓羹：莲子30克，赤豆30克，茯苓30克，蜂蜜20克。将莲子泡发后，去皮、去心；赤豆洗净后，与莲子同入沸水锅中，用大火煮沸，再煨炖至莲子、赤豆

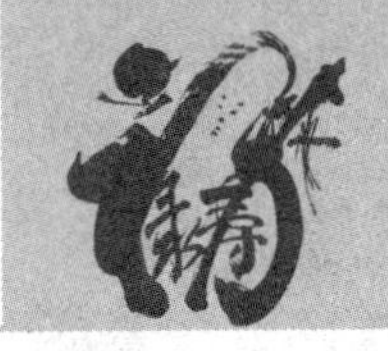

熟烂，加入研成粉状的茯苓，边加边搅拌成稠羹状，离火后趁热加入蜂蜜，拌匀即成。上下午分食。具有健脾除湿的功效。适用于脾湿型中老年带状疱疹。

180. 中老年人得了胃癌如何食疗

(1)蝮蛇粉：蝮蛇200克。将蝮蛇宰杀后去内脏，撑开，风干或烘干，研成细末，瓶装即成。每日2次，每次3克，温开水送服。具有祛风攻毒、防治消化道肿瘤的功效。适用于气滞血瘀、瘀毒内阻的中晚期胃癌、贲门癌、食管癌，尤以治疗早期胃癌效果显著。

(2)白花蛇舌草茯苓饮：白花蛇舌草30克，茯苓15克。将采收的白花蛇舌草洗净，晒干，切段，与切成片的茯苓一同入锅内，加水适量，煎煮30分钟，去渣留汁约300毫升即成。每日2次，每次150毫升，温饮。具有清热解毒、补虚抗癌的功效。适用于早期胃癌及其他消化道癌症。

(3)半枝莲红枣羹：半枝莲30克，红枣20克。将半枝莲洗净，切段，放入锅内，加水适量煎煮30分钟，去渣留汁，放入红枣(掰开)，加水煨煮至红枣烂熟，以湿淀粉勾芡即成。早晨空腹时顿食，并嚼食红枣。具有补益脾胃、清热解毒、抗癌的功效。适用于胃癌、食管癌等癌症。

(4)蜂乳大蒜汁：蜂乳10毫升，大蒜头30克。将大蒜头掰开，除去外皮，洗净后捣烂，压榨大蒜汁(约10毫升)，与蜂乳混合均匀即成。每日2次，每次5毫升，温开水送饮。具有解毒散肿、补虚抗癌的功效。适用于早期

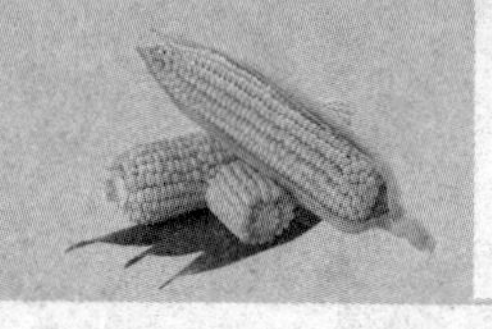

胃癌及其他消化道癌症。

(5)莼菜炖泥鳅:莼菜60克,活泥鳅200克。将莼菜洗净,切段;泥鳅宰杀后除内脏、洗净,与莼菜同入锅内,加水适量,置于火上煨炖至泥鳅熟烂,加入黄酒、食盐、葱、姜、味精、五香粉后,再煮片刻即成。上下午分食。具有消肿解毒、补虚抗癌的功效。适用于老年胃癌、肠癌等消化道癌症。

181. 中老年人得了原发性肝癌如何食疗

(1)香菇炖红白豆腐:水发香菇20个,猪血150克,鲜嫩豆腐150克。将水发香菇洗净,择去蒂,切成丝;猪血洗净,切成1.5厘米的小方块;豆腐划成1.5厘米的小方块。锅置火上,加入植物油,待油烧至九成热时,徐徐倾入豆腐,煸炒片刻,与香菇、猪血同入砂锅内,加入黄酒、葱段、姜丝、食盐、五香粉及清水适量,用大火煮沸后,改用小火煨炖30分钟,加入味精,并以湿淀粉勾成薄芡即成。当菜佐餐,随量食用。具有益胃补肝、解毒抗癌的功效。适用于肝癌早期及消化道癌症。

(2)绞股蓝夏枯草茶:绞股蓝10克,夏枯草10克。将绞股蓝、夏枯草放入大的有盖杯中,用沸水冲泡,盖上盖闷15分钟后即成。当茶频饮,一般可冲泡3~5次。具有解毒散结、强体抗癌的功效。适用于肝癌及消化道癌症。

(3)草菇炖母鸡:草菇100克,鸡1只(约500克)。将草菇洗净,用刀剖开;鸡宰杀后去毛及内脏,洗净,与草菇同入砂锅内,加水适量,加入黄酒、葱段、姜片、食盐,用大

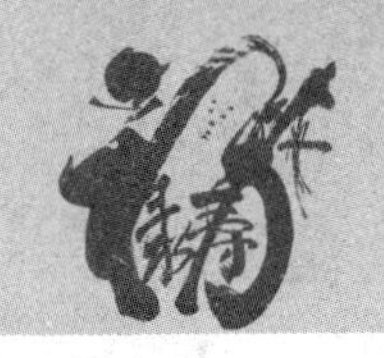

火煮沸，改用小火煨炖至鸡肉熟烂，汤汁浓香时加入味精、五香粉少许调味即成。当菜佐餐，随量食用，食草菇和鸡，喝汤，当日食完。具有益气补精、解毒抗癌的功效。适用于肝癌及消化道肿瘤患者，尤其适合于辅助治疗原发性肝癌早期及手术后恢复期患者。

(4)党参炖甲鱼：党参 20 克，甲鱼 1 只(约 500 克)。将党参洗净，晾干或烘干，切片；宰杀好的甲鱼洗净，切成块，入沸水中煮几分钟，去其腥味捞出，与党参片同入砂锅内，加水适量，加入黄酒、姜片、葱末、食盐、红糖，用大火煮沸，改用小火煨炖至甲鱼肉熟烂，汤汁黏稠时，加入味精、胡椒粉少许，淋入适量香油即成。当菜佐餐，随量食用，食甲鱼肉喝汤，嚼食党参，当日食完。具有滋阴补气、软坚散结、强体抗癌的功效。适用于肝癌及消化道等癌症。

(5)大葱炖鲫鱼：大葱 100 克，鲫鱼 500 克。将大葱拣杂(保留须根)，洗净，切段；鲫鱼剖杀后去鳃和内脏。鲫鱼经油微炸后，加入开水、食盐、黄酒、姜片后，入砂锅煨炖至烂，加入大葱、味精、胡椒粉，再煨炖 10 分钟即成。上下午分食，食鱼肉喝汤，缓嚼大葱，徐徐咽下。具有健脾利湿、解毒抗癌的功效。适用于肝癌及消化道肿瘤，对肝癌腹水型中老年患者有缓解临床症状的功效。

(6)喜树红枣煎：喜树根 20 克，红枣 20 枚。将喜树根除去泥土，冷水中浸泡 10 分钟，洗净，切片，与洗净的红枣入砂锅内，加入清水适量，煎煮 2 次，合并煎液约 200 毫升即成。每日 2 次，每次 100 毫升温饮。具有补益气血、

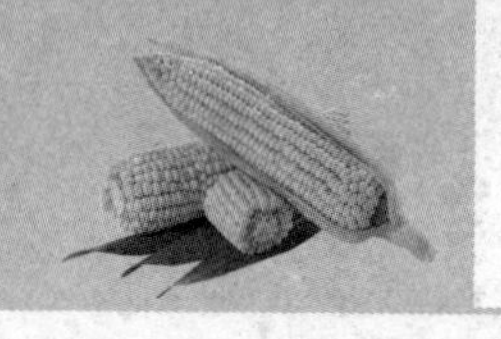

解毒抗癌的功效。适用于肝癌及消化道癌症等。

182. 中老年人得了肺癌如何食疗

(1)核桃枝煮鸡蛋：鲜核桃枝30厘米，鸡蛋4枚。将鲜核桃枝洗净，切片，用纱布包裹，线扎，与鸡蛋同入锅中，加水适量，同煮至鸡蛋熟，将鸡蛋敲碎，再煮片刻即成。上下午分食，食蛋饮汤，2个月为1疗程。具有消坚散结、解毒抗癌的功效。适用于肺癌等癌症。

(2)天冬杏仁猪肺汤：天冬15克，杏仁10克，猪肺500克。将天冬、杏仁洗净，晒干。猪肺放入清水中漂洗1小时，除杂后切成块状，与天冬、杏仁同入砂锅内，加清水适量，加入黄酒、葱末、姜丝、食盐，用大火煮沸后，改用小火煨炖1～2小时，加入味精、五香粉，拌匀即成。当汤佐餐，食猪肺喝汤，缓缓嚼食天冬、杏仁，徐徐咽下。具有养阴清火、止咳抗癌的功效。适用于肺癌，对咳嗽气喘，痰液难以咳出者尤为适宜。

(3)山慈菇米汤：山慈菇4克，大米100克。将山慈菇洗净，加清水浸泡30分钟，移入小碗中，加少量冷开水磨汁或压碎榨汁。大米淘洗干净后入锅内，加水适量，大火煮沸后改用小火熬粥，粥成停火片刻后用勺撇取米汤约200毫升，倒入山慈菇汁，搅拌均匀即成。上下午分饮。具有补中益气、消肿抗癌的功效。适用于肺癌等癌症。

(4)百合鹌鹑羹：百合30克，鹌鹑蛋4个。将秋冬季采挖百合，去泥土，洗净，入锅内，加水适量，煨煮至百合瓣呈松花状，加入破壳搅匀的鹌鹑蛋糊，边煨边搅，加适

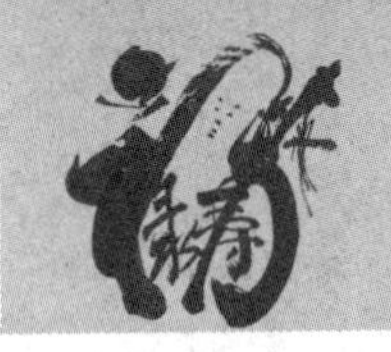

量白糖，拌和均匀即成。随早餐食用。具有润肺止咳、强体抗癌的功效。适用于肺阴不足型中老年肺癌，症见心烦咳嗽、痰中带血，舌红少苔，脉细数。

(5)西洋参银耳粥：西洋参3克，银耳25克，大米50克。将西洋参研末；银耳洗净后入锅内，加水适量，小火煨炖至烂，与淘洗净的大米、适量清水，煨煮成稠粥，粥将成时加入西洋参粉，拌匀即成。当早餐食用。具有益肺阴、清虚火、强体抗癌的功效。适用于肺阴不足型中老年肺癌。

(6)海蜇荸荠汤：海蜇30克，荸荠100克。将海蜇洗净，切成条状；荸荠清水浸泡30分钟，刷洗干净，切成片状(连外皮)，与海蜇条同入锅中，加水适量，煨煮30分钟即成。上下午分饮，食海蜇、荸荠，饮汤。具有清热化痰、消积抗癌的功效。适用于中老年肺癌，对肺癌咳痰困难者尤为适宜。

183. 中老年人得了食管癌如何食疗

(1)箬竹茶：箬竹嫩叶10克。将采收的箬竹嫩叶洗净，放入有盖杯中，用沸水冲泡，加盖闷15分钟即成用。当茶频饮，一般可冲泡3～5次。具有解毒消肿抗癌的功效。适用于食管癌等癌症。

(2)核桃仁橘皮糊：核桃仁30克，鲜橘皮30克，白糖20克。将核桃仁晒干或烘干，研成粗粉；鲜橘皮洗净后晾干或烘干，研成细粉，与核桃粉同入锅中，加水适量，小火煨煮至稠黏状，加入白糖，溶化后调匀即成。上下午分

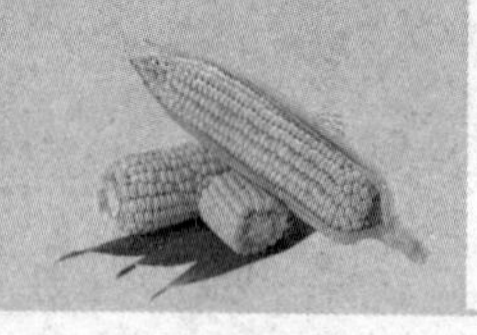

食。具有益气补血、健脾抗癌的功效。适用于食管癌、胃癌、贲门癌等。

(3)白萝卜蜜汁:白萝卜500克,蜂蜜30克。将白萝卜放入清水中,刷洗干净,保留根须,用温开水冲洗3次,切碎,压榨后过滤,取其滤液与蜂蜜拌和均匀即成。上下午分用,空腹饮用尤佳。具有消积解毒、润燥抗癌的功效。适用于食管癌等消化道癌症。

(4)灵芝猪肺汤:灵芝30克,猪肺250克。将灵芝洗净,晒干或烘干,研成细末;猪肺放入清水中漂洗1小时,切成小块,入锅内,加水适量,加入黄酒、葱段、姜片、食盐、八角茴香,用大火煮沸,改用小火煨煮至猪肺熟烂,汤稠黏时加入灵芝粉、五香粉、味精,再煮片刻即成。当汤佐餐,食猪肺喝汤,当日食完。具有滋补强壮、抗癌的功效。适用于食管癌及消化道癌症。

(5)薏苡仁粥:薏苡仁50克,大米50克。将薏苡仁洗净,晒干或烘干,研成细粉,与淘洗干净的大米同入锅中,加水适量,小火煨煮成稠粥即成。上下午分食。具有清热、抗癌的功效。适用于食管癌、胃癌等消化道癌症。

(6)甘蔗生梨汁:甘蔗500克,雪梨300克。将甘蔗洗净,削去皮,切小段,敲碎,绞取汁;雪梨洗净,连皮切成薄片,用少量凉开水浸泡2小时,然后包在洁净的纱布中绞取汁,与甘蔗汁混合均匀即成。上下午分饮。具有清热生津、散结抗癌的功效。适用于食管癌等消化道癌症,对中老年癌症患者不能进食、反胃呕吐、大便燥结症状者尤为适宜。

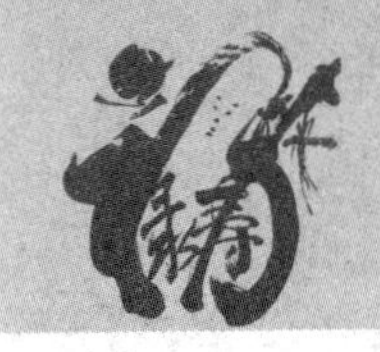

184. 中老年人得了大肠癌如何食疗

(1)乌梅嚼食方:乌梅15克。将每年5月间采摘的乌梅,低温焙至果肉呈黄褐色,且皱皮,再焖至黑色即成。每日上下午噙口内,每次噙1颗,缓缓在口内搅动,分泌的唾液,徐徐咽下,一般噙在口内嚼食10～15分钟,连续数次。具有敛肺生津、涩肠抗癌的功效。适用于大肠癌等癌症。

(2)鲜甘蓝汁:鲜甘蓝1 000克。将鲜甘蓝洗净,放入冷开水中浸泡片刻,取出后切成段或碎片,在绞汁机中压榨鲜汁,纱布滤过即成。上下午分饮。具有益肾填髓、强体抗癌的功效。适用于大肠癌等癌症。

(3)紫茄蒸食方:紫茄3个。将紫茄洗净,不除柄,放在搪瓷碗内,加入少量葱末、姜丝、白糖、食盐,隔水蒸煮30分钟,茄肉熟烂时加入味精、香油适量,用筷子叉开茄肉,拌匀即成(或可放入饭锅米饭上,同蒸者至熟,加以上调味料即成)。当菜佐餐,随量食用。具有祛瘀消肿、宽肠抗癌的功效。适用于大肠癌等癌症。

(4)芡实粉粥:芡实60克,大米100克。将芡实洗净,晒干或烘干,研成细粉;大米淘洗干净后入锅内,加水适量,用大火煮沸后加入芡实粉,搅匀,改用小火煨煮成稠粥即成。上下午分食。具有健脾、涩肠、止泻的功效。适用于大肠癌术后、便溏不成形。

(5)健脾益气八宝饭:怀山药10克,薏苡仁10克,白扁豆10克,莲肉10克,桂圆肉10克,红枣4枚,栗子10

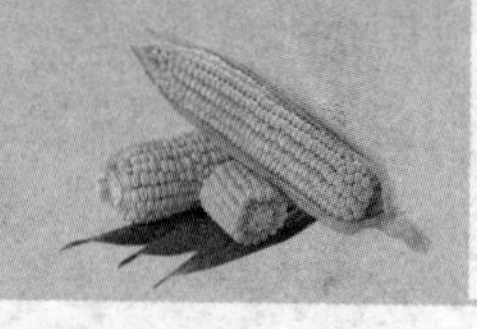

克，糯米150克。将淮山药、薏苡仁、白扁豆、莲肉、桂圆肉、红枣洗净，蒸熟备用；糯米淘洗干净，加水蒸熟。取大碗一个，内涂猪油，碗底铺加均匀夹杂的淮山药小片、薏苡仁、白扁豆、莲肉、桂圆肉、红枣、栗子，将糯米饭盖在上面，使表面平滑，再蒸20分钟，扣在圆盘中，用调好的白糖桂花水徐徐浇上即成。当餐点，随餐适量食用。具有益气健脾、涩肠止泻、养胃和中的功效。适用于中老年大肠癌术后饮食减少、便溏不成形者。

(6)荸荠煮食方：新鲜荸荠20只。将新鲜荸荠洗净，连皮放入锅内，加水适量，小火煨煮1小时即成。上下午分食，连皮吃下。具有清热解毒、消炎抗癌的功效。适用于中老年大肠癌术后气阴两虚、食欲不振、大便干结者。

185. 中老年人得了宫颈癌如何食疗

(1)菱角藕粉：菱角20个，藕粉50克，白糖15克。将采收的菱角洗净，剖开，去壳，取菱角果实，晒干或烘干，研成细粉；菱角壳入锅内，加水适量，煎煮30分钟，去渣取汁，趁热调入菱角粉、藕粉，呈黏稠糊状，加入白糖，调匀即成。当点心，随量食用。具有健脾益气、强体抗癌的功效。适用于宫颈癌等癌症。

(2)薏苡仁莲枣羹：薏苡仁50克，莲子20克，红枣15枚，白糖15克。将薏苡仁洗净，晒干或烘干，研成细粉；莲子、红枣洗净，放入锅内，加水适量，小火煨煮1小时，加入薏苡仁粉，继续煮15分钟，边煨边搅至稠黏状，加入白糖，调制成羹即成。当点心，随量食用。具有益气养

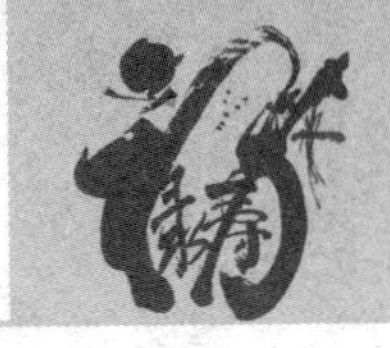

血、健脾利湿、强体抗癌的功效。适用于宫颈癌等癌症。

(3)黄药子酒:黄药子80克,封缸酒500毫升。将黄药子洗净,切片,晒干或烘干,研成粗末,放入大磨口琉璃瓶中,倒入封缸酒,摇匀浸泡,每日振摇1次,浸泡1周即成。每日2次,每次饮服15毫升(约1小盅)。具有清热解毒、软坚散结、强体抗癌的功效。适用于宫颈癌等癌症。

(4)茯苓饭:白茯苓60克,大米100克。将茯苓洗净,切片,与淘洗干净的大米同入锅中,加水适量,用小火煮成饭即成。上下午分食。具有扶正抗癌、益气健脾、提高免疫功能的功效。适用于宫颈癌,对伴有气虚水肿、便溏者尤为适宜。

(5)地榆蜜饮:地榆60克,蜂蜜30克。将挖取的地榆洗净,切片,入锅内,加水适量,煎煮成稠汁,去渣留汁,调入蜂蜜,拌匀即成。上下午分饮。具有解毒抗癌、凉血止血的功效。适用于宫颈癌阴道出血等。

(6)七叶一枝花乌梅煎:七叶一枝花15克,乌梅15克,蜂蜜30克。将七叶一枝花洗净,切片,与乌梅同入砂锅内,加水适量,煎煮2次,每次30分钟,合并其煎液,滤过,小火上浓缩至300毫升,调入蜂蜜即成。每日2次,每次150毫升,温饮。具有清热解毒、抗癌止血的功效。适用于宫颈癌等癌症。

186. 中老年人得了鼻咽癌如何食疗

(1)无花果蜂蜜糊:无花果100克,蜂蜜30克。将采

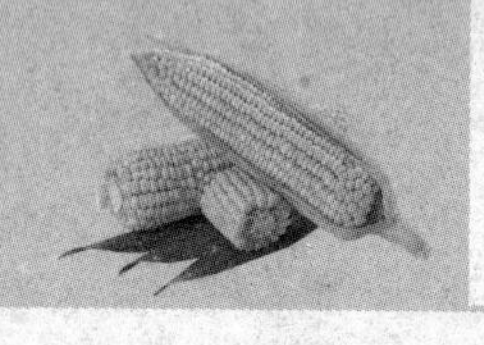

收的成熟无花果洗净，剖开，放入砂锅内，加水适量，小火煨煮成糊状，趁热调入蜂蜜即成。上下午分食。具有解毒消肿、利咽抗癌的功效。适用于鼻咽癌等癌症。

(2)猕猴桃生食方：猕猴桃鲜果6枚。将采收的成熟猕猴桃，浸泡于温开水中，反复洗净，剥开猕猴桃外皮即成。每日3次，每次2枚，缓缓细嚼，徐徐吞食。具有滋补强身、清热生津、解毒抗癌的功效。适用于鼻咽癌等癌症，对鼻咽癌患者放疗后虚热咽干、烦渴欲饮者尤为适宜。

(3)蛹虫草煨乌龟：蛹虫草5克，火腿肉50克，乌龟1只。将蛹虫草浸泡于清水中，15分钟后洗净，切段；火腿洗净，切成1.5厘米见方的小块；乌龟宰杀后，去内脏，洗净，连同敲碎的甲壳与蛹虫草段、火腿块同入砂锅内，加水适量，加入黄酒、葱段、姜片、食盐，用大火煮沸，改用小火煨炖1小时，待火腿肉、龟肉熟烂时加入适量味精、五香粉调味即成。当菜佐餐，随量食用，当日食完。具有滋阴降火、补肺益肾、补血抗癌的功效。适用于鼻咽癌等癌症，对鼻咽癌放疗中出现肾气不足、阴虚津少，舌质红绛者尤为适宜。

(4)紫菜黄豆芽汤：干紫菜20克，黄豆芽250克。将紫菜撕开，与洗净的黄豆芽同入锅中，加水适量，用大火煮沸后，改用小火煨煮10分钟，加入大蒜末、食盐、味精、香油适量，拌匀即成。当汤佐餐，随量食用。具有化痰散结、抑制肿瘤生长的功效。适用于鼻咽癌等癌症及其伴有淋巴结转移者。

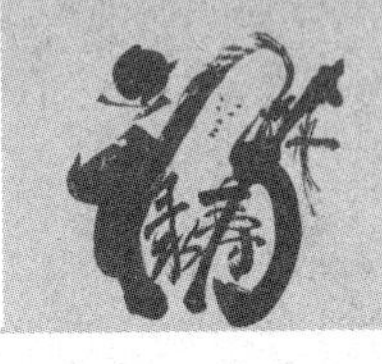

(5)复方刺梨汁：鲜刺梨300克，鲜草莓100克。将刺梨用冷开水浸泡片刻，反复洗净其外皮，取出后连皮切碎，捣烂，与洗净的鲜草莓同时放在果汁压榨机内，制成鲜汁，洁净纱布过滤即成。上下午分饮。具有健胃消食、利咽生津、养阴抗癌的功效。适用于鼻咽癌放疗后出现口干咽燥、干咳少痰、食少恶心等肺胃津伤证。

(6)沙棘果汁：鲜沙棘果250克。将沙棘用冷开水浸泡片刻，反复洗净其外皮，取出后连皮切碎，捣烂，放在果汁压榨机内，制成沙棘果汁即成。上下午分饮。具有滋阴活血、强身抗癌的功效。适用于鼻咽癌及放疗后出现口干咽燥、干咳少痰、食少恶心等肺胃津伤证。

187. 中老年人得了乳腺癌如何食疗

(1)无花果膏：未成熟无花果1 000克，白糖500克。将采摘的未成熟无花果用水洗净，连皮、柄一起切片，放入锅内，加水适量，用小火熬煮40分钟，至果肉、皮、柄等熟烂呈糊状，纱布过滤浓汁；过滤的残渣，再入锅内，加水适量继续熬煮30分钟，纱布过滤浓汁，合并2次浓汁，用小火煎煮浓缩，至较黏稠时加入白糖调匀，再煎熬至黏稠成膏，停火，晾凉后装罐，放入冰箱内即成。每日2次，每次30克，温开水调食。具有清热解毒，消肿抗癌的功效。适用于各期乳腺癌及术后放疗、化疗。

(2)海带白萝卜汤：海带30克，白萝卜250克。将海带用冷水浸泡24小时，可换水数次，洗净后切丝；白萝卜洗净，连皮及根须切成细条状，与海带丝同入锅中，加水

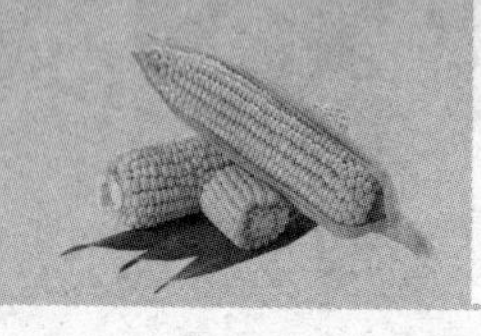

适量，小火煨煮至萝卜条酥烂，加入食盐、味精、蒜末（或青蒜段），调匀后淋入香油即成。当汤佐餐，随量食用。具有散瘀消肿、软坚顺气、抗癌的功效。适用于各期乳腺癌。

（3）蟹壳粉：生螃蟹壳250克。将螃蟹壳洗净，晒干或烘干，焙黄后研成细末，瓶装即成。每日2次，每次6克，温开水冲服。具有清热解毒、破瘀消积、抗癌的功效。适用于乳腺癌，对乳腺癌皮未溃者尤为适宜。

（4）金银花蒲公英糊：金银花30克，鲜蒲公英100克。将金银花洗净，冷水中浸泡30分钟，捞起切碎末；鲜蒲公英带花蕾的全草洗净后，捣烂成泥状，与金银花碎末同入锅中，加清水适量，用小火煎煮成糊状即成。上下午分食。具有清热解毒、利湿抗癌的功效。适用于各期乳腺癌。

（5）全蝎粉蜜露：全蝎50克，白糖100克，蜂蜜250克。将捕捉的全蝎杀死，晒干或烘干，研成极细末，放入盆中，加入白糖、蜂蜜及清水少许，搅拌均匀，加盖，隔水蒸1.5小时，离火，待晾凉后装瓶即成。每日3次，每次10克，温开水送服。具有抑制乳腺癌、解毒散结、通络止痛的功效。适用于乳腺癌。

（6）蒸芋头：芋头250克。将芋头用冷水浸泡片刻，洗净外皮，放入饭锅或隔水蒸熟即成。上下午分食。具有健脾益胃、消疬散结、抗癌的功效。适用于乳腺癌。

188. 中老年人得了膀胱癌如何食疗

（1）芦笋炒黄豆芽：芦笋250克，黄豆芽150克。将芦

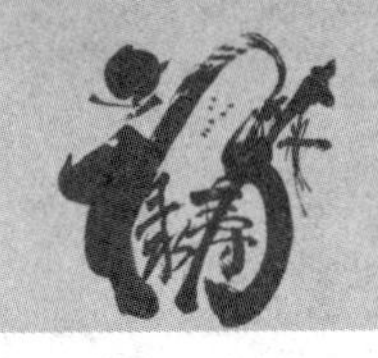

笋洗净，切成丝，加入食盐少许，在碗内腌渍片刻；黄豆芽去杂，除根须，洗净。锅置火上，加植物油适量，烧至八成热时，加入芦笋丝、豆芽急火翻炒，加入酱油、大蒜叶的碎末、姜丝、白糖、味精、食盐，熘匀即成。当菜佐餐，随量食用，当日食完。具有清热利尿、生津抗癌的功效。适用于膀胱癌等癌症。

(2)三七粉白茅根饮：鲜白茅根60克，三七粉6克。将新鲜挖采的白茅根洗净，切段，入锅内，加水适量，煎煮30分钟，去渣取汁，小火浓缩至200毫升即成(三七粉可采用市售瓶装三七粉)。每日2次，每次取白茅根饮100毫升冲服三七粉3克。具有凉血止血、清热利尿、抗癌的功效。适用于膀胱癌出现血尿症者。

(3)三苓粉：白茯苓100克，猪苓100克，土茯苓200克。将白茯苓、猪苓、土茯苓洗净，切片，晒干或烘干，共研为细末，瓶装即成。每日2次，每次10克，温开水冲服。具有利水渗湿、解毒抗癌的功效。适用于膀胱癌出现尿血、尿黄、尿频等湿热证，对膀胱乳头状上皮癌尤为适宜。

(4)荠茶二草汁：鲜荠菜100克，鲜车前草60克，鲜小蓟草60克。将新鲜采摘的荠菜、车前草、小蓟草除去根部泥土，洗净，连根清水浸泡30分钟，取出捣烂，压榨取汁，用冷开水调匀至200毫升即成。每日2次，每次100毫升。具有凉血止血、清利湿热、解毒抗癌的功效。适用于膀胱癌反复发作、持续血尿症。

(5)土茯苓绿茶饮：土茯苓60克，绿茶6克。将土茯苓洗净，切片，入锅内，加水适量，煎煮2次，每次30分钟，

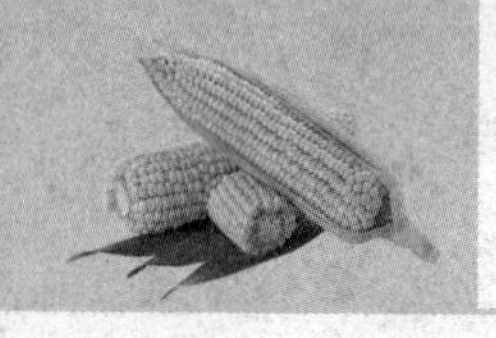

合并2次煎液，用小火浓缩至200毫升，趁热调入绿茶，加盖闷10分钟即成。每日2次，每次100毫升，温饮。具有解毒除湿、利尿抗癌的功效。适用于各期膀胱癌。

(6)金银花车前子饮：金银花60克，车前子20克。将采收的金银花去杂；车前子装入纱布袋，扎紧袋口，与金银花同入锅内，加水适量，煎煮2次，每次30分钟，合并2次煎液，用小火浓缩至200毫升即成。每日2次，每次100毫升，温饮。具有清热解毒、利尿抗癌的功效。适用于膀胱癌合并尿路感染者。

2019年（己亥 猪年2月8日始）

1

一	二	三	四	五	六	日
	1 廿六	2 廿七	3 廿八	4 廿九	5 小寒	6 十二月
7 初二	8 初三	9 初四	10 初五	11 初六	12 初七	13 初八
14 初九	15 初十	16 十一	17 十二	18 十三	19 十四	20 大寒
21 十六	22 十七	23 十八	24 十九	25 二十	26 廿一	27 廿二
28 廿三	29 廿四	30 廿五	31 廿六			

2

一	二	三	四	五	六	日
				1 廿七	2 廿八	3 廿九
4 立春	5 正月	6 初二	7 初三	8 初四	9 初五	10 初六
11 初七	12 初八	13 初九	14 初十	15 十一	16 十二	17 十三
18 十四	19 雨水	20 十六	21 十七	22 十八	23 十九	24 二十
25 廿一	26 廿二	27 廿三	28 廿四			

3

一	二	三	四	五	六	日
				1 廿五	2 廿六	3 廿七
4 廿八	5 廿九	6 惊蛰	7 二月	8 初二	9 初三	10 初四
11 初五	12 初六	13 初七	14 初八	15 初九	16 初十	17 十一
18 十二	19 十三	20 十四	21 春分	22 十六	23 十七	24 十八
25 十九	26 二十	27 廿一	28 廿二	29 廿三	30 廿四	31 廿五

4

一	二	三	四	五	六	日
1 廿六	2 廿七	3 廿八	4 廿九	5 三月 清明	6 初二	7 初三
8 初四	9 初五	10 初六	11 初七	12 初八	13 初九	14 初十
15 十一	16 十二	17 十三	18 十四	19 十五	20 谷雨	21 十七
22 十八	23 十九	24 二十	25 廿一	26 廿二	27 廿三	28 廿四
29 廿五	30 廿六					

5

一	二	三	四	五	六	日
		1 廿七	2 廿八	3 廿九	4 三十	5 四月
6 立夏	7 初三	8 初四	9 初五	10 初六	11 初七	12 初八
13 初九	14 初十	15 十一	16 十二	17 十三	18 十四	19 十五
20 十六	21 小满	22 十八	23 十九	24 二十	25 廿一	26 廿二
27 廿三	28 廿四	29 廿五	30 廿六	31 廿七		

6

一	二	三	四	五	六	日
					1 廿八	2 廿九
3 五月	4 初二	5 初三	6 芒种	7 初五	8 初六	9 初七
10 初八	11 初九	12 初十	13 十一	14 十二	15 十三	16 十四
17 十五	18 十六	19 十七	20 十八	21 夏至	22 二十	23 廿一
24 廿二	25 廿三	26 廿四	27 廿五	28 廿六	29 廿七	30 廿八

7

一	二	三	四	五	六	日
1 廿九	2 三十	3 六月	4 初二	5 初三	6 初四	7 小暑
8 初六	9 初七	10 初八	11 初九	12 初十	13 十一	14 十二
15 十三	16 十四	17 十五	18 十六	19 十七	20 十八	21 十九
22 二十	23 大暑	24 廿二	25 廿三	26 廿四	27 廿五	28 廿六
29 廿七	30 廿八	31 廿九				

8

一	二	三	四	五	六	日
			1 七月	2 初二	3 初三	4 初四
5 初五	6 初六	7 初七	8 立秋	9 初九	10 初十	11 十一
12 十二	13 十三	14 十四	15 十五	16 十六	17 十七	18 十八
19 十九	20 二十	21 廿一	22 廿二	23 处暑	24 廿四	25 廿五
26 廿六	27 廿七	28 廿八	29 廿九	30 八月	31 初二	

9

一	二	三	四	五	六	日
						1 初三
2 初四	3 初五	4 初六	5 初七	6 初八	7 初九	8 白露
9 十一	10 十二	11 十三	12 十四	13 十五	14 十六	15 十七
16 十八	17 十九	18 二十	19 廿一	20 廿二	21 廿三	22 廿四
23 秋分	24 廿六	25 廿七	26 廿八	27 廿九	28 三十	29 九月
30 初二						

10

一	二	三	四	五	六	日
	1 初三	2 初四	3 初五	4 初六	5 初七	6 初八
7 初九	8 寒露	9 十一	10 十二	11 十三	12 十四	13 十五
14 十六	15 十七	16 十八	17 十九	18 二十	19 廿一	20 廿二
21 廿三	22 廿四	23 廿五	24 霜降	25 廿七	26 廿八	27 廿九
28 十月	29 初二	30 初三	31 初四			

11

一	二	三	四	五	六	日
				1 初五	2 初六	3 初七
4 初八	5 初九	6 初十	7 十一	8 立冬	9 十三	10 十四
11 十五	12 十六	13 十七	14 十八	15 十九	16 二十	17 廿一
18 廿二	19 廿三	20 廿四	21 廿五	22 小雪	23 廿七	24 廿八
25 廿九	26 十一月	27 初二	28 初三	29 初四	30 初五	

12

一	二	三	四	五	六	日
						1 初六
2 初七	3 初八	4 初九	5 初十	6 十一	7 大雪	8 十三
9 十四	10 十五	11 十六	12 十七	13 十八	14 十九	15 二十
16 廿一	17 廿二	18 廿三	19 廿四	20 廿五	21 廿六	22 冬至
23 廿八	24 廿九	25 三十	26 十二月	27 初二	28 初三	29 初四
30 初五	31 初六					

2020年（庚子 鼠年 1月25日始 闰四月）

1

一	二	三	四	五	六	日
		1 初七	2 初八	3 初九	4 初十	5 十一
6 小寒	7 十三	8 十四	9 十五	10 十六	11 十七	12 十八
13 十九	14 二十	15 廿一	16 廿二	17 廿三	18 廿四	19 廿五
20 大寒	21 廿七	22 廿八	23 廿九	24 三十	25 正月	26 初二
27 初三	28 初四	29 初五	30 初六	31 初七		

2

一	二	三	四	五	六	日
					1 初八	2 初九
3 初十	4 立春	5 十二	6 十三	7 十四	8 十五	9 十六
10 十七	11 十八	12 十九	13 二十	14 廿一	15 廿二	16 廿三
17 廿四	18 廿五	19 雨水	20 廿七	21 廿八	22 廿九	23 二月
24 初二	25 初三	26 初四	27 初五	28 初六	29 初七	

3

一	二	三	四	五	六	日
						1 初八
2 初九	3 初十	4 十一	5 惊蛰	6 十三	7 十四	8 十五
9 十六	10 十七	11 十八	12 十九	13 二十	14 廿一	15 廿二
16 廿三	17 廿四	18 廿五	19 廿六	20 春分	21 廿八	22 廿九
23 三十	24 三月	25 初二	26 初三	27 初四	28 初五	29 初六
30 初七	31 初八					

4

一	二	三	四	五	六	日
		1 初九	2 初十	3 十一	4 清明	5 十三
6 十四	7 十五	8 十六	9 十七	10 十八	11 十九	12 二十
13 廿一	14 廿二	15 廿三	16 廿四	17 廿五	18 廿六	19 谷雨
20 廿八	21 廿九	22 三十	23 四月	24 初二	25 初三	26 初四
27 初五	28 初六	29 初七	30 初八			

5

一	二	三	四	五	六	日
				1 初九	2 初十	3 十一
4 十二	5 立夏	6 十四	7 十五	8 十六	9 十七	10 十八
11 十九	12 二十	13 廿一	14 廿二	15 廿三	16 廿四	17 廿五
18 廿六	19 廿七	20 小满	21 廿九	22 三十	23 四月	24 初二
25 初三	26 初四	27 初五	28 初六	29 初七	30 初八	31 初九

6

一	二	三	四	五	六	日
1 初十	2 十一	3 十二	4 十三	5 芒种	6 十五	7 十六
8 十七	9 十八	10 十九	11 二十	12 廿一	13 廿二	14 廿三
15 廿四	16 廿五	17 廿六	18 廿七	19 廿八	20 廿九	21 五月夏至
22 初二	23 初三	24 初四	25 初五	26 初六	27 初七	28 初八
29 初九	30 初十					

7

一	二	三	四	五	六	日
		1 十一	2 十二	3 十三	4 十四	5 十五
6 小暑	7 十七	8 十八	9 十九	10 二十	11 廿一	12 廿二
13 廿三	14 廿四	15 廿五	16 廿六	17 廿七	18 廿八	19 廿九
20 三十	21 六月	22 大暑	23 初三	24 初四	25 初五	26 初六
27 初七	28 初八	29 初九	30 初十	31 十一		

8

一	二	三	四	五	六	日
					1 十二	2 十三
3 十四	4 十五	5 十六	6 十七	7 立秋	8 十九	9 二十
10 廿一	11 廿二	12 廿三	13 廿四	14 廿五	15 廿六	16 廿七
17 廿八	18 廿九	19 七月	20 初二	21 初三	22 处暑	23 初五
24 初六	25 初七	26 初八	27 初九	28 初十	29 十一	30 十二
31 十三						

9

一	二	三	四	五	六	日
	1 十四	2 十五	3 十六	4 十七	5 十八	6 十九
7 白露	8 廿一	9 廿二	10 廿三	11 廿四	12 廿五	13 廿六
14 廿七	15 廿八	16 廿九	17 八月	18 初二	19 初三	20 初四
21 初五	22 秋分	23 初七	24 初八	25 初九	26 初十	27 十一
28 十二	29 十三	30 十四				

10

一	二	三	四	五	六	日
			1 十五	2 十六	3 十七	4 十八
5 十九	6 二十	7 廿一	8 寒露	9 廿三	10 廿四	11 廿五
12 廿六	13 廿七	14 廿八	15 廿九	16 三十	17 九月	18 初二
19 初三	20 初四	21 初五	22 初六	23 霜降	24 初八	25 初九
26 初十	27 十一	28 十二	29 十三	30 十四	31 十五	

11

一	二	三	四	五	六	日
						1 十六
2 十七	3 十八	4 十九	5 二十	6 廿一	7 立冬	8 廿三
9 廿四	10 廿五	11 廿六	12 廿七	13 廿八	14 廿九	15 十月
16 初二	17 初三	18 初四	19 初五	20 初六	21 初七	22 小雪
23 初九	24 初十	25 十一	26 十二	27 十三	28 十四	29 十五
30 十六						

12

一	二	三	四	五	六	日
	1 十七	2 十八	3 十九	4 二十	5 廿一	6 廿二
7 大雪	8 廿四	9 廿五	10 廿六	11 廿七	12 廿八	13 廿九
14 三十	15 十一月	16 初二	17 初三	18 初四	19 初五	20 初六
21 冬至	22 初八	23 初九	24 初十	25 十一	26 十二	27 十三
28 十四	29 十五	30 十六	31 十七			